医学社会学

王　峥·主编

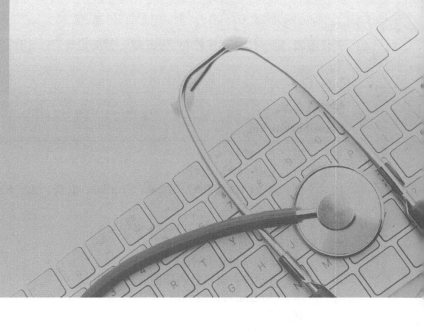

东南大学出版社
SOUTHEAST UNIVERSITY PRESS
·南京·

内容简介

医学社会学是运用社会学的理论和方法,研究医疗领域中的社会角色、角色关系、角色行为、角色流动、医疗社会组织的交互作用以及医疗领域与整个社会生活的互动及其变化规律的科学,是社会学课程体系中重要而崭新的分支。

全书共 11 章,由"医学社会学的构成"和"新时代背景下的医学社会学议题"两个知识群构成。"医学社会学的构成"知识群包括"医学社会学概述""医疗领域的角色""医疗中的行为与互动""医学社会组织"4 章内容。"新时代背景下的医学社会学议题"知识群包括"疾病与健康的社会学分析""医疗社会保健""生殖科学的社会文化影响""死亡文化""器官移植与社会文化""智慧医疗与医疗大数据""医疗费用"7 章内容。

本书可作为社会学、哲学、社会工作专业本科相关课程教学的教材,也可作为人文医学的相关课程教材供医学专业的本、硕、博学生使用。

图书在版编目(CIP)数据

医学社会学 / 王峥主编. — 南京 : 东南大学出版社,2023.12
ISBN 978-7-5766-0923-3

Ⅰ. ①医… Ⅱ. ①王… Ⅲ. ①医学社会学 Ⅳ. ①R-05

中国国家版本馆 CIP 数据核字(2023)第 200575 号

责任编辑:陈 佳 责任校对:张万莹 封面设计:王 玥 责任印制:周荣虎

医学社会学

Yixue Shehui Xue

主 编:王 峥
出版发行:东南大学出版社
社 址:南京四牌楼 2 号 邮编:210096 电话:025-83793330
出 版 人:白云飞
网 址:http://www.seupress.com
电子邮箱:press@seupress.com
经 销:全国各地新华书店
印 刷:苏州市古得堡数码印刷有限公司
开 本:787 mm×1092 mm 1/16
印 张:13
字 数:333 千
版 印 次:2023 年 12 月第 1 版第 1 次印刷
书 号:ISBN 978-7-5766-0923-3
定 价:56.00 元

本社图书若有印装质量问题,请直接与营销部调换。电话(传真):025-83791830

前　言

医学社会学是运用社会学的理论和方法,研究医疗领域中的社会角色、角色关系、角色行为、角色流动、医疗社会组织的交互作用以及医疗领域与整个社会生活的互动及其变化规律的科学,是社会学课程体系中重要而崭新的分支。

我国最初的医学社会学教材出版于20世纪80年代末90年代初,此后几乎每隔6~10年会进行一轮教材的更新和优化。然而,由于国外译著的引入、推广和使用,本土的医学社会学教材近些年来鲜有更新。虽然医学领域的专家们对该类教材的编写和更新做出了巨大贡献,他们对有关医学技术及其社会影响进行了更丰富也更精准的诠释,但医学社会学的课程教学和教材编写迟迟没有受到社会学领域专家们的重视,现有教材中的社会学分析和论证仍有扩展余地。同时,现有教材尚未及时反映数字技术等给医学领域带来的社会影响,智慧医疗、医疗大数据等议题也还未在新的社会生活背景下进行充分讨论和系统分析,这也给本书留下了宝贵的创作空间。

医学社会学不仅与人们的日常生活密切相关,也同时涉及诸如医患冲突、临终关怀、安乐死、代孕、器官买卖、生殖技术使用等在伦理方面存在巨大争议的话题。这些医学领域的社会问题容易对人的责任意识、公平意识、和谐意识、风险意识、分担意识、法律意识、底线意识造成强烈冲击,也容易使年轻人在生命意义和死亡伦理方面陷入混乱。这种复杂性和可讨论性使"医学社会学"课程成为思政教育的良好平台。

江西财经大学自2020年起开设"医学社会学"课程,是江西省率先开设该课程的院校,也是全国少数开设该课程的院校之一。基于前期的教学实践,编者形成了结构相对完整、贴近中国国情的医学社会学知识体系和教学资料。本书借鉴国外先进教学体系的同时,紧扣国内医疗领域现状,对这些知识和资料进行系统性梳理。本书不仅适用于社会学、哲学、社会工作专业的课程教学,也可以作为人文医学的课程教材供医学专业的本、硕、博学生使用。

全书共11章,由"医学社会学的构成"和"新时代背景下的医学社会学议题"两个知识群构成。"医学社会学的构成"知识群包括"医学社会学概述""医疗领域的角色""医疗中的行为与互动""医学社会组织"4章内容。"新时代背景下的医学社会学议题"知识群包括"疾病与健康的社会学分析""医疗社会保健""生殖科学的社会文化影响""死亡文化""器官移植与社会文化""智慧医疗与医疗大数据""医疗费用"7章内容。

本书能够顺利出版，离不开领导、同行和学生们的大力支持。在此要衷心感谢我的两任领导尹忠海教授和蒋国河教授，是他们鼓励我根据研究专长开设了"医学社会学"课程，也是他们引导我将实践积累转化为教学成果进行出版。本书自 2020 年开始筹备，历时 3 年，各届研究生均投入了大量的时间协助我的工作。在此，要特别感谢唐媛、黄迎香、聂萌等青年学者对此项工作的大力支持，也衷心祝愿他们在今后的工作和生活中万事顺意。医学社会学是横跨社会学和医学的学科，这给书稿的编辑和校对都带来了一定的难度，在此要特别感谢东南大学出版社的鼎力支持。

由于课程开设年限较短，个人总结和输出的能力有限，本书的行文难免粗疏，书中若有不妥之处，真诚欢迎广大同行和读者批评、指正。

王　峥

2023 年 8 月 15 日

目 录

上篇 医学社会学的构成

下篇　新时代背景下的医学社会学议题

上　篇

医学社会学的构成

第 一 章

医学社会学概述

第一节 什么是医学社会学

一、医学社会学的定义

医学社会学是社会学与医学在相互结合过程中产生的一门交叉科学,它兼具社会科学和自然科学的双重属性。医学社会学用社会学的理论与方法来研究与医学相关的行为、关系和制度,以达到促进医学科学良性运行与协调发展的目的,它与社会医学相互补充,构成了现代医学不可分割的部分。医学社会学不仅为医学由"生物医学模式"向"生物—心理—社会医学模式"的转变提供了社会科学的方法、手段和视野,还为社会学增加了新的充满活力的分支。

由于医学和社会学都包含较为广泛的内容,因此人们在定义医学社会学时存在着一定的差异。以下是国内外学者对医学社会学进行定义时的多种不同表述。

（一）国外学者对医学社会学定义的表述

医学社会学这一概念最早是由美国医学家麦克英泰尔(C. McIntire)在 1894 年提出来的。麦克英泰尔认为医学社会学是"把医生本身作为特定群类的社会现象来加以研究的科学,也是从总体上研究医疗职业和人类社会的关系的科学"[①]。这个早期定义虽然不够完善,但从本质上体现了医学社会学的社会学性质。1957 年,美国学者斯特劳斯(R. Strause)在《美国社会学评论》杂志上发表的《医学社会学的性质和状态》一文中提出了医学社会学的两方面含义:一方面是用社会学的方法和理论解决一些医学课题;另一方面是研究医疗保健职业、机构以及医护人员等。1976 年,美国宾夕法尼亚大学医学院教授帕迪谢尔(E. G. Pattishall)在一次医学社会学的国际会议上提出,医学社会学是行为科学的一个分支,

---

① 张光忠. 社会科学学科辞典[M]. 北京:中国青年出版社,1990:239.

是一种多学科的研究。医学社会学和行为科学应认为是一种基础性的科学,并且是对于医学的所有领域都有基础意义的一门学科。德国1977年版《医学辞典》对医学社会学的定义是:"医学社会学是社会学的分支,它研究社会条件与人们的健康和疾病的关系。"[1]威廉·科克汉姆(William C. Cockerham)在其1986年出版的《医学社会学》中借用了斯特劳斯的观点,将医学社会学分为"医学中的社会学"(sociology in medicine)和"医学的社会学"(sociology of medicine)。

(二)国内学者对医学社会学定义的表述

在我国,医学社会学还是一门比较年轻且正在发展的学科,学者们并未对医学社会学的定义进行统一的界定。金德初认为,医学社会学是研究与医学有关的社会人群以及社会机构的特点和规律,研究它们之间的相互关系和它们与其他社会现象之间相互关系的学科[2]。刘宗秀、阮芳赋等在翻译《医学社会学》的过程中保留了美国学者的观点,认为医学社会学是对医学中的社会学问题和社会学中的医学问题的研究[3]。周浩礼、胡继春认为,医学社会学是以社会学的理论和方法为基础,从社会学的角度研究医学社会中的社会角色、社会关系、社会群体的交互作用以及医学领域与整个社会生活的相互关系及其变化规律的学科[4]。

虽然国内学者对医学社会学的定义有着不同的表述,但这些定义中也存在着共通之处。第一,研究角度与基础仍然是社会学的理论与方法。第二,研究对象主要是医学社会中基本概念的相互作用或医学与整个社会生活的关系。因此,根据以上论述我们可以总结出:医学社会学是运用社会学的理论和方法,研究医疗领域中的社会角色、角色关系、角色行为、角色流动、医疗社会组织的交互作用以及医疗领域与整个社会活动的互动及其变化规律的科学。

二、医学社会学的研究内容

从学科性质的角度来看,医学社会学的研究内容主要包括以下几个方面:社会学的一般原理和方法、医学社会学中的理论研究、医学进展与社会文化的互动研究、具体医学领域的社会学研究等。

(一)社会学的一般原理和方法

医学社会学研究是以社会学的理论与方法为基础的,在研究过程中既要遵守社会学的一般理论原则,也需要运用社会化、角色理论、互动理论等社会学的基本概念。这些原则和概念对于医学社会学的知识体系构建十分重要。同时,医学社会学研究过程中也会借用社

① 周浩礼,胡继春.医学社会学[M].武汉:湖北科学技术出版社,1993:2.
② 金德初.医学社会学的独立性与交叉领域[J].社会,1984(3):49-50.
③ 恰范特,蔡勇美,刘宗秀,等.医学社会学[M].上海:上海人民出版社,1987:1.
④ 胡继春,张子龙,杜光.医学社会学[M].武汉:华中科技大学出版社,2013:5.

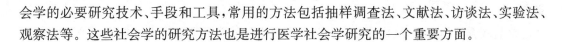

会学的必要研究技术、手段和工具,常用的方法包括抽样调查法、文献法、访谈法、实验法、观察法等。这些社会学的研究方法也是进行医学社会学研究的一个重要方面。

(二) 医学社会学中的理论研究

医学社会学中的理论研究主要是指对医学领域内各种社会角色、社会行为、社会关系、社会组织以及对传统医疗领域中有关概念的社会层面的分析。这些研究具体包括:(1) 对医学领域中特有的社会人群的研究,如对病人、医生、护士等角色的权利、义务及社会化过程的研究;(2) 有关角色行为和角色关系的研究,如求医行为、遵医行为、医患关系、医护关系、患际关系等;(3) 对不同类型的医学社会组织的组织结构、服务形式和社会效用的研究,如医院、医疗行政组织、医学社会机构等;(4) 对健康、疾病以及社会保健等概念的社会含义的探究。

(三) 医学进展与社会文化的互动研究

医学与社会的互动关系主要表现在两个方面:一方面是指医学理论的发展、技术的更新以及医疗卫生领域的变革给社会政治、经济、文化等带来的正面影响或负面影响;另一方面是指社会制度、社会文化以及社会变迁等因素对医学领域所产生的作用。值得注意的是,社会因素对健康、疾病形成及其治疗的影响,严格来说是社会医学所研究的范围,与医学社会学的研究内容存在一定的区别。

(四) 具体医学领域的社会学研究

在医学社会学的研究过程中,既要对一般概念、理论和方法进行研究,也要将研究视角深入到具体的医学领域,研究其中的社会层面及其与社会的互动。这类研究内容已经引起了国内外大量学者的关注,并且取得了丰硕成果。具体研究包括老年医学社会学研究、药物社会学研究、精神病社会学研究、保健社会学研究、生殖医学的社会学研究以及对器官移植、安乐死、性病防治等的社会学研究等。

三、医学社会学的研究方法

医学社会学的研究是以社会学的理论和方法为基础的。此外,医学以及其他学科在发展过程中积累的许多效果显著的研究方法也为医学社会学的研究提供了经验借鉴。这里主要介绍医学社会学研究中常用的社会调查法、社会实验法和流行学方法。

(一) 社会调查法

社会调查法是人文社会科学普遍使用的研究方法,也是社会学的主要研究方法之一,对于认识医学社会学也具有重要的意义。

1. 社会调查的类型

根据调查研究对象规模的不同,社会调查分为普遍调查、抽样调查和典型调查三种

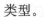

类型。

普遍调查简称普查,是指在特定社会范围内进行的全面调查。普遍调查需要调查范围内的每个成员,并了解每个成员的所有调查项目,一个都不能错漏。普遍调查的优点在于,收集到的材料全面而丰富,调查结论的可靠性更高。但是,普遍调查对人力、物力、财力等要求也较高,不具备这些条件则不能进行调查。卫生部肿瘤防治研究办公室在 1973—1975 年曾进行过死亡回顾调查,通过问卷和访谈的方式,对全国 29 个省、市、自治区(除台湾省)的死亡人口进行回顾性调查,内容涵盖死亡时间、死因、年龄、性别、职业、居住地等信息。这次调查覆盖了全国 85% 的人口,最终收集了大约 300 万份死亡记录,部分调查项目便属于医学社会学范畴。该次普遍调查取得了较为完整可靠的死因统计资料,基本上查清了我国常见恶性肿瘤的死亡情况和分布特征。

抽样调查是一种非全面调查,是指从全部调查研究对象中抽选一部分单位进行调查,并据此对全部调查研究对象做出估计和推断的调查方法。抽样调查的一般步骤包括:界定总体,制定抽样框,实施抽样调查并推测总体,分割总体,决定样本规模,决定抽样方式,确定调查的信度和效度。抽样方式包括概率抽样和非概率抽样,常用的概率抽样方法有简单随机抽样、分层抽样、等距抽样、重点抽样、典型抽样等。相比普遍调查,抽样调查可以节省大量的时间和金钱,但操作过程的科学性和严谨程度会影响抽样结果的精确度。萨德曼(Sudman)认为,在全国范围进行医学方面的抽样调查时,遵循"1 000+"的样本数量原则可以基本得到反映总体情况的结果:当调查总体人数为一万及以上时,抽取 10%～15% 作为调查样本;当调查总体人数小于一万人,抽取 15%～20% 作为调查样本。

典型调查是对具有代表性的某一对象进行深入调查的研究方法。典型调查的特点是:调查单位少,调查内容具体细致,调查所需时间短,反映情况快。典型调查是否具有普遍意义,主要取决于调查对象的典型性。典型可分为三种:先进典型、中间典型和后进典型。当研究目的是探索事物发展的一般规律或了解一般情况时,应选择中间典型;当研究目的是要总结推广先进经验,应选取先进典型;当研究目的是帮助后进单位总结经验时,应选择后进典型。如果被选择的调查对象符合典型性标准,能代表事物的一般特点或发展规律,那么典型调查就具有普遍意义。

2. 社会调查的方式

社会调查的方式是指社会调查所采用的具体形式和具体方法。常用的社会调查方式有问卷法、访谈法、参与式观察法等。

问卷法是指调查者用控制式的测量问卷对所研究的问题进行度量,从而搜集到可靠的资料的一种方法。问卷一般是指为统计和调查所用的、以设问的方式表述问题的表格。问卷调查结果的可靠程度要以科学的问卷设计为前提,问卷问题的表述原则包括具体性原则、单一性原则、通俗性原则、准确性原则、简明性原则、客观性原则、非否定性原则等,问卷问题的回答有开放型回答、封闭型回答和混合型回答三种基本类型。医学社会学的问卷发放地点包括但不限于门诊大厅、病房、社区等,发放对象包括但不限于医护人员、患者等。

访谈法是指研究者通过与研究对象进行有目的的交谈而获得资料的研究方法。访谈法的形式较为多样:既可以当面交谈,也可以电话访问;既可以正式访谈,也可以非正式访谈；既可以逐一采访询问（个别访谈），也可以召开小型座谈会（团体访谈）。根据访谈研究的控制水平或者标准化水平，可以将访谈分为结构性访谈（标准化访谈）和非结构性访谈（非标准化访谈）。结构性访谈对选择访谈对象的标准和方法、访谈中提出的问题、提问的方式和顺序、被访者回答的方式、访谈记录的方式等都有统一的要求；有时甚至对于访谈员的选择以及访谈的时间、地点、周围环境等外部条件，也要求与所有被访谈者保持一致。这种访谈便于整理资料和数据统计，但回答者往往不能充分表达自己的真实思想。非结构性访谈是一种无控制或半控制的访谈，事先没有统一问卷，而只有一个题目，或大致范围，或一个粗线条的问题大纲。这种形式能够使回答者充分表述自己的想法，但访谈结果难以科学量化，访谈也容易偏题。

参与式观察法是指研究者深入到所研究对象的生活背景中，在实际参与研究对象日常社会生活的过程中进行观察的研究方法。事实上，除了单向屏幕观察（在不被观察者察觉的情况下通过窗户等物进行观察）和远距离观察之外，大多数的观察都属于参与式观察，即观察者在某种程度上参与了被观察者的活动。根据观察者身份是否公开，参与式观察法可以细分为公开性参与式观察法和隐蔽性参与式观察法。公开性参与式观察法适用于大多数的企业调研、乡村调查、经济调查等，其优点在于表明研究者身份容易获得被调查者的理解或合作。隐蔽性参与式观察法适用于对特殊群体、特殊行业或特定情景的研究，如涉嫌犯罪群体、难以治愈的疾病患者、被边缘化的特殊群体，以及公检法等国家暴力机关或监狱等高度限制性的情境。

（二）社会实验法

实验法最早被用于研究自然事件，近几十年来逐渐被用于研究社会行为和社会现象。社会实验法是指根据调查研究目的，人为地改变和控制研究对象的条件及环境，在最有利的条件下进行观察和比较，找出社会现象之间的相互关系，揭示事物运动规律的研究方法。社会实验法能够通过操纵、控制某种条件，更准确地检验理论假设、发现因果关系，但也具有实验对象有限、实验环境具有人为性、被实验者易受实验者影响、难于研究过去问题和将来问题等缺点。根据实验的情境，可以将实验法分为自然条件下的实地实验，人为设计、控制环境下的实验室实验。根据实验的目的和作用，可以将实验法分为析因实验、判决实验、探索实验、对照实验和中间实验等。社会实验法在医学社会学研究中被普遍使用，我们通常所说的研究基地、试点单位等实际上都是一种社会实验。社会实验对医疗卫生政策的制定和实施也具有特别重要的意义。政策文件实施前或改革措施执行前，需要运用社会实验的方法进行验证，并加以必要的修订，以便执行时取得最大的社会效益。未经社会实验验证的医疗卫生政策，可能缺乏可靠性或可行性，甚至会造成消极的社会影响。

（三）流行学方法

流行学早期被译为流行病学，被认为是研究"关于传染病的传染源、传播途径及预防的科学"[1931年英国学者斯塔利布拉斯（Stallybrass）提出]。随着主要死因中非传染病比例的增加，流行学的研究范畴进一步扩大，被定义为"研究健康和疾病在人群中的分布和影响因素,以保证合理地计划卫生服务,有效地进行疾病监控,并使预防和控制规划得以实现"①的科学。随着社会的不断发展和生活环境的显著改变,流行学方法的应用范畴被进一步拓宽,它不仅被用于研究影响身心健康的各种因素、保健服务、社区卫生、医疗评价、计划生育、卫生经济管理、行为科学等,还被用于探讨某些与医学相关的社会不良现象,如自杀、犯罪、医疗实践中的不正之风等的发生原因、分布规律以及预防政策等。流行学方法最基本的观点认为,任何社会现象的发生和流行都是各种社会因素共同作用的结果。例如,医疗实践中不正之风的产生,不仅与医务人员的人生观、道德认识有关,同时也与社会不良风气、复杂的人际关系、供需矛盾等因素有关,它是主客观因素矛盾运动的结果。流行学方法同样注重在确立因素与现象之间因果关系的基础上,提出建设性意见或预防对策。例如,一旦认识到医疗实践中的不正之风主要是由医务人员的职业道德水准低、医院管理松懈、医疗体制不合理等因素造成的,便主张通过提高医生素养、建立健全各项规章制度、改革医疗保健体制等措施来进行预防。

四、医学社会学与相关学科的关系

医学与社会科学在相互结合、相互渗透的过程中形成了一系列的交叉学科,如社会医学、医学伦理学、医学心理学、医院管理学等,它们之间既相互联系,又相互区别。认识这些学科的性质、比较学科间的异同、把握其中的联系,对于学习和掌握医学社会学具有重要的意义。

(一)医学社会学与社会医学

医学社会学与社会医学既是两门各自独立的学科,又十分紧密地联系在一起。这两门学科在许多方面存在共性:两者都是医学与社会学相互渗透而产生的交叉学科;两者都研究医学与社会的互动,且都从社会层面研究健康问题;两者都体现了生物—心理—社会医学模式;两者都使用社会学的研究方法与理论。

这两门学科也具有明显的区别。首先,二者的产生时间、地点与奠基人不同。"社会医学"一词是由法国医学家儒勒·盖林(Jules Guerin)在1848年提出的,他把社会医学分为社会生理学、社会病理学、社会卫生和社会治疗四个部分。"医学社会学"一词则是1894年美国医学家麦克英泰尔在他发表的《医学社会学研究的重要意义》一文中首先提出的。其次,二者研究内容与所属学科不同。社会医学研究社会因素对个体和群体健康、疾病的影响及作用,是医学的一个分支;医学社会学研究病人角色、医生角色、护士角色及其人际关系,研究医疗保健机构及其与上述角色和其他社会机构、社会过程的关系,是社会学的一个分支。最后,两者的研究主体也不尽相同。医学社会学的研究主体以社会学学者为主,同时离不开医学工作者的积极参与和配合;社会医学的研究主体以医师为主,同时兼有社会学学者

---

① 中国大百科全书总编辑委员会.中国大百科全书:现代医学Ⅰ[M].北京:中国大百科全书出版社,2002:794.

的指导与配合。

总之,医学社会学与社会医学是两门相互补充、相互联系又相互区别的学科。

(二)医学社会学与医学伦理学

首先,医学社会学和医学伦理学有不同的学科归属、研究对象和研究内容。医学伦理学是医学与伦理学相结合的交叉学科,是一般伦理学原理在医疗领域的具体运用,是用伦理学的道德原则来解决医疗过程中人们相互之间、医学团体与社会之间关系问题的一门学科。医学伦理学以医学道德为研究对象,它研究的主要内容包括医学伦理学的基本理论、医学道德的规范体系和医学道德实践。

其次,医学社会学和医学伦理学在有些研究课题上是交叉重合的。随着现代医学的发展,医学实践中出现了许多和伦理相关且具有深刻社会性的新问题,如医务工作人员的道德水平问题、医生对病人的心理治疗问题、医学中的优生与优死、人与环境的关系等。随着当代医学模式的转变,这些新问题需要从医学社会学和医学伦理学两方面展开协同研究。

最后,医学社会学和医学伦理学的基本目的与使命具有一致性。医学社会学的任务是通过研究病人、医务人员和医疗机构之间的相互关系,寻找关于疾病的社会防治措施。医学伦理学的任务在于调整医患之间、医务工作者之间以及医务工作与社会之间的关系,建立并维护医学领域的正常秩序。它们最终都是为了改善医疗环境,增进人类健康。

(三)医学社会学与医学心理学

医学心理学与医学社会学分属于不同的学科,医学心理学是心理学与医学的交叉学科,是心理学的一个分支。医学心理学主要研究感觉、情感、意志等心理因素在疾病预防、发生、诊断、治疗中的作用,而医学社会学更加侧重于研究人们的健康、疾病和社会因素的相互影响。

但是,这两门学科也有着密切的联系,它们有一些共通的研究内容。例如,由于外在行为是内在心理的具体表现,医学社会学在研究病人和医务人员的角色行为时,也会研究他们的心理需要和心理特点,这些与医学心理学的研究内容是共通的。

总之,医疗卫生事业的发展需要医学心理学和医学社会学的共同支持,同时,医学心理学和医学社会学的深入研究也必将促进医疗卫生事业进一步发展。

(四)医学社会学与医院管理学

医院管理学是研究医院管理现象及其规律的学科。医院管理学与医学社会学的关系非常紧密,二者都重视行为科学、社会调查和系统方法。医学社会学是医院管理学的重要理论依据,例如,医学社会学中与医疗保健机构有关的组织社会学就是医院管理学的一个组成部分。

二者在所属学科和研究内容上存在显著差别。医学社会学的学科属性及研究内容如前文所述。医院管理学是医学和管理学交叉形成的学科,是卫生事业管理下的分支科学。医院管理学主要包括理论和应用两部分研究内容。理论部分的具体内容包括:(1)医院管理学概念、研究对象、学科体系、发展概况和医院管理职能;(2)系统论、信息论、控制论等在医院管理学中的指导作用和原则;(3)医院的性质、类别、功能、特点、工作方针;(4)医院的历史发展和发展趋势;(5)医学社会学等宏观医疗方面的研究。应用部分的具体内容包括政策与法规、组织与人事管理、医疗管理(门诊、住院、护理)、教学与科研管理、后勤管理、安全管理、医疗质量管理、医院信息管理、医院改革与发展等。

此外,医学社会学还与医学教育学、医学人类学、医学哲学、卫生经济学等学科有着较为密切的联系。医学社会学一方面从这些相关学科中汲取知识、经验和成果,另一方面也促进了这些学科的发展。

五、研究医学社会学的意义

学习、研究并发展医学社会学,不仅有利于提高医务人员素质、加强医院管理工作、改善医患关系,还有利于发挥医疗组织的社会效益,最终将有助于医疗服务质量的提升。

(一)有利于医务人员素质的提高

医务人员不仅应在医疗技术上不断精进,还应具备优良的人文科学和行为科学知识,构建合理的知识结构。在新的医学模式下,医学领域中存在着特殊的社会关系,医学与社会整体及社会各个要素紧密相连。学习医学社会学知识,有助于医务人员理解社会人文因素在疾病过程中的影响,有助于医务人员重视社会因素在患者致病或康复过程中的作用,从而能够帮助医务人员对患者采取更加积极有效的治疗与康复方案。学习医学社会学知识,还有助于医务人员加深对生命质量、死亡文化、患者权利、信息安全等问题的思考,从而帮助其在执业过程中做出正确的专业判断。

(二)有利于医疗机构管理的加强

医疗机构的科学管理,主要是指运用科学的手段与方法,将医疗过程中的各种因素(如人、仪器、设备、规章制度等)统一起来,使医院等机构协调运转,保持良好的工作秩序与精神面貌,以便各项工作的正常开展。医疗机构管理的重要目标是完善机构建设,提升服务质量,提高服务效率。掌握医学社会学的基本理论,有利于医疗机构管理人员正确认识医疗职业和医护角色,更好地制定卫生事业的方针政策,自觉改善医疗卫生机构的管理。掌握医学社会学的基本理论,还有利于医疗机构管理人员从宏观角度了解医疗要素和医学问题带给社会的正面及负面影响,进而用医学社会学的原则来指导医疗实践,做出正确的科学抉择。

(三)有利于医患关系的改善

一方面,医学社会学知识的普及有助于增进患者对健康、疾病、医疗组织和医务人员的了解,有助于患者对自身的权利与义务形成较为清晰的认知,进而在一定程度上改变自身依赖、被动的姿态,燃起康复的热情和信心。另一方面,学习和掌握医学社会学相关知识,能够帮助医护人员获得更多的行为科学知识和技能,使其对患者的求医行为、遵医行为等多一些理解,并对患者的社会角色和社会处境有更多思考。同时,医学社会学也能够引导医患双方在面对新的医学技术应用或医学伦理难题时,进行社会层面的分析。这些对于处理医患、医护、患际等互动关系都有积极的意义。

(四) 有利于医疗组织社会效益的发挥

无论是各级卫生行政部门,还是医院各级领导,都需要正确处理好社会效益与经济效益的关系,把患者与国家利益放在首要位置,使医疗组织发挥应有的社会功能,更好地为社会生产、社会生活以及人民服务。医学社会学中讨论的老年、妇幼、社区保健工作及精神疾患防治等问题,不仅关系到个人的身心健康和家庭幸福,也关系到整个社会的发展和进步。医学社会学研究有利于增强医疗组织的社会功能,发挥医疗卫生部门的社会作用,进而创造更大的社会效益。

第二节　医学社会学的产生与发展

医学社会学的产生与发展主要取决于两方面因素:一方面,社会学理论和实践的不断发展,为医学领域的社会学研究提供了理论前提;另一方面,医学领域的理论和实践变革,提出了关于社会层面的新思考和新问题,为医学社会学的产生和发展奠定了实践基础。

一、医学社会学的产生

社会学的理论发端于 19 世纪 30 年代,真正形成于 20 世纪 20—30 年代。此后的 60 多年时间里,社会学广泛地渗透到了各个专门学科之中,逐渐形成了数十门分支社会学,如经济社会学、农村社会学、城市社会学、性别社会学等。社会学之所以很迅速地渗透到了医学领域并孕育出医学社会学这一新型学科,关键在于现代医学发展的内在需求。

自 16 世纪开始形成以来,生物医学模式在数百年的发展中取得了巨大的成就,极大地提高了人类的健康水平。但是,随着现代人类生活的发展,影响人类健康的因素有很大的改变。为了满足现代人类健康的需要,现代医学逐渐突破生物医学模式下只重视疾病、治疗、个体、生物性病因等的局限,开始向生物心理社会医学模式转型。在这种新的医学模式下,医学的眼光不仅需要关注医疗对象的生物学层面,还需要关注其心理和社会层面。于是,在医学模式的转换过程中,医学自身也产生了进行社会学相关研究的需求,为医学社会学的产生和发展创造了基本条件。

早在 19 世纪末,当一部分医学家注意到社会因素与健康的关系时,也有另一部分医学家认识到人类保健行为是一种社会行为,受社会和文化的影响。他们还认识到医生、医疗机构、卫生组织等医疗、保健活动主体的组织结构、角色行动、规范、价值、信念等都对维护和增进人类健康有着重要的影响和意义。1894 年,美国医学家麦克英泰尔在《美国医学科学院院报》上发表了《医学社会学研究的重要意义》一文,首次提出了"医学社会学"这一概念。麦克英泰尔对医学社会学概念的提出成为医学社会学发端的主要标志,他从根本上抓住了医学社会学的社会学学科属性,使医学社会学与医学、社会医学区别开来。1902 年,英国医生 E. 布莱克威尔(E. Blackwell)出版了名为《医学社会学》的论文集,其中收集了与公共卫生教育、保健行为、社会工作等相关的论文。1910 年,詹姆斯·P. 沃巴斯(James P. Warbasse)出版了《医学社会学》一书,他从社会改革的角度提出了卫生教育等一系列改革措施。

19 世纪末到 20 世纪 20 年代是医学社会学的早期形成时期。在这一时期,医学社会学的雏形开始形成,其学科的性质、范围也逐步明确。在之后短短的几十年里,医学社会学得到了迅速的发展,显示出了强大的生命力。

二、医学社会学的发展

20 世纪 20 年代至第二次世界大战结束后,越来越多的科学家注意到人类保健行为及医疗组织等与社会学之间的密切联系,这促使他们进入医学领域开展了社会学研究,进而推动了医学社会学的发展。1927 年,伯纳德·斯特恩出版了名为《医学发展中的社会因素》的著作,该书从社会学角度详尽探讨了医学发展要素,为医学社会学的迅速发展做出了重要贡献。1951 年,帕森斯在其出版的《社会系统》一书中提出了社会结构功能模型,并用自己的社会观分析了医学的社会功能。帕森斯提出的"病人角色"概念为医学社会学的研究提供了重要的理论思路。

到了 20 世纪 60 年代,医学的整体社会功能与社会学研究的社会结构、社会组织、社会制度、社会行为等内容呈现出更为密切的关系,医学社会学的内涵得到了极大的丰富和扩展,医学社会学研究在整个社会学框架上展开。

医学社会学在发展阶段的特征主要表现为:(1)医学社会学的传播越来越广,从美国、英国逐渐传播到日本、东欧乃至全世界;(2)医学社会学的研究者和学术组织越来越多,著作和论文大量出现;(3)许多大学纷纷开设医学社会学课程,医学社会学的实践地区和从业人员逐渐增多。

目前,医学社会学这一交叉学科已在全世界范围内得以确立并取得发展。社会学的理论和方法越来越多地被引入医学社会学研究中,医学社会学的研究成果也对整个社会学的发展做出了重要的贡献,成为社会学的重要分支。在未来,医学社会学将更多地关注影响健康与疾病的社会要素,更加全面、客观、深刻地认识社会结构、社会变迁带来的经济、政治、生活方式等变化及它们对健康、疾病、康复等产生的影响和社会后果。

三、医学社会学在西方

美国是医学社会学发展较好的国家。美国的很多社会学家和医学家都积极参与到医学社会学的研究中来,甚至一些医学教育专家也积极地展开了医学社会学的研究。1960

年,美国社会学学会建立了医学社会学部,至 80 年代,医学社会学已成为美国社会学学会最大的分支。同样在 1960 年,医学社会学刊物《健康和社会行为杂志》创刊,该杂志在 1965 年被确定为美国社会学学会的正式刊物。美国的医学社会学专业教学也发展较早。据统计,早在 1976 年,美国就有 86 所大学开设医学社会学硕士学位课程。至 90 年代,加利福尼亚大学、哥伦比亚大学、约翰斯·霍普金斯大学、密歇根大学等的公共卫生系都开设了医学社会学的课程。美国医学社会学的从业人员增长率也较高。正如美国社会学家亚历克斯·英克尔斯在 1964 年撰写的《社会学是什么? ——对这门学科和职业的介绍》一书中所描述的那样:在第二次世界大战之前,从事医学社会学的美国人至多只有十来个,到 1960 年已经增至数百人了。在 1950 年和 1959 年之间,医学社会学的从业人员比社会学任何一个分支的从业人员增长率都要高。

在英国,从事医学社会学研究的人也很多,医学社会学的课程教学十分活跃。《医学社会学在英国:研究和教学名录》一书中清楚地收录了 1970 年以后英国 260 位医学社会学家的情况,介绍了 500 个正在进行中的研究计划,同时描述了在综合性大学和医学院校中所开设的大约 100 种医学社会学课程。此外,英国还在 1979 年创办了名为《健康和病患的社会学:医学社会学》的杂志。

在第二次世界大战后的日本,社会学界对医学社会学的研究兴趣不断增长,医学社会学也逐渐成为社会学中活跃的分支。在日本社会学学会的会议报告中,保健和医疗相关选题占总数的比例从 1965 年的 4.2%,上升到 1976 年的 16.2%。在 1976 年的日本社会学学会的会员中,将医学社会学列为第一专业的会员占 7%,列为第二专业的占 5%,列为第三专业的占 4%,共占 16%。这一比例在众多的社会学分支中是很高的。1977 年,日本又建立了保健、医疗社会学研究会,该研究会每年出版一册论文集。以上数字说明,在战后的日本社会学界,医学社会学这一分支越来越受人青睐。

医学社会学也逐渐变成历届世界社会学大会的重要议题。随着国际交流与合作的增多,医学社会学的研究越来越深入,越来越广泛。医学社会学研究委员会目前已是国际社会学协会①设立的 37 个研究委员会之一,医学社会学议题也经常在许多世界会议上得到集中讨论。1976 年 8 月,在比利时召开的国际会议上,专家学者们专门讨论了如何培训医学社会学人才以及医学院校和综合性大学社会学系的医学社会学教学问题。美国、法国、荷兰、比利时、丹麦、英国、波兰等国的专家参加了该次会议,比利时政府、世界卫生组织和国际社会学协会医学社会学研究委员会还对会议进行了赞助。1985 年 7 月,在芬兰赫尔辛基召开的第九届国际社会科学和医学会议上,学者们讨论了健康与疾病的模式、卫生保健服务的计划制订以及如何注意文化、劳动与疾病的关系等议题。

四、医学社会学在中国

20 世纪 70 年代末 80 年代初,医学社会学开始在中国兴起。1981 年 12 月,首届全国医

---

① 1949 年,由联合国教科文组织发起的国际社会学协会在挪威奥斯陆成立,该协会每三到四年举办一次世界社会学大会。

学辩证法学术讨论会在南京召开,会上成立了医学社会学研究组。1982 年 5 月,在武汉召开的中国社会学研究会年会上,医学社会学研究组成为中国社会学所属的十个研究小组之一,并向大会提交了论文集《医学社会学研究论文》。1982 年 8 月,中国医学社会学研究小组在牡丹江市的镜泊湖召开了"近期工作规划会议"。1983 年 8 月,黑龙江省卫生厅受卫生部的委托,在黑龙江省卫生管理干部学院举办了"全国首届医学社会学讲习班",应邀讲课的有费孝通教授、王康教授等。此次讲习班为中国培养了第一批医学社会学教学、研究人员。1984 年 7 月,首次医学社会学学术讨论会于北戴河召开,美国得州理工大学社会学系主任恰范特教授和蔡勇美教授应邀参加了讨论。在此之后,江苏、北京、山西、陕西、上海等地相继建立了医学社会学研究组,开展了相关的科学研究。目前,大连的《医学与哲学》、武汉的《医学与社会》《中国社会医学杂志》、西安的《中国医学伦理学》以及哈尔滨的《中国医院管理》等杂志都有专栏刊登医学社会学方面的文章。

我国最初的医学社会学教材出版于 20 世纪 80 年代末 90 年代初,之后几乎每隔六至十年会进行一轮教材的更新和优化,广西人民出版社、华中科技大学出版社、吉林人民出版社、江西高校出版社、复旦大学出版社等都先后出版了《医学社会学》教材。哈尔滨医科大学、北京医科大学(后并入北京大学)等院校先后将医学社会学列为卫生管理专业的必修课并顺利开课。华中科技大学社会学系和同济医学院自 2001 年起开始招收医学社会学方向的硕士研究生。医学社会学的专业教育在中国逐渐发展起来。

第三节 医学社会学的重要研究逻辑

一、疾病与贫困

(一)疾病与贫困的恶性循环关系

贫困会通过健康风险的加大和健康状况的恶化引发疾病,疾病又会通过人力资本和物质资本的传递引发深度贫困。一方面,贫困地区往往是地方病、传染病、生活习惯病的高发区和易发区;另一方面,一旦贫困地区的人们患上或转变成非治不可的疾病,必然会陷入进一步的贫困。医学社会学的重要研究逻辑之一便是重视疾病与贫困的恶性循环关系并努力阻断这一恶性循环。

贫困导致疾病的原因主要包括以下几个方面:(1)贫困地区往往在自然方面存在先天不足,基础设施建设相对滞后,产生洪水、泥石流等自然灾害的概率较大,治理空气、水污染的能力也较弱,这给当地居民带来了许多健康上的隐患;(2)贫困地区往往地处偏远、交通不便,医疗资源匮乏,居民患病时难以及时外出就医,导致"轻症转为重症、小病拖成大病"的情况时有发生;(3)贫困地区的居民普遍受教育程度偏低,缺乏健康风险意识,一些常见的地方病和传染病往往由于未能得到充分重视而错过最佳医治时机;(4)贫困地区的医疗健康知识往往普及不到位，由不良的饮食或生活习惯所造成的亚健康状态以及相关疾病也正在渐渐增加。

疾病导致贫困的主要原因包括以下几个方面：(1)疾病造成患病居民的劳动能力下降或丧失，以及陪护人员劳动时间的缩短，进而导致家庭收入减少；(2)疾病恶化导致医疗费用大幅度增加，医保给付金额以外的个人负担部分会增加家庭的经济负担；(3)长期的生理病痛使患者心理上饱受煎熬，逐渐丧失治愈信心和生活希望，家庭容易失去发展动力、放弃增收机会；(4)当用尽储蓄依然难以应对不断增加的医疗费用时，贫困家庭往往需要变卖有限的资产进行治疗，物质资本开始丧失、家庭生产受到影响，家庭收入进一步减少，进而加剧贫困；(5)在不得已的情况下，贫困家庭还可能会通过终止子女的学业来增加陪护人力或务工收入，人力资本的损失进一步降低了家庭的发展能力，失去了"造血"功能的家庭再难摆脱贫困。

(二) 不同社会阶层的疾病应对

在观察和分析不同社会阶层的疾病应对时，医学社会学主要考虑了社会经济地位和贫困文化的影响。温克尔比(Marilyn A. Winkleby)及其同僚们的研究有以下两点重要发现。其一，社会经济地位的决定性作用几乎出现在所有的疾病以及生命的各个阶段中，社会经济地位与健康之间的关系是渐进的，这里的社会经济地位一般包括收入水平、职业地位、声望和受教育程度等。其二，虽然收入水平和职业地位很重要，但在关于疾病状况的研究中，受教育程度才是良好健康状况的重要决定因素。受教育程度高的人总体上更了解健康生活方式的优点和预防保健的重要性，当他们出现健康问题时，能够更及时地寻求医疗服务。[①]

关于贫困文化，正如人类学家奥斯卡·刘易斯(Oscar Lewis)所总结的那样，居住在相似环境下的穷人容易形成其独特的生活方式，并与其他人在社会生活中相对隔离，进而产生出一种脱离社会主流文化的贫困亚文化。这种贫困亚文化进而可能发展出特定的社会和心理秉性，如依赖、宿命论、无法延缓欲望的满足、不重视健康("得病不是什么了不起的事")等。这样的秉性反过来也会强化穷人在社会中的弱势地位。

贫困文化如何影响了不同阶层的疾病应对呢？厄尔·库斯(Earl L. Koos)在《瑞珍维尔的健康状况》(*The Health of Regionville*)中给出了一定的答案。库斯选择了纽约的一个小型社区(社区名为化名 Regionville)来开展他的研究，并将当地居民划分为三个不同的社会经济阶层：第一阶层的代表是财富角度看最成功的人；第二阶层的代表是中产的工薪阶层，他们是居民的主体；第三阶层的代表是缺乏技能的工人和社区中最穷困的人。在库斯的研究过程中，所有成员被要求进行判断，即说明一种容易识别的特定症状是否已经严重到了应当去看医生的程度。研究结果表明，与第二、第三阶层相比，第一阶层关于症状严

---

① WINKLEBY M A, JATULIS D E, FRANK E, et al. Socioeconomic status and health: How education, income, and occupation contribute to risk factors for cardiovascular disease [J]. American Journal of Public Health, 1992, 82(6): 816-820.

重程度的回答和判断表现出了较高的认知水平。几乎所有的第一阶层成员都认为该症状出现时,他们就准备去看医生。与此形成鲜明对照的是,第三阶层的成员对所有症状都未表现出应有的重视。75％的第三阶层回答者认为,有10～17种症状并未严重到应引起医学关注的程度。例如,第三阶层的很多人认为腰疼没有什么大不了的,并不是一个足以去看医生的症状。作为其生活经验的结果,穷人对社会和专业医疗实践的看法可能更消极,更倾向于推迟使用医疗服务。同时,因为穷人必须持续工作以应对生存需要,所以他们更愿意忽视疾病的存在,或者在患病时不认为自己患病了。因此,在库斯研究的所在地——20世纪50年代早期的瑞珍维尔,贫困群体往往存在医疗服务使用不足的问题。①

不过,现实状况在1968年发生了变化。美国健康统计中心发现,看医生频次最高的人,或来自最高收入群体,或来自最低收入群体,中等收入群体成为医疗服务使用不足的人。其中,高收入人群更多地接受私人医生的服务、会诊服务或者电话服务等,他们更倾向于寻求预防服务,其目标是保持健康,而不是等待症状的出现。低收入群体频繁地去看医生,更多是在医院的门诊和急诊接受服务。戴安娜·都顿(Diana B. Dutton)在1978年指出,低收入群体卫生服务使用率提高可能是一种误导,因为低收入群体的残疾率更高,他们需要对症治疗,但这并不意味着他们对医疗资源的利用率与高收入群体相同。

二、预防与治疗

(一)预防与治疗的关系

预防与治疗是相互关联的,充分的预防能够减少治疗的概率,良好的治疗又可以预防疾病的进一步恶化。如果疾病发生后不能得到及时治疗,就会导致小病拖成大病、轻症转为重症甚至出现死亡的情况。但是任何一种疾病的发生发展都有一定的原因,如果人们只对疾病进行治疗,不从预防环节上消灭病因,那么同样的疾病还会出现。现代医学科学发展和疾病防治实践证明,如果能够真正抓好各项预防工作,杜绝发生疾病的原因,几乎一切疾病都是可以全部或部分预防的。因此,目前全球卫生工作的主流方向是建立预防为主的大健康体系,力求有效减少疾病的发生,进而降低社会医疗成本、缓解医疗压力、解决医改难题。2001年,世界卫生组织(WHO)在调查报告中指出:达到同样健康标准所需要的预防投入与治疗费、抢救费的比例为1：8.5：100。也就是说,预防环节多投入1元钱,治疗环节可以减支8.5元,抢救环节可以节约100元。所以只有做到较好的预防,贯彻预防为主的方针,改善所处环境并培养良好的生活习惯,才能达到彻底根除某些疾病、维护健康的目的,从而获取显著的经济效益和社会效益。

预防包含三个方面内容:未病先防,既病防变,愈后防复。首先,在没有患病的时候,要积极预防疾病的发生。未病先防一方面要求遵守"饮食有节,起居有常,不妄作劳"和"精神

---

① KOOS E L. The health of Regionville: what the people thought and did about it [M]. New York: Columbia University Press, 1954.

内守,病安从来"的养生之道,另一方面建议人们通过补充营养增强抵抗疾病的能力,并积极避免或减少致病因素对人体的侵害。其次,在患病以后,要积极采取措施预防疾病加重。这里的"病"通常是指慢性病。一般来说,疾病的发展是由表入里、由轻变重、由简单到复杂的过程。认真了解病症,掌握疾病的发生、发展及转变规律,并通过日常监测、检查、用药、补充营养素等方式,能够达到防止疾病恶化、修复身体损坏细胞、改善病症的效果。最后,在病愈或病情稳定之后,要注意预防复发,时刻掌握健康的"主动权"。康复医疗建议初愈后的病人应积极补充身体缺少的维生素,逐渐实现营养平衡,待脏腑组织功能恢复正常后,通过身体的自愈力达到"邪尽病愈、病不复发"的目的。

慢性疾病及退化性疾病已经成为当前社会的主要健康威胁。这些疾病与衰老和人造环境密切相关,可以通过改变行为方式、改变生活方式、调整个人饮食、加强体育锻炼等方式来加以预防。传染病、地方病、职业病的危害也依然存在。对此,一方面应通过各级卫生防疫站、预防医学研究所、结核病防治所等专门防疫机构加强预防,另一方面应以医院为中心积极开展防治结合的卫生服务。

(二)不同阶层的预防行为与服务利用

预防行为是指人们为了保持与促进健康而主动改变有害健康行为的自我保护性活动,既包括良好的个人生活习惯建立,也包括接受公共部门提供的预防服务。常见的预防服务包括日常体检、疫苗接种、产前保健、牙科检查、心脏病和癌症筛查等。这些服务均以预防疾病、保持良好的健康水平或尽量减轻已发生疾病的后果为目的。

一些证据表明,健康的生活方式(这些生活方式不涉及与医生和其他卫生人员的接触)能够跨越阶级界限进行传播[1]。但更多证据表明,低收入群体仍然是最不可能享有预防服务的人群[2],例如,低收入家庭的儿童很可能从来没有接受过常规性体检,牙科保健、乳房检查、儿童疫苗接种等在低收入群体中也非常少见。低收入人群对预防服务的利用不足几乎是一个普遍现象,美国和几个欧洲国家的底层阶级都很少使用预防性的医疗和牙科服务[3]。在很多研究试图为富人和穷人之间显著的健康和预期寿命差异寻找解释时,都不可避免地考虑"与贫困相关的生活条件"和"底层阶级缺乏预防服务"。出现这种情况的原因往往包括:(1)低收入群体居住环境不佳,缺少医疗服务的常规资源,如卫生机构可能距离较远;(2)低收入群体难以支付医保报销比例以外的个人负担费用,没有参加任何医疗保险的人士更会将预防服务视作奢侈行为;(3)低收入群体普遍受教育水平较低,难以形成对健康及疾病的正确认知。

参考文献

[1] 亚当,赫尔兹里奇. 疾病与医学社会学[M]. 王吉会,译. 天津:天津人民出版

---

① 考克汉姆. 医学社会学[M]. 11版. 高永平,杨渤彦,译. 北京:中国人民大学出版社,2012.

② SNEAD M C, COCKERHAM W C. Health lifestyles and social class in the deep South [J]. Research in the Sociology of Health Care,2002,20:107-122.

③ LAHELMA E. Health and social stratification [M]. New York:John Wiley&Sons,2009.

社,2005.

　　[2] 胡继春,张子龙,杜光. 医学社会学[M].武汉:华中科技大学出版社,2013.

　　[3] 金德初. 医学社会学的独立性与交叉领域[J]. 社会,1984(3):49-50.

　　[4] 恰范特,蔡勇美,刘宗秀,等. 医学社会学[M]. 上海:上海人民出版社,1987.

　　[5] 考克汉姆. 医学社会学[M].11 版. 高永平,杨渤彦,译. 北京:中国人民大学出版社,2012.

　　[6] 王志中,王洪奇. 医学社会学基础[M]. 北京:军事医学科学出版社,2013.

　　[7] 王亚峰,田庆丰,李志刚,等. 人文社会医学导论[M]. 郑州:郑州大学出版社,2004.

　　[8] KOOS E L. The health of Regionville:what the people thought and did about it [M]. New York:Columbia University Press,1954.

　　[9] LAHELMA E. Health and social stratification [M]. New York:John Wiley&Sons,2009.

　　[10] SNEAD M C, COCKERHAM W C. Health lifestyles and social class in the deep South [J]. Research in the Sociology of Health Care,2002,20:107-122.

　　[11] WINKLEBY M A, JATULIS D E, FRANK E, et al. Socioeconomic status and health:How education, income, and occupation contribute to risk factors for cardiovascular disease [J]. American Journal of Public Health,1992,82(6):816-820.

第 二 章

医疗领域的角色

第一节 医生角色

医生是指掌握一定医学知识和医疗技能,以对病人进行检查、诊断、治疗为主要工作内容的从业人员。英语中的 doctor 被用于泛指各科医生,physician 被用于泛指医生或单指内科医生,internist 专指内科医生,surgeon 专指外科医生。我国不同时期对医生有着不同称呼。在汉代,中药店里为病人诊脉看病的中医大夫被称为"坐堂医"。宋代以前,人们一般根据医生的擅长科目进行称呼,如食医、疾医、金疮医等。自宋代开始,北方居民习惯尊称医生为"大夫",南方居民习惯尊称医生为"郎中"。直到近代,医生才成为我国的职业通称。我国目前对医生职业有着明确的规定,即医生必须是受过中等医学教育以上或具有同等能力、经国家卫生部门审查合格的负医疗责任的人员。

一、医生职业的起源与发展

(一)医生职业的起源

医生这一职业有着悠久的历史,它产生于人们的社会生活、生产实践,又深深地影响着人们的劳动生活与文化观念。在原始社会,社会生产力水平较为低下,人们的认识能力也不高,因此通常用神灵来解释未知事物,用祭祀占卜来祈求神灵保佑,巫师在人们的生活中扮演着重要角色。在奴隶社会,人们的劳动力水平逐渐有了提升,认知能力也不断增强,人们学会用更加科学的方式去解释事物,医生这一职业也随之产生。由于东西方经济、政治、文化、制度、地域等存在差异,医学和医生职业的产生和发展历程也有所不同。

早在上古时期,神农就通过"尝百草"的药物采集和试验行为为中医学奠定了基础。《周礼》记载了天官、地官、春官、夏官、秋官和冬官六类官员分工,其中的天官就包括负责医药行政的官员"医师",其职责是"掌医之政令,聚毒药以供医事"。随着时间的推移,人类对事物的思考和解释也日趋理性,开始认识到疾病并不是一种天灾,而是一种自然现象。于是,人们不再单纯依靠祭祀占卜进行疾病治疗,而是开始尝试更加科学的方法。《黄帝内经》的问世标志着我国传统医业的初步形成,医巫开始分家,以治病为职业的医生开始出现。名医扁鹊(前407—前310)把"信巫不信医"的人列为不治的对象,对神论进行了有力的抨击,这也是巫医分离的重要标志。东汉末年的名医华佗(约145—208)一心钻研医术,以外科见长,行医足迹遍及安徽、山东、河南、江苏等地,其医术、医德为后人所称颂。东汉末年的名医张仲景(约150—约219)著有《伤寒杂病论》一书,书中强调了医术和医德相结合的重要性,对后世影响深远。总体来说,在奴隶社会和早期封建社会,中国从事医生职业的人极少,医生大多单独行动,散居在民间,彼此间缺乏联系,尚未形成独立的职业群体。

在西方,最早的医疗活动产生于古埃及。考古学家发现的医学莎草纸中记载了48个外科病例,这表明古埃及人对人体的解剖、生理、病理已经有了一定的认识。古希腊时期,希波克拉底(约前460—前370)通过解剖积极探索人的肌体特征和疾病的成因,提出了著名的"体液学说"①,并认为一个医生进入某个城市时首先要注意水源、土壤、气候、风向、饮食习惯、生活方式等与人的健康和疾病有密切关系的因素。其所著的《希波克拉底誓言》影响深远,至今仍为人们所借鉴。希波克拉底被后世称为"西方医学之父"。古罗马时期最有影响力的医学大师是盖伦(Galen,约129—199),他通过《论解剖过程》和《论身体各部器官功能》两部著作阐述了自己在生物解剖上的许多发现。盖伦对人体构造的系统描述以及结合解剖构造对血液运动的论述在生物学史上产生了很大的影响,也同时促进了解剖学、病理学、生理学等方面的发展,因此他被人们称为"医圣"。在文艺复兴时期,人们的思想得到了空前的解放,社会生产力和科学技术的进步促进了实验医学的产生,医生职业队伍也逐步走上科学化、实验化的道路。但是,这一时期的医生仍然是以个体活动的方式给病人诊治疾病,独立的职业群体尚未形成。

(二) 医生职业的发展

在中国,继扁鹊、华佗、张仲景等名医之后,还先后涌现出了一些名医,他们为医学的发展做出了巨大贡献。东晋时期的葛洪(283—363)在其著作《肘后备急方》中最早记载了天花、恙虫病等传染病的症状及诊治,其中的"天行发斑疮"是全世界最早有关天花的论述。唐代的孙思邈(581—682)精通内科,重视疾病的预防,将其50余年的临床经验编著成《备急千金要方》,并在《大医精诚》《大医习业》篇中对医生的专业技术和职业道德提出了较为系统的要求。宋代的钱乙(约1032—1113)是当时著名的儿科医家,他基于多年行医临床经验创作的《小儿药证直诀》是中国现存的第一部儿科专著。宋元时期战乱频繁、疾病流行,涌现出了许多名医,其中的刘完素、李杲、张从正、朱震亨被称为"金元四大家"。明代著名医药学家李时珍(约1518—1593)通过走访各地收集了药物标本和处方,并参考历代医药书籍完成了巨著《本草纲目》,被后世誉为"药圣"。清代温病学派的创始人叶天士(1667—1745)酷爱医学,谦逊诚恳,其著作《温热论》至今仍被临床医学家所推崇。医生职业逐渐在我国

---

① 体液学说认为,复杂的人体是由血液、黏液、黄胆汁、黑胆汁这四种体液组成的,四种体液不平衡会使人患病。

成为防病、治病的重要社会职业。然而,国民党政府统治时期采取了"消灭中医"的民族虚无主义做法,这引起了国民的强烈抵制。中医虽未被消灭,但也无法得到发展,此后很长时间处于停滞状态。新中国成立后,党和政府对中医医学采取了"保护"和"扶持"的政策,使中医、西医、中西医结合三支医学力量开始齐头并进,庞大的医生职业队伍逐渐形成。十一届三中全会以后,随着改革开放的不断深入,医生职业队伍也不断壮大,中国的医疗卫生事业得以快速发展。

文艺复兴作为一场意义深刻的思想文化运动,促进了西方医生职业的发展,西方医学也从经验医学阶段进入了实验医学的新时代。17世纪,医院广泛出现,医疗职业活动成为一种群众性的集体活动,医生和病人之间的个人关系也逐渐扩大为一种社会关系。18世纪,物理、化学、生物学等学科逐渐有了系统的理论框架,自然科学对医学产生了重大影响,医学有了更多的分支科学,医生也开始术业有专攻。19世纪,进化论、细胞学说、能量守恒和转化定律三大发现为人们认识世界提供了更加有力的依据,自然科学发展的黄金时期也让医生们有了累累硕果。德国医学家鲁道夫·魏尔啸(Rudolf Ludwig Karl Virchow,1821—1902)创立了细胞病理学,成为第一个发现白血病的人,被人们尊称为"细胞病理学之父"。法国著名微生物学家路易斯·巴斯德(Louis Pasteur,1822—1895)发明了巴氏消毒法,研制出了狂犬病疫苗,被称为"微生物学鼻祖"。美国医学家威廉·汤姆斯·格林·莫顿(William T. G. Morton,1819—1868)将麻醉术运用于外科,被称为"西方的华佗"。英国医学家约瑟夫·李斯特(Joseph Lister,1827—1912)将消毒法运用于临床治疗,使欧洲医学真正走上了以现代科学为基础的道路。20世纪,医学进一步向微观领域发展,人类对疾病原因的认识上升到了分子水平。医学理论与实践的进步促进了医生职业的发展,医生们借助现代科学技术的力量,在预防和治疗疾病方面都取得了越来越多的显著成果,医生也日渐成为一个受人尊重的职业。

二、医生的职业特征

医生的主要职责是治病救人。要获得医生的资质,就必须接受专业医学知识的培训,开展相关的医学实践,这通常是一个很漫长的过程。医生的职业特征概括起来有以下几个方面。

(1)社会责任重大。任何人都难免生老病死,也不可避免地要接受医生的诊断或治疗。医生所掌握和运用的专业技术关系到人的生命安危,也关系着全社会的健康与寿命,这一职业在促进人的健康和社会的发展中发挥着重要作用,也承担着重大的责任。

(2)技术具备很强的复杂性。医疗活动的对象是人,而人几乎是自然界最复杂的生物系统,医疗活动对象的复杂性决定了医疗技术的复杂性。许多疑难杂症的治疗,如心脏移植、颅内手术、先天畸形患者的治疗等,都依赖于医生所掌握的复杂医疗技术。

(3)修业具有长期性。因为医生是一个与生命健康息息相关的复杂职业,所以医生必须学习充足的专业知识,得到充分的技术训练,进行足量的临床实践。在很多国家,医学专业学生的学习时间都要长于其他专业。在我国,医学相关专业的本科生、硕士生、博士生学制分别是 5 年、3 年、3～6 年,而培养一个已经取得学位的成熟技术骨干则至少需要另外 10 年时间。

（4）工作强度高。人类的健康需求不断增加,医生的工作强度也在不断增加。在全世界范围内,无论是内科医生还是外科医生,脑力劳动与体力劳动的强度都远远大于其他行业。例如,外科医生完成一台手术的时间少则几个小时,多则数十个小时,另外还需要术前准备、术后观察及跟踪治疗等。

（5）情感必须中立。治疗中的复杂情感因素往往会诱导医生做出非理性的判断,进而影响治疗的公平性和正常的医患关系。医生应对病人一视同仁,在工作中保持中立的态度。例如,医生不能对异性病人或精神病人等滥用感情,医生往往回避为有亲属关系的患者手术等。

（6）承受巨大风险。医生工作在和疾病战斗的第一线,自身感染各类疾病的风险极高。同时,由于医学的复杂性和技术的局限性,医生的诊疗工作还存在着治疗失败或医疗事故风险。不仅如此,来自病人家属的巨大压力或负面情绪还有可能对医生造成严重的身心伤害。因此,医疗行业常常被认为是高风险行业。

三、医生的权利与义务

医生作为一种复杂的社会职业和社会角色,有其特殊的权利和义务。在与病人接触的过程中,医生要行使好权利,履行好义务,为病人的利益着想,尽力去增进病人的健康。

（一）医生的权利

获取信息的权利。医生在诊治过程中有权询问与疾病相关的患者基本信息、病史、过敏史等,有时甚至需要获取病人的流产史、性生活经历等信息。只有充分了解病人的这些信息,医生才能更好地制定出适合病人的治疗方案。

独立诊治的权利。经过严格考核与正规培训并被国家机关认定合格后的医生具有自己独立的诊断权和处方权,这一权利受到法律的保护且不受政治或社会因素的影响和干扰。医生有权利判断一个人是否患有疾病,有权利拒绝病人及家属的不合理要求,采取何种治疗方案、使用何种治疗药物、是否需要住院或隔离、是否需要手术等都是医生权利范围之内的事。但是,医生在行使该权利时,要遵循对病人有利无伤的原则。

特殊干涉的权利。在特定情况下,医生可以通过限制病人的自主权利,达到对病人应尽责任的目的。在病人的行为会对自己、他人或社会造成伤害时,医生可以使用这一权利。如对有自杀想法或药物成瘾的病人,医生有权利采取合理的、有效的、暂时的控制措施,避免病人对自己造成进一步伤害。又如,对于一些传染病病人或者精神病人,为了保护其他人的安全,维护社会的稳定,医生有权利对这类病人进行隔离治疗。

宣告病人死亡的权利。医生具有按照当前医学死亡标准宣告病人死亡的权利,这一过程中不应加入其他的价值判断。对于目前存在争议的情况,如重危病人的安乐死,医生则不能擅自做决定。

（二）医生的义务

诊断治疗的义务。医生要运用自己所掌握的医学知识与技能，尽最大努力为病人治疗，维持病人的生命健康。任何非医学的理由，都不能中断、限制医生对病人的治疗义务。

解除痛苦的义务。病人身患疾病，不仅要承受疾病带来的生理痛苦，还要承受与之相伴而生的心理上的压力与负担。医生不仅要用药物治疗病人生理上的疾病，还需要多多关心、体贴病人，帮助他们疏导心理上的压力。

解释说明的义务。医生有义务以通俗、简短、准确的语言向病人说明病情，并说明诊断、治疗、预后等有关医疗情况。当诊断方案可能会给病人带来不利影响时，医生更需要以恰当的方式向病人进行解释与说明，这有助于病人了解治疗过程，增进病人和医生之间的信任与合作，避免病人不必要的精神负担。

医疗保密的义务。医疗保密一方面指为病人保密，另一方面也指对病人保密。为病人保密是指医生应尊重病人的隐私权，不随意将病人的信息透露给无关人士（遇到传染病等特殊情况时需做适当调整）。对病人保密是指医生暂时仅告知家属，对病人保密其病情，避免给重危病人等带来心理上的负担。

医生除了以上这些义务外，还承担着对社会的义务。例如，医生应积极宣传普及医学相关的科学知识，提高社会成员的自我保健与疾病预防能力。又如，当突发性事件造成伤害或威胁社会成员生命时，医生应积极展开现场急救工作。再如，医生要不断地进行医学研究，在持续实践中总结经验和改进技术，更好地促进医学事业的发展。

第二节 护士角色

护士是指受过护理专业教育或由护理员升任，掌握护理、病房管理的知识和技术，并具有一般卫生预防工作能力的医务人员。护士在整个医疗工作中扮演着重要的角色，护士的护理水平也随着社会的进步和医学科学的发展而逐步提高。

一、护士职业的起源与发展

（一）护士职业的起源

自从有了人类，有了疾病，有了医疗实践活动，也就有了护理活动的萌芽，这是人类谋求生存的本能。在远古时期与自然的搏斗中，人类难免要遭遇猛兽的伤害及恶劣环境的摧残，此时自我保护成为第一需要。在母系氏族公社时期，男性负责狩猎，女性负责采集食物，照顾护理老、幼、病、残者的工作主要是由妇女来承担。在古代，医护往往是不分家的，护理也常常被看成是医生应尽的职责。古希腊"医学之父"希波克拉底常常教导医生要"在病人入睡前、睡眠时等情况下去观察病人的需求"。我国古代医典《黄帝内经》中记载着"告之以其败,语之以其善,导之以其所便,开之以其所苦",告诫医生要善于引导病人重视调养,与医生配合以便取得疗效。东汉名医华佗在外科治疗之余也会兼顾护理。明代著名药学家李时珍能医善护,为病人煎药、喂药的事迹被传为佳话。古代护理主要以人道主义精神照顾病人,所用科学技术是有限的,15世纪以前的护理只是以一种劳务的方式存在,处于家庭护理、经验护理阶段。

(二)护士职业的发展

出生于英国的南丁格尔(Florence Nightingale,1820—1910)被称为现代护理工作的创始人,她让人们知道护理工作是一种技术,并把它提高到专门职业的地位。在克里米亚战争中,南丁格尔率领38名护士奔赴前线并推广护士巡视制度,在她的带领及努力下,战地医院的伤员死亡率大幅降低,护理工作因此受到了社会重视,她也被尊称为"提灯女神"。1860年6月24日,南丁格尔在伦敦圣托马斯医院创建了南丁格尔护士训练学校,这是全球第一所护士学校,也推动了欧洲乃至全世界的护理教育发展。人们为了纪念南丁格尔,将她的生日5月12日定为国际护士节。

在中国,护士职业的发展始于19世纪末,并受到了西方的很大影响。1884年,美国护士密克奇尼(Mckechnie)来华,首先在上海妇孺医院开展护理工作。1888年,美国人约翰逊(Johnson)在福州一所医院开办了我国第一所护士学校。1900年以后,欧美各国的医生、护士纷至沓来,在许多大城市培训中国护士,从此护士开始成为一门职业。当时的医院领导、授课教师大多数是由外国人担任,护理教材、护理技术、护士的培训方法也大多借鉴了西方的经验,那时我国的护理专业是欧美式的。1909年,中华护士会诞生。1912年,中华护士会成立了护士教育委员会,并开始全国护士注册工作。1914年6月,中华护士会在上海召开了第一次全国护士代表大会,看护教育专家钟茂芳被选举为学会副理事长并提议将英文nurse创译为"护士",该词被沿用至今。1922年以后,中国开始参加国际护士交流活动。1932年,在南京创立了中国第一所国立中央高级护士职业学校。1934年,教育部成立护士教育专门委员会。1941年和1942年的护士节,毛主席先后亲笔题词"护士工作有很大的政治重要性""尊重护士,爱护护士"。此后,护士职业和护理教育在党和革命领袖的高度重视下有了较大的发展。

二、护士的职业特征

工作专业性强。随着医学科学的不断进步,护理技术也日趋复杂化、专业化和精细化,护士的职责已经涉及治疗、用药、实验室检查、理疗、康复和管理等各个领域。这一变化对护士工作的专业性提出了更高的要求,越来越多的护士成为专科护士或获得了更高的学历。

工作内容要求全面。护理模式的变化拓宽和延伸了护理工作的职能。在现代护理模式下,护理的对象首先是人,其次才是病。护理人员要以患者为中心,满足病人身心两方面的护理需求。因此,护士不仅要掌握专业的护理知识与技能,还要掌握人文、心理、社会等方面的知识；不仅要具备医疗过程中的快速识别反应能力，也要善于与患者沟通，建立良好的护患关系。

工作强度高。护士因为工作需要长时间站立、行走，对体能的要求较高，年长的护士往往要在身体衰退阶段继续高强度地完成工作。住院部的护理工作要求对患者进行24小时的巡回守护，许多护士需要倒班、值班，不规律的工作节奏会对身体造成一定的伤害。

工作压力大。急诊、骨科、外科等科室的应急情况非常多，急救工作对护士体能要求较高，给护士带来的心理压力也较大。护士们工作在救治工作的最前线，往往要直面生死，应对患者及家属的各种负面情绪，这也会给护士的精神健康带来不小的负面影响。另外，劳动付出与收入不成正比等问题在很多国家依然存在，护士职业的经济压力也不容忽视。

存在一定的风险。护士需要频繁地对患者进行采血、输液等操作，接触患者血液、体液的机会非常多，常常暴露于各种感染风险中。部分科室的护士需要护理传染病或精神病患者，存在一定的被传染或被伤害风险。在医患矛盾频发的社会环境下，护士被言语中伤、遭受身体伤害甚至死亡的事件也偶有发生。

三、护士的权利与义务

（一）护士的权利

自主护理的权利。护士有根据病人情况自主履行护理职责的权利，也有获得和疾病诊疗、疾病护理相关的信息的权利。在特定情况下，护士还有限制病人自由的权利，以维护病人、他人或社会的根本利益。

获取工资报酬、享受福利待遇及表彰的权利。护士有按照国家规定获得工资报酬、享受福利待遇、参加社会保险的权利。任何单位或者个人不得克扣护士工资，不得降低或取消护士的福利待遇。护士有权根据其在护理领域做出的贡献得到相应的表彰。

人格尊严和人身安全不受侵犯的权利。护士依法履行职责，受法律保护，应当得到全社会的尊重。直接接触有毒有害物质或从事有感染传染病等风险工作的护士，其生命安全需要得到保障，应当获得与其护理工作相适应的卫生防护和医疗保健。如果护士因工作原因患病，可以依照有关法律、行政法规的规定获得相应的赔偿。

学习培训和职称晋升的权利。护理工作是关乎病人生命安全的工作，护理技术也随着医学科学的飞速发展而日新月异。护士在工作过程中有权持续接受专业的培训，参加必要的行业协会和学术团体，进行充分的学术交流，使专业知识和技能不断得到提升。同时，护士也有获得与本人业务能力和学术水平相应的专业技术职称、职务的权利。

对医疗机构和部门提出建议的权利。护士在日常的护理工作中、在与病人的接触过程中、在与医生的合作配合中，如果发现需要改进或违法违规的事项，可以向医疗卫生机构或卫生主管部门提出意见和建议。

（二）护士的义务

熟练掌握护理技术的义务。护理学是医学科学中的一门独立学科，有着自己完整的理论体系。因此,护士应通过不断的学习和实践,熟练掌握护理技术,给病人更好的治疗体验。护士在日常的护理工作中应谨慎、细致地观察病人的病情,严格遵守操作规则,保证工作的高度准确性,避免工作中出现误差、造成医疗事故。当遇到危急情况时,护士应立即通知医师,并对病人实施必要的紧急救护,抢救病人生命。

辅助医生治疗的义务。护士作为联系医生、病人的桥梁和纽带,在病人的治疗过程中扮演着重要的角色,应该尽到辅助医生治疗的义务。护士应正确执行医嘱,对病人进行有效、细致的护理;护士应收集并如实记录病情信息,妥善保管病历资料,为医生的进一步治疗或判断提供可靠依据;护士应努力增进医患之间的了解,以减少医患矛盾,提升医生的治疗效果。

保护病人隐私的义务。与医生一样,护士也有保护病人隐私的义务。护士应尊重病人的隐私权,不随意将病人的信息透露给无关人士。当有治疗需要时,护士应协助医生及家属对病人保密其病情,避免给重危病人等带来心理上的负担。在护理过程中,护士应尽量给予病人能够保护隐私的环境,避免病人隐私部位裸露,避免病人受到不必要的外界打扰。

尊重、关心病人的义务。护士应该具有良好的医风医德以及文化道德修养,工作过程中既要注意礼貌用语等的使用,又要善于对病人进行心理安慰。人在生病时往往内心是脆弱的,此时护士尊重的态度和关心的话语有助于获得病人的信任,减轻病人的焦虑与不安,有助于病人的治疗与康复。护士的表达要兼具治疗性和情感性:治疗性表达应包括解释性、鼓励性、暗示性内容;情感性表达应将温和的语言、表情、手势与和蔼的态度相配合,体现对病人的关怀与体贴。

参与公共卫生和社会保健工作的义务。除了照顾、护理以及参与检查、诊断、治疗等医疗活动外,护士还必须参与各种公共卫生和社会保健工作。护士需要参与医疗卫生系统的日常社会服务工作,如卫生宣教、知识普及、义诊等。当发生自然灾害、重大疫情等严重威胁公众生命健康的突发事件时,护士还应当服从卫生主管部门或者所在医疗卫生机构的安排参加医疗救护。

四、护士工作的意义

(一) 护士工作是医疗活动的重要组成部分

首先,护士既是医嘱的执行者,又是医生的合作者。在医生完成对重症患者的抢救或治疗后,患者仍需要一段时间的生命体征观察,护士的护理措施可以帮助患者保持良好的生理状态,尽快康复。护理过程中,护士通过大量的日常体温、脉搏、血压、呼吸检测,将可靠的资料提供给医生,医生才能做出科学判断,及时调整治疗方案。因此,护士工作是整个医疗实践活动过程的重要一环,只有将正确的诊断和治疗与优质的护理相结合,才能取得最佳的医疗效果。

其次,护士的工作范围正在逐渐扩大,护理工作的深度也在不断增加,护士已经成为医疗主体的重要组成部分。在医学相对发达的美国,越来越多的护士已经取得了管理者的地

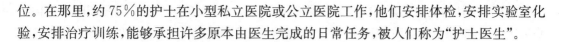

位。在那里,约75%的护士在小型私立医院或公立医院工作,他们安排体检,安排实验室化验,安排治疗训练,能够承担许多原本由医生完成的日常任务,被人们称为"护士医生"。

(二)护士工作是实现医学模式转变的重要条件

医学科学已经完成了由生物医学模式向"生物—心理—社会"医学模式的转变。这一转变要求医学科学从系统思想的高度来看待疾病的产生和治疗,重视对社会因素、精神心理因素等致病因子的探讨。因此,在医疗实践的过程中,必须充分重视社会、精神等因素的作用,把精神治疗放在与药物治疗同等重要的地位。

护士是精神治疗的重要力量,她们与病人接触机会较多、交谈时间较长,对病人的情况有较多的了解。护士在进行躯体护理的同时,能够方便掌握病人的经济条件、劳动条件、居住条件、风俗习惯、文化水平、生活方式等社会因素,能够准确地捕捉病人的欢喜、愤怒、忧伤、悲伤、恐惧、惊慌等情绪,可以自觉地、积极地、主动地展开有效的心理护理和精神治疗,通过缓解病人的心理压力、抑制情绪波动来提高治疗效果。因此,护士工作是提升医疗服务质量的重要手段,也是实现医学模式转变的重要条件。

第三节　医护角色社会化

医生、护士是医疗实践的主体,承担着治病救人的重要职责,他们在预防、卫生、医疗、保健等方面扮演着重要的角色,他们的医护工作具有鲜明的特殊性和重要性。要成为一名合格的、具有精湛专业技能和优良职业品德的医护人员,就必须经过系统严格的医护角色社会化过程。

一、医护角色社会化概述

角色社会化是指个人学习知识、技能和社会规范,在发展自己的同时与社会达成一定程度的一致性,从而取得社会成员的资格、扮演合格的社会角色的过程。医护角色社会化是指个人接受医学职业教育和培训,学习医学知识和技能,成为一名合格的医护人员的过程。和其他社会角色的社会化过程一样,医护角色社会化必须遵循角色社会化的一般规律。但同时,医护角色的社会化过程也有以下几个方面的特殊性。

(1)医学教育是医护角色社会化的主要途径。人类为了对抗疾病而探索出了医学科学,又为了把医学中的技术和经验传递给后人而创立了医学教育。医学教育的历史非常久远。最初,师傅带徒弟是医学教育的主要形式。随着社会的发展,医学知识的总量不断增多,医学的分科越来越细,人们对医务人员数量的需求也不断增加,学校形式的医学教育便应运而生。许多国家在近代建立了高等医学院校,并通过这些院校系统、规范、科学地培养医护人员。这种严格、正规的医学教育形式目前已经成为现代医护角色社会化的主要途径。

（2）继续社会化是完善医护角色的必要环节。经过学校的医学专业学习和医疗机构的临床实习，医护角色的素质结构初步形成，但这是远远不够的。医学科学和医学技术飞速发展，人类的疾病谱和健康需求不断变化，要想形成符合社会期望的医护角色，就要进入医护角色的继续社会化过程，不断地进行角色实践。另外，受终身教育思想的影响，国际上也普遍认为医学教育是一个终身学习的过程。

（3）医护角色社会化要求精湛医术与优良医德的高度统一。医疗活动的效果不仅和医护人员的技术水平、医院的设备情况直接相关，也与医护人员的职业道德水平有关。医护人员的优良职业道德水平有利于帮助患者制定正确的诊疗方案，进而能够减少医患矛盾，树立医护人员的良好形象。因此，在医护角色社会化的过程中，要将精湛的医术与优良的医德高度统一起来，不仅要让医护人员在技术上精益求精，还要让他们遵循职业道德、维护职业价值，避免出现由于金钱诱惑和利益驱动而忽略职业操守的情况。

（4）医护角色社会化要不断适应医学模式的转变。医学模式的形成很大程度上受到医学发展水平的影响。在医学科学尚不发达的历史阶段，生物医学模式单纯从生物属性上考察人的疾病和健康，医生们可以将生物因素从自然环境、社会环境和心理环境中割裂开来，单独考虑人的生命活动。随着现代医学科学的不断发展，"生物—心理—社会"医学模式被提出，医生们需要从生物、心理、社会等多方面来认识人的健康和疾病。随着医学模式的转变，传统的医护角色社会化方法和内容也进行了相应的改革，许多国家的医学院校将社会学、心理学等课程作为医学学生的必修课程，我国的大部分医学院校也开展了与医学相关的人文科学教育。

此外，中国国情也对医护角色社会化提出了新的要求。在医药卫生事业发展相对薄弱的农村、小型城镇地区，医护人员尚不充足，给予医护人员的劳动回报也非常有限。因此，在医护角色社会化的过程中，需要适应这一基本国情，加强对医护人员的思想教育，鼓励医护人员发扬奉献精神，在服务人民和个人向上流动之间做出均衡取舍。

二、医护角色社会化的主要途径——医学教育

医学教育是指根据社会的需要，有目的、有计划、有组织地培养医药卫生人才的教育活动，是建立在普通教育基础之上的专业教育系统。医学教育水平受到社会经济、政治以及卫生、教育事业发展水平的影响和制约，医学技术人才的教育课程也需要根据社会需求和社会期望而进行实时调整。

根据结构层次的不同，可以将医学教育进行相应的分类。从横向层次上，可以将医学教育分为初级卫生技术人员培训、中等医学教育以及高等医学教育；从纵向层次上，可以将医学教育分为医学院校教育、毕业后教育和在职进修医学教育。初级卫生技术人员培训主要是由各级医院、卫生院、医学院校、科研机构等通过边工作边学习或短期集中培训（举办各种训练班）的方式就地进行，培训目标根据各类人员今后执行的任务确定，课程内容也按照其必须具备的能力进行设置。中等医学教育主要由中等卫生学校或同等机构承担，目标在于培养中级医疗卫生人员，如医士、中医士、卫生医士、妇幼医士、口腔医士、放射医士、助

产士、护士、药剂师、检验士等,学制为三至四年。高等医学教育由高等医药院校或医学科学研究机关承担,目标在于培养高级医药卫生人才,办学体制根据各国教育结构不同有所差异。多数国家的高等医学教育办学体制主要包括隶属于大学的医学教育、独立的高等医药院校、附属于医院的医学院、高等医药专科学校等。毕业后教育是指医学生从医学院校毕业后,在所学得的基本医学专业知识和技能基础上继续接受专业培训,使所学知识和技能朝某一专业方向深化,如我国的住院医师规范化培训。进修医学教育主要是为已经完成基础医学教育,并且正在从事实际工作的医疗卫生从业人员提供继续教育,使他们能够不断更新知识和技术,跟上医学科学的发展。

我国的医学教育发展基础比较薄弱,在历经艰辛和困难后,建立了相当规模的医学教育体系,并且根据国情形成了自己的特色。第一,无论在指导思想上,还是在具体措施上,我国的医学教育都比较注重向基础薄弱的农村地区倾斜,力求通过卫生技术人才的培养弥补农村医疗卫生发展的不足。第二,预防为主是我国卫生工作的总方针,我国非常注重卫生防疫人员的培养工作,也在不断加强在职医药卫生人员和在校学生的预防医学教育。第三,中医教育受到了高度重视,中医院校正在迅速发展,中医的师资队伍也在不断壮大。第四,我国重视少数民族地区的医疗卫生水平提升,也重视对少数民族医药卫生人员的培养,内蒙古、广西、新疆、西藏、宁夏五个自治区每年都能在卫生部的指导下获得一定数量的高等医药院校就学名额。

三、医护角色的继续社会化和再社会化

(一)医护角色的继续社会化

医护角色的继续社会化是指在完成了正规的医学院校教育后,医护人员不断学习新知识、新技能,使角色扮演日趋完善的过程。医护角色的继续社会化主要包括以下几个方面内容。

(1)适应新环境,履行好权利和义务。从学校过渡到工作单位的医护人员,会面临全新的角色环境和关系网络,他们需要通过学习和调试,参与新的角色互动,习得新的角色行为模式,从而更好地履行角色所对应的权利和义务。例如,他们需要学习医疗卫生部门的规章制度,使自己的行为和医风医德与医疗卫生系统的运行保持一致;他们需要学着与病人、家属及其他医务人员接触、沟通,建立起友好的联系,形成良好的医患和医际关系;他们需要试着体验社会的角色期望,认识医护角色的地位和作用,努力使自己的角色符合社会要求。

(2)将所学的医学理论与实践相结合。医护人员只有将已经学到的理论知识与医疗实践相结合,在临床上创造性地发挥这些知识和技能,才能使个人的专业水平在继续社会化的过程中不断提高,成功提升自己的角色能力。医学理论与实践的结合既要求理论指导实践,也要求在实践中通过发现并解决新问题来完善已有理论,还要求在实践中检验已有理论并纠正理论知识偏差。

（3）紧跟时代步伐，不断更新知识体系。社会不断发展，医学也在不断进步，新的医学理念不断生成，新的医疗技术和仪器设备也不断被投入使用。即便已经获得了正式的医护角色，医护人员依然需要了解学科前沿的新动态，持续学习新的知识和技能，跟上医学科学发展的步伐，使自己的实践角色与社会期望角色保持动态上的一致。

（二）医护角色的再社会化

再社会化是指社会化对象全面放弃原有的世界观、价值观、行为准则和生活方式，重新确立新的、符合社会规定和要求的价值标准和行为规范的过程，可分为主动再社会化和强制再社会化。医护角色的再社会化是指对失调的医护角色进行调整，进而使医护人员能再次顺利地进行角色扮演的过程。医护角色的再社会化主要包括以下几个方面内容。

（1）对医护规范失调的调整。医护规范失调一般是指医护角色扮演时出现的医疗违规行为，如出具虚假病例或诊断报告、利用职业便利对病人进行人身报复、收受药品和医疗器械回扣等。发生医疗规范失调的原因有可能是学校医疗规范教育的失调，也可能是医护角色继续社会化阶段中规范理论与医疗实践的冲突。对医疗规范失调者的再社会化可以通过医疗规范再教育或矫正违规行为两种措施进行。

（2）对医学知识技能教育失调的调整。造成医学知识技能教育的失调可能有两种原因：一是学校医学教育存在缺陷，基本社会化未完成；二是医学教育与医疗实践不适应，如专业不对口等。医学知识技能教育失调会影响医护人员的职业发展，失调严重时还会使医护人员丧失职业岗位。这种失调通常可以通过重新学习相关知识和技能来弥补，如重新回到学校或单位进修等。

（3）对因社会和医学新发展带来的角色失调的调整。科学技术的飞速发展不仅给人们的生活带来了变化，也影响着医疗卫生事业的发展。虽然人们已经积累了一些现代化的医学知识和技能，但也无法完全克服这种巨变带来的医护角色的失调。因此，医护人员必须主动进行再社会化以补充新知识，满足社会的期望和要求，适应卫生事业的发展。

第四节　病人角色

一、病人角色概述

（一）帕森斯的病人角色阐述

最早将病人作为社会角色进行分析的社会学家是 T. 帕森斯（T. Parsons, 1902—1979）。他在著作《社会制度》中，对病人角色做了如下阐述[①]。

---

① 　DENTON J A. Medical sociology [M]. Boston: Houghton Mifflin Co., 1978.

病人可以从常态时的社会角色中解脱出来。一个人如果患病,可以免于承担正常状态时社会角色所对应的责任和义务。当然,这与其所患疾病的严重程度相关。所患疾病越严重,这种豁免就越彻底。

病人无须为陷入疾病状态而负责。生病是一种正常现象,是很难由病人自己决定或掌控的,病人不需要为这种患病状态而负责。病人所需要做的,就是尽快让自己康复,从而回归到正常的社会角色中。

病人应努力使自己康复。病人应该认识到生病是不符合社会对个人的期望的。社会希望它的成员健康,能够承担与其社会角色相应的责任和义务。因此,病人有义务尽快恢复健康,从病人角色回归到原来的社会角色中。

病人应寻求技术上可行的帮助。病人应寻求医生的诊治,应与医生合作,配合医生的治疗。病人也应让自己得到充分的休息,以实现早日康复。

帕森斯的病人角色阐述建立在一个假设基础之上,即患病可能不是病人在有意识或知情的情况下所进行的选择,而是由于暴露在感染或损伤环境下造成的。帕森斯的病人角色阐述对社会学理论产生了重要的影响。他第一次用社会学的眼光来审视病人,既强调了病人从常态社会角色解脱出来的权利,又强调了病人寻求技术帮助和早日康复的义务。

这些"理想型"理论阐述存在一定的局限性。例如,慢性病或轻症病人不一定能够或需要从常态社会角色中解脱出来。又如,在受到技术水平限制的医疗资源匮乏地区,或是受到经济条件限制的低收入群体中,往往存在着想治病、想康复却难以实现医治的情况。帕森斯的理论不能涵盖影响医患关系的所有情境,不能解释患病行为的变异,也不能解释低收入群体病人的行为。

(二)登顿的病人角色分析

有关社会对病人角色的期望,美国社会学家 J. A. 登顿(J. A. Denton)从八个不同的角度归纳了以下影响因素。

第一,社会对病人角色的期望因人而异、因病而异。对于同一种疾病,不同人所承受的社会期待不一样。例如,成年人感冒可能不会引起太多重视,但婴幼儿感冒可能会引起亲属极大的关注。另外,疾病的严重程度不同、发展阶段不同、治愈的可能性不同,社会对病人的期望也会不同。

第二,社会对病人角色的期望因治疗疾病的可能性而异。一个人如果患上重感冒,社会的一般希望可能是要求他去医院接受治疗。但在大型瘟疫或流感蔓延期间,医院人满为患,社会一般会希望病人居家休息,减少交叉感染。

第三,社会对病人角色的期望因对社会人口状态的看法不同而异。例如,在有些社会阶段,人们普遍认为老年人是多病的、衰退的,无论他们是否真的患病,都把他们当作负担或被照护者来看待。

第四,社会对病人角色的期望因期望者与被期望者之间关系的不同而异。对于同一个病人:其父母、配偶常常会希望他尽快脱离其他社会角色,进入病人角色;其雇主则常常希望他兼顾工作,带病上岗;负责医治的医护人员则会要求他遵守医嘱,配合治疗。

第五,社会对病人角色的期望因对疾病种类观念的不同而异。关于疾病种类的观念、看法不同,社会对待疾病的方式也会不同。例如,有些人认为亚健康、酗酒是疾病而选择接受治疗,而有些人则认为这些不是疾病而不以为意。

第六,社会对病人角色的期望因患病个体的社会价值不同而异。例如,社会对负伤军人、见义勇为的英雄、贡献巨大的科学家等病人所抱有的康复期望,与对老人、穷人、自杀未遂者等病人所抱有的康复期望是很难保持一致的。

第七,社会对病人角色的期望因病程长短以及与相关人员利弊关系的不同而异。例如,卧床 3 天的病人和卧床 10 年的病人,其照护者的期望也会不同。

第八,社会对病人角色的期望因地理空间状况而异。例如,住在外地的病人亲属与陪病人住在医院的病人亲属,他们对病人角色的期望是不一样的。

(三) 社会学视野下的病人角色定义

随着医学模式的转变和医学社会学的发展,人们越来越关注病人角色在社会层面上的含义。学者们对于病人角色的界定有着不同的观点。一些观点认为,病人是指求医的人或正在被医治的人。另一些观点认为,病人是指有求医行为或正处在医疗护理中的人。早期观点认为病人角色要以医生的承认为前提,因此暗含了以下两种情况:病人不一定是患病的人,只要医生认为他需要医疗服务,他就可以被称为医学上的"病人";即使患病,但未能接受医疗服务,也不能算作病人。这些观点仅仅强调了求医行为和治疗行为,但脱离了患病这一客观事实,既不能将"诈病者"区分出来,也不能涵盖那些虽然患病但由于种种原因没有发生求医行为的人。

近期的许多观点认为,对病人角色进行定义和分类时,不仅要从医学、生物学角度进行考察,也要从社会学角度进行考察;既要对各类病人的求医状况进行横向分析,也要对病人角色的自我认知、医学认知、社会认知过程进行纵向考量。病人角色的定义应包括以下几点:生理或心理异常,出现医学意义上的阳性体征;病人得到社会和其他社会成员的承认,进而享有特定的权利,履行相应的义务;病人应有相应的行为模式。从病人的求医状况来看,可以把病人的求医行为分为预防求医行为、门诊求医行为、住院求医行为以及康复求医行为四类。相对应地,可以把病人分为预防病人、门诊病人、住院病人以及康复病人四类。从病人角色的自我认知、医学认知、社会认知这一发展过程来看,病人一般会经历非病人、潜在病人、知晓病人、行为病人这几个过程。相对应地,也可以把病人分为潜在病人、知晓病人、行为病人和假病人(诈病者)。

(四) 病人角色的确认

综上所述,患有疾病是确认病人角色的前提和基础,是否求医或能否得到救治则受到客观条件和主观因素的制约,仅仅以求医行为作为确认病人角色的标准是不充足、不准确的。在这里,介绍两个影响病人角色的确认的主观因素:自我确认和社会确认。

病人角色的自我确认是指病人意识到或感受到自己身患疾病的心理过程,是病人对自身患病状态的发现和认定。常见的情况有以下三种:第一,病人意识到或感受到自己患有疾病,认同病人角色,愿意进入病人角色,部分或全部放弃原有社会角色的相应权利和义务;第二,病人虽然意识到或感受到自己患有疾病,但不愿意放弃原有社会角色的相应权利和义务,不愿意进入病人角色;第三,"病人"虽然未感受到身体不适,但因担心自己患病,想要主动放弃原有社会角色的相应权利和义务,进入病人角色,享受角色带来的好处。因此,单纯依靠病人角色的自我确认来判定病人是否患病是不准确的,有时会出现"诈病"的情况。

病人角色的社会确认是指医疗机构或相关社会人员运用科学的理论、方法和技术诊断,发现或确认病人患有疾病,认为其需要得到相应的医疗服务或社会照顾。在对病人角色进行社会确认时,医疗机构起着关键性的作用。医疗机构能够通过专业的医学技术诊断和判定患病,进而让需要得到治疗的人尽快得到救治;医疗机构也能够通过专业的医学技术诊断和判定痊愈,进而让已经进入病人角色的人解脱出来,重新扮演原有的社会角色。

综上,我们可以得出以下结论:当病人角色的自我确认与社会确认一致时,病人可以得到相应的医疗服务和社会照顾,可以免于承担原有社会角色所具有的部分或全部责任和义务。当病人角色的自我确认与社会确认不一致时,可能出现两种情况:一种是社会确认而病人不确认,此时病人可能因被动求医或强制性求医而从原有社会角色中脱离出来;另一种是病人确认而社会不确认,此时就可能被当作"诈病者"而得不到医疗服务和社会照顾。

二、病人的权利与义务

(一) 病人的权利

19 世纪以来,一些国家、国际组织和学术机构开始致力于争取和维护病人权利的工作,有些国家还通过法规等形式对病人的权利做出了规定。尽管病人权利中的一些内容受到法律的保护,但病人权利的良好实现依然受到医学发展水平、医疗资源配置情况、医务人员道德水平等客观因素的制约。

医疗享有权。任何病人都有平等享有必要合理的医疗照顾的权利,医疗服务的内容应视病情的类别、严重程度而定。医护人员不应拒绝病人的求医行为,不能因为病人的身份、地位、经济状况、种族、宗教、肤色、血缘等的差异而区别对待。需要说明的是,"有权享有"并不等于"无条件享受",无病纠缠、拒绝支付医疗费用等行为须被禁止。

知情同意权。在不影响诊疗的前提下,病人有权知晓与所患疾病相关的各项信息,如疾病的类型、严重程度、可选治疗方案以及可能的后果等。在实施手术、特殊检查、特殊治疗时,医务人员应如实向病人介绍疾病相关信息,在病人了解情况并同意后才可以开展工作。在进行医学实验时,病人有权充分了解该实验可能带来的后果,经病人同意后实验方可展开。

自由选择权。病人有自由选择医疗机构以及医疗服务人员的权利;病人有权选择接受或拒绝任何药物、检查、治疗;病人有权在了解病情后选择治疗方案;病人有权选择是否出院以及转院治疗;病人有权选择是否参加医学实验。值得注意的是,病人行使自由选择权的前提是意识清醒且具备完全行为能力。此外,病人的自由选择权还必须符合法律法规以及医院的规章制度。

隐私保护权。病人有权要求医疗机构及医务人员对自己的隐私进行保护。在诊疗活动中,如病人不愿将病情告诉他人,医务人员应尊重病人,帮病人保密。在进行科研活动时,医务人员应注意隐藏患者的敏感信息,以防泄露。值得注意的是,隐私保护权的行使应以不对他人和社会造成伤害为前提。

此外,病人还有对医疗机构及医务人员的工作不足进行批评建议的权利。因医疗机构或医务人员的过失而对病人造成生理或心理伤害时,病人也有要求相关医疗机构或医务人员赔偿的权利。

(二)病人的义务

如实向医务人员陈述病情的义务。客观的病情陈述有助于医生对疾病的早发现、早治疗,选择最佳的治疗方案,提高病人的治愈率。因此,病人应如实向医务人员陈述自己的病情,不能虚报、瞒报病情。病人还应尽快进入病人角色,遵守医嘱,配合医疗机构及医务人员的疾病诊断与治疗,使自己尽早康复。

遵守法律法规以及医院规章制度的义务。正常的医疗秩序有助于医院医疗质量与效率的提升,也有助于病人的尽快康复。因此,病人应遵守法律法规及医院的规章制度,在不影响医务人员工作的前提下接受诊治,并在疾病痊愈后及时出院。同时,病人也应按照相应的规定支付医疗费用及其他费用。

尊重医务人员及其劳动的义务。医务人员的工作是高风险、高压力、高强度的工作,医务人员的工作质量关系着病人的生命安全。因此,病人应该尊重医务人员的职业、人格及其劳动,按照医务人员的指导进行疾病治疗与康复。

保护他人及周围环境的义务。在必要的情况下,作为病人,尤其是传染病病人,应主动进行自我隔离,避免将疾病传染给他人。另外,病人在接受诊治的过程中,应遵守治疗秩序,避免对他人治疗造成负面影响。

特殊情况下接受强制性治疗的义务。无论是从道德层面考虑,还是从法律层面考虑,给社会造成严重危害的吸毒人员(如注射毒品成瘾的人员)、精神病人(如犯罪的精神病人和重型精神疾病病人)、传染病病人(如甲类传染病病人、病原携带者和乙类传染病中传染性非典型肺炎、炭疽中的肺炭疽以及感染高致病性禽流感病人)等都有接受强制性治疗的义务。

三、病人的角色扮演与角色关系调适

(一)病人的角色扮演

病人的角色扮演是指病人正确认识其角色并且接受其角色的过程。该过程要经历以下四个阶段。

（1）否认阶段。病人常常感到身体不适或发现异常，但不愿接受自己患病的事实，以否定的态度去面对。甚至在被医生告知患病时，病人仍会有"不可能""不会的"等想法，不愿意接受该结果。

（2）不安阶段。病人虽然逐渐接受了患病的事实，但同时产生了紧张、焦虑等情绪。病人开始担心疾病的严重程度、有无根治的方法，害怕疾病会危害自己的生命健康。

（3）认同阶段。在这一阶段，病人完全接受了患病的事实，能够适应并且较好地扮演病人的角色。他们积极配合医生的治疗，接受来自各方面的照顾，并为疾病的康复做出努力。

（4）康复阶段。在医护人员的积极治疗和病人的积极配合下，一段时间后病人逐渐康复，从病人角色中解脱，恢复原来的社会角色。

影响病人角色扮演的因素有很多，其中的个人因素包括病人性别、年龄、个性特征、受教育程度、职业、医学知识素养、疾病严重程度、疾病的性质等，其中的社会因素包括医务人员技术水平、医院环境、人际关系、社会对疾病的包容程度等。

了解病人的角色扮演过程，有助于病人缩短角色认同的过程，以更好地配合医务人员的治疗，使治疗工作顺利开展。了解病人的角色扮演过程，也有助于病人自我心态的调整，减少恐慌和焦虑，有利于疾病的早日康复。

（二）病人的角色关系调适

由于个人和环境存在差异，一些病人在进入患病状态时，可能会出现难以顺利扮演其角色的情况，即角色失调。角色失调主要有以下几种类型。

（1）角色缺无。角色缺无是指病人不承认、未意识或不愿意识到自己是个病人而未能进入角色的情况。例如，一些病人由于缺乏医学常识，没有认识到疾病的严重性，对自己所患疾病感到无所谓。又如，一些病人认为如果承认患病，会对自己的入学、就业、婚姻等产生不利影响，因此不愿意承认自己患病。

（2）角色冲突。角色冲突是指病人角色与其他角色之间发生的冲突。通常，病人在患病前都已经习惯了与其社会角色相适应的思维方式、行为模式及情感和追求等。因此，患病后，一些病人难以顺利从原来的社会角色转变为病人角色。例如，常年忙碌的职员在生病后往往出现失落、焦虑不安、无所适从的情况，难以放下工作进行休息。又如，多年操持丈夫、孩子生活起居的妻子在生病后，往往很难安心凝神、心安理得地接受家人照顾。

（3）角色消退。角色消退是指进入角色后的病人，受到突发事件影响或外界强烈情感刺激而使病人角色减弱或消退的情况。例如，患病的妈妈在孩子生病时往往会放弃休息和治疗去照顾小孩。

（4）角色强化。角色强化是指病愈的病人不愿意从病人角色回到正常的社会角色中，而持续处于病人角色状态的情况。通常来说，病人可以阶段性地免于承担原有社会角色的责任和义务。因此，尽管疾病已经痊愈，一些对未来没有信心的病人仍会对疾病有着强烈依赖，沉浸在疾病的状态中，不愿脱离病人角色。例如，小朋友疾病痊愈后依然想继续享受患病带来的不用上学、不用写作业等好处。又如,老年人病愈后依然想要得到亲人、朋友的照顾,因此不愿意放弃病人角色。

(5)角色异常。角色异常是指因难以忍受疾病带来的痛苦或难以承受来自社会、家庭等的压力,病人感到悲观、失望、愤怒而出现角色或行为异常的情况。例如,一些病人因受疾病困扰而感到绝望,承受不住疾病带来的压力时会选择自杀。又如,一些病人在反复治疗后仍未痊愈,愤怒之下或精神异常时会伤害医务人员。

第五节　其他角色

▌一、药剂人员角色

药剂人员是指运用药学专业知识和技能,从事处方及医嘱审核、药品调剂与管理,参与临床药物治疗及不良反应监测,为医务人员及病患提供合理用药咨询,并能开展健康教育等药事服务工作的专业技术人员。

药剂人员的主要工作内容包括:指导并参与药品调配;按照医嘱及处方为病人配药,并进行用药指导;负责解答病人及医务人员的用药咨询;参与临床药物治疗方案的设计与实施,协助临床医师制定治疗方案,合理用药,监测药物不良反应,提高临床治疗水平;检查毒、麻、限、剧、贵重药品和其他药品的使用、管理情况,发现问题及时处理并上报;从事研究、开发并参与医药产品的生产制作,负责新药产品的医效实验,对新药进行生产质量监控等。

药剂人员在工作中应不断丰富自己的专业知识和技能,规范操作,认真解答病人的疑问。同时,药剂人员还应遵守职业道德、忠于职守,严格执行国家法规政策,在执业范围内对药品质量进行监督和管理,对违反法规的行为或决定,有责任提出劝告、制止、拒绝执行,并向上级报告。在我国,药剂人员须贯彻执行的法律法规包括《中华人民共和国药品管理法》《中华人民共和国药品管理法实施条例》《医疗机构药事管理规定》《麻醉药品和精神药品管理条例》《处方管理办法》《药品不良反应报告和监测管理办法》等。

▌二、医技人员角色

医技人员是指医疗领域中除医师、护士、药剂人员以外的从事医学科技工作的卫生专业技术人员,主要包括医学检验技术人员、医学影像技术人员、康复治疗师、营养治疗师、呼吸治疗师、听力师、视光师等。医技人员的出现,改变了以往单纯依靠医务工作者感官上的识别来判定病人疾病的工作方法,做到了科学技术与人的有机结合,使现代诊疗过程日趋自动化、信息化、快速化,大大增强了诊断信息的可靠性与准确性,提高了诊疗效率和医疗服务质量。

医学技术不断发展,医技人员总数快速增长,也产生了一些医学伦理问题。过去,医生主要通过自己的感知器官对病人进行诊断与治疗,较少或几乎不使用仪器设备。这时,医生与病人的关系是直接性的、密切的、面对面的——病人信任医生,将自己的生命健康寄托在医生身上;医生也较全面地考虑病人疾病,关心病人,承担主要诊治责任,医患关系相对和谐。随着医学科学技术的广泛运用,医生在诊疗活动中开始更多地使用仪器设备,甚至产生"技术至上"的严重依赖,与病人之间的直接互动逐渐减少,医患间的感情逐渐淡薄。与此同时,高新技术、精密仪器等在诊疗过程中的使用大大增加了医疗费用,病人的经济负担不断加重,过度检查的情况偶有发生,这些也破坏了原有和谐的医患关系。

三、助产士角色

助产士是指系统学习过医学知识、助产知识或具有同等能力,能够在整个孕期、产时和产后为孕产妇提供必要支持、护理和咨询服务,并能在职责范围内进行助产接生和新生儿照护的医务人员。助产士不同于普通护士,他们既需要学习医学基础课程、护理类通科课程,也需要学习助产专科课程,在顺产产妇的生产过程中起到主导作用。

助产士的主要工作职责包括:对孕产妇进行咨询和健康教育;对孕产妇进行产前与产后护理;配合医师采取措施,防止滞产、产后感染、产伤和产后出血;进行产程观察,根据助产规范为产妇接生,协助产科医师对异常情况进行抢救和处置;护理新生儿;进行孕期保健、产后妇婴保健;准确填写《孕产妇保健手册》《分娩记录》《出生医学证明》等,严格执行孕产妇死亡、婴儿死亡和出生缺陷报告制度。

助产士的专业技术水平和操作能力关系到母亲和婴儿的生命安全,需要具备较高的专业素质,熟悉产前、产中、产后孕产妇和婴儿的不同反应。助产士在工作过程中也会经常处理非正常生产状况,需要保持高度紧张状态,以灵活应对突发情况。助产士在工作中还会遇到许多危险性因素,如携带传染病病毒的血液、羊水、恶露或对呼吸道和皮肤造成伤害的消毒剂等。

四、医务社会工作者角色

医务社会工作者是指配合医护人员从事预防、治疗、康复等工作,运用社会工作专业价值理念与方法协助病人解决其心理、社会、经济、家庭等问题,从而提高医护人员医疗效果的专业工作人员。

医务社会工作者在医疗机构中扮演着重要的角色,是医护人员的助手,是资源的协调者,是病人困难的解决者,也是医护人员与病人之间的沟通媒介。医务社会工作者的主要服务内容包括:第一,安置病人出入院,帮助病人了解医院的环境及规章制度;第二,协助病人了解医疗过程;第三,帮助病人及其家庭成员减轻压力,改善关系;第四,促进病人以及医护人员更好地沟通交流,改善医患关系;第五,运用相关社会资源对经济困难的病人等提供医疗援助或社会支持。

　　为了能够更好地提供服务,医务社会工作者既需要掌握扎实的社会工作专业知识及专业技巧,又需要学习基本的医学知识、熟悉医院的规章制度、灵活运用社会各方面资源。医务社会工作者的主要工作方法包括个案工作方法、小组工作方法和社区工作方法。

　　个案工作方法是由专业的社会工作者运用有关人与社会的专业知识和技巧为个人和家庭提供物质和精神的支持与服务,从而帮助个人与家庭减轻压力,解决问题,增进个人与社会的福利。在医务个案工作中,社会工作者可以通过收集病人的资料,增进对病人的了解,对影响病人的心理、家庭、职业、人际交往等因素做出合理的评估,设计出适合病人的介入计划,达到解决病人及家属问题、增进医患和谐关系、帮助病人顺利回归社会等目的。社会工作者收集的资料主要包括:病人的家庭背景、经济和社会资源关系,病人的疾病史、诊疗史,病人个人的成长经历,病人与家庭成员的互动关系等。

　　小组工作方法是指在社会工作者的带领下,通过小组成员之间有目的的互助互动,激发组员潜能,改变组员行为,改善组员社会功能,促进其成长,进而解决个人、群体、社会问题的工作方法。在医务小组工作中,社会工作者可以通过小组成员的互动和互助,使病人更好地适应医院环境,获取疾病知识,增进对医疗过程的了解,减轻心理压力,增强对未来的信心等。小组的类型包括封闭式小组、开放式小组、治疗小组、互助小组、支持小组等。

　　社区工作方法是指以整个社区以及社区中的居民为服务对象,由专业社会工作者提供利他的、助人的服务。在医务社区工作中,社会工作者可以协助医疗机构为社区居民普及医疗知识,鼓励社区居民改善社区卫生环境,整合社区的人力、物力和财力资源帮助社区困难病人等。

五、医院护工角色

　　医院护工是指受雇于患者或患者家属,在医院里协助护士对病人进行日常护理和帮助的工作人员。医院护工在病人的疾病治疗和康复过程中起着不可忽视的作用,其工作质量的高低对病人疾病的治疗效果有较大的影响。医院护工的工作职责包括:满足病人最基本的生活需求,如吃饭、喝水、如厕等;维持病人的清洁卫生,如帮病人洗脸、梳头、擦洗身体等;观察病人的病情,如果有突发情况发生,立即报告给医护人员;协助病人进行康复活动;缓解病人的焦虑和不安;等等。

　　与从事居家照护的普通护理人员或家政人员相比,医院护工具有更专业的护理知识和技能,能够对术后病人、植物人、瘫痪卧床病人等进行专业的康复护理。医院护工掌握的具体知识和技能主要包括:观察血压、脉搏、体温、呼吸等生命体征;进行口腔、会阴、皮肤、压疮等的护理;为病人进行营养配餐;协助特殊病人移动或完成床上肢位摆放;对病人进行心理辅导;使用常用康复器械;等等。

参考文献

[1] 考克汉姆.医学社会学[M].11版.高永平,杨渤彦,译.北京:中国人民大学出版社,2012.

[2] 何伦,王小玲.医学人文学概论[M].南京:东南大学出版社,2002.

[3] 胡继春,张子龙,杜光.医学社会学[M].武汉:华中科技大学出版社,2013.

[4] 刘云章,边林,赵金萍,等.医学伦理学理论与实践[M].石家庄:河北人民出版社,2014.

[5] 王思斌.社会工作概论[M].3版.北京:高等教育出版社,2014.

[6] 王志中,王洪奇.医学社会学基础[M].北京:军事医学科学出版社,2013.

[7] DENTON J A. Medical sociology [M]. Boston:Houghton Mifflin Co., 1978.

第 三 章

医疗中的行为与互动

第一节　病人角色行为

社会行为是社会角色的动态表现,是指人为了维持个体的生存和发展,在适应不断变化的复杂环境时所做出反应的动态表现。病人角色行为是指病人在求诊、治疗、休息、康复期间,对自身疾病和外在环境所做出反应的动态表现。根据表现方式的不同,可以将病人角色行为分为内隐行为和外显行为。内隐行为是指思维、想象、记忆等心理过程,外显行为是指可以直接观察到的动作过程。典型的病人角色行为主要有疾病行为、求医行为和遵医行为等。

一、疾病行为

当一个人自觉疼痛、不适或因器质性病变及其他原因引起功能障碍时,会产生病感体验,这种体验引起的具有特定社会意义的行为反应就是疾病行为。

（一）疾病行为的类型

如果说行为是生命有机体对内、外环境刺激的反应,那么疾病行为就是人对自身内部或外部不良刺激的反应。对内部不良刺激的行为反应指因疾病引起的痛苦、抑郁、恐慌、焦虑等不适和行为反应,对外部不良刺激的行为反应指因不适应环境和新的互动对象而产生焦虑不安、孤独感、烦躁等的行为反应。根据临床意义和性质的不同,可以将疾病行为分为病理行为、病患行为和病态行为。

病理行为是指因受疾病影响而发生在病人身体细胞、组织、器官上的功能、结构、代谢等的改变,是病人对身体内部不良刺激做出的行为反应。临床上常将这些行为视为具有病理意义及诊断价值的阳性体征,如中风病人出现的单侧肢体无力或麻木、风湿病病人出现的肌肉或关节疼痛、小儿麻痹症病人出现的走路异常等。

病患行为是指因受疾病影响而发生在病人身上的以主观感受为中介的不良行为反应。

这些主观感受主要包括痛苦、焦虑、害怕等情绪体验和相应的语言及行为表达，如情绪不稳定、感到孤独无助、依赖性增强等。这些行为反应与病人对疾病的认知、自身的性格以及主观意识有关。

病态行为是指因受疾病影响而发生在病人身上的偏离正常状态或社会标准的行为反应，如癔症病人的过激言语、洁癖病人的反复洗手等。这类行为的产生，可能是由于疾病对病人的直接影响，也可能是由于疾病引发的心理功能紊乱。一般来说，病态行为的后果对病人或社会都是不适宜的，但在不同社会文化和情景下对病态行为的判定标准是不同的。

（二）患病时的应对措施

自我保健。自我保健行为存在已久，是人们应对疾病症状最常见的反应，包括采取预防措施、自我治疗及控制慢性病等。当人们熟悉疾病的症状、对疾病的预防方法比较了解、掌握一定的自我治疗知识时，很有可能会出现自我保健行为。例如，亚健康人群通过锻炼或食疗方式来增进健康、预防疾病，感冒的轻症病人会自行服用药物来缓解症状，糖尿病患者学习自行注射胰岛素来控制血糖。由于互联网技术的快速发展，人们能够通过网络获取的医疗信息越来越丰富，自我保健也变得更加容易。

寻求专业的医疗服务。如果人们缺乏相关的知识、能力和经验来进行自我保健，或者更信任医务人员的专业行为，那么他们会倾向于寻求专业医疗服务。患病后是否寻求专业的医疗服务，是受到多方面因素影响的，如性别、年龄、民族、文化水平、社会经济地位等。

不采取任何措施。在未对疾病形成充分认知，或是疾病未对正常的工作和生活造成干扰时，病人可能不会对疾病采取任何措施。患病后是否采取应对措施，与病人掌握的医学知识多寡或对疾病的熟悉程度有关。

二、求医行为

求医行为是指当人们感到身体不适或产生疾病症状时，为确认是否患病或减轻疾病带来的痛苦而寻求科学可靠的医疗帮助的行为。

（一）求医行为的类型

求医行为可以分为主动求医行为、被动求医行为与强制求医行为三类。

主动求医行为是指人们在患病后或身体不适时主动寻求医疗机构和医务人员帮助的行为，是自愿的求医行为。例如，感冒高烧的病人主动到医院请医生诊断治疗。

被动求医行为是指个人无法主动寻求专业的医疗服务，在家人、亲友或他人的帮助下所产生的求医行为。例如，生病的幼儿被家人带到医院就医，昏迷的人被同事送至急诊室等。

强制求医行为是指虽然个人不愿主动寻求专业的医疗服务，但为了避免对病人自身或社会产生危害而对其进行强制性治疗的求医行为。例如，对精神病人或传染病患者采取的隔离治疗等。

（二）求医行为的影响因素

求医行为的产生机制是比较复杂的：有些人并未患病，但为了享受患病带来的好处而"诈病"；有些人患有重病，却因经济困难或对疾病认识不足而错过治疗时机，造成严重后果。正确引导人们的求医行为，不仅可以促进个体健康，还可以通过早发现和早治疗来节约社会的医疗卫生支出，优化医疗资源的配置。影响求医行为的主要因素如下。

（1）经济因素。在医疗保险制度尚不健全的国家或地区，就医行为会产生较高的医药费用。有些情况下，就医行为还会产生较高的误工费、护工费、交通费或住宿费等。经济困难群体往往为了回避上述费用而不愿就医。

（2）认知因素。人们对疾病的认知程度、不同的文化和宗教信仰会影响求医行为。例如，感冒发烧的病人如果认为疾病会自动痊愈，则不会产生求医行为；信仰宗教或持有鬼神观念的病人如果认为向神灵祷告即会痊愈，也不会产生求医行为。

（3）心理因素。当病人对于疾病的诊断、治疗充满恐惧或者对于一些需要暴露身体的检查感到羞愧时，可能会拒绝求医。如害怕医生用错药，难以承担手术治疗的心理压力，羞于一些妇科检查等。

（4）社会因素。社会对一些疾病（如精神病、传染病、心理疾病等）存在歧视态度，病人的入学、就业、婚姻等会因此受到负面影响。这类病人往往不愿承认自己患病，不愿采取求医行为。除此之外，社会医疗保险的完善程度、社会医疗政策的变化也会影响人们的求医行为。

（5）环境及地理因素。在医疗环境方面，一些医院的医疗环境较差，医疗设施不完善，医务人员的技术水平不高，导致病人的求医意愿降低，求医行为减少。在地理因素方面，一些就医地点距离病人的住所较远，就医过程中公共交通不便利，病人的就医行为也会因此减少。

三、遵医行为

遵医行为是指病人遵照医嘱进行疾病预防、治疗与康复的行为，是病人对医务人员医疗行为的认同与执行。遵医行为因病人的不同、疾病的不同、求医目的的不同而有所差异。通常来说，慢性病病人、神经症病人、轻症病人、门诊病人等的遵医率较低，急性病病人、重症病人、器质性疾病病人等的遵医率较高。医务人员可以通过观察疗效或副作用、监视门诊病人就诊情况、计算已使用的药物剂量、临床观察住院病人等方法来判断病人行为是否与医嘱保持一致。

（一）遵医行为的影响因素

遵医行为往往会受到许多主客观因素的制约。了解这些影响因素，让病人更好地配合医生治疗，既有助于提高医疗服务效率，帮助病人早日康复，也有助于提升医疗服务质量，改善医患关系。遵医行为主要受到以下因素的影响。

（1）医务人员的技术及道德水平。如果医务人员具备良好的技术和道德水平，能够给出最优的治疗方案，为病人排忧解难，则有助于病人遵医行为的产生。相反，如果医务人员技术水平不高，工作不负责任，对病人的态度不好，病人对医务人员的信任度就会降低，很难出现让人满意的遵医行为。

（2）病人对治愈疾病的信心。如果病人对未来充满希望，相信自己能够成功战胜病魔，这将有助于病人严格执行医嘱，配合医生治疗。相反，如果病人不相信疾病能够被治愈，或是对生活不报有积极态度，会给遵医行为带来负面影响。此外，当治疗很久却没有见到效果时，病人的信心也会受到较大的打击，进而对其遵医行为造成不利影响。

（3）病人对治疗方案的了解程度。有时，病人会因为治疗方案或医嘱复杂难懂而产生抵触心理，进而影响其遵医行为。如果医务人员能够清楚详细地讲解治疗方案，获得病人的理解与认同，则有助于病人做好治疗前的心理准备，严格执行医嘱；反之，如果病人不能充分理解治疗方案，则有可能做出不符合医务人员期望的行为。

（4）病人对治疗措施的接受程度。如果病人的主观意识较强，完全不接受医务人员的治疗措施，想要按照自己的想法进行治疗，则不会产生遵医行为。如果治疗措施对病人要求过高，极大地改变了病人以往的生活习惯，使病人难以接受，那么即使病人知道遵医行为对疾病的治疗有很大帮助，也会因为难以克服困难而不遵医嘱。

（5）医患关系的和谐程度。良好的医患关系有助于增进病人对医务人员的信任，同时也能增强病人对医嘱的执行力。反之，如果医患关系不和谐，病人对医务人员的行为或态度持有不满，也就不会认真自觉地执行医嘱。

除了上述影响因素外，医院的环境条件、病人家属的支持与配合、病人的医学知识储备等也会在一定程度上给遵医行为带来影响。

（二）提升遵医率的方法

遵医行为在病人的疾病治疗与康复过程中有着重要的意义。一方面，病人良好的遵医行为能够帮助医护人员顺利收集病人信息，制定出适合病人的治疗方案，顺利地完成诊疗工作。另一方面，病人良好的遵医行为也有助于增进医患之间的沟通与联系，营造和谐的医患关系，对疾病的治愈起到积极作用。因此，医务人员及病人家属应重视病人遵医行为在诊治过程中的重要性，采取必要的措施来提升病人的遵医率，确保治疗过程顺利进行，促进病人早日康复。提升遵医率的措施主要有以下几个方面。

（1）提高医务人员的道德素质、技术水平以及服务质量。病人的遵医行为容易受到医务人员道德素质、技术水平及服务质量的影响。良好的医风医德、服务态度以及技术水平能够帮助医务人员获得病人的信任和尊重，从而提升病人的遵医率。

（2）医嘱要简洁易懂。医嘱复杂难懂不利于病人对医嘱的理解和执行。医务人员应尽量使用通俗易懂的文字，有条理、主次分明地为病人进行解释和标注，及时回应病人的疑问，必要时应为有困难的老年人群等详细记录或复述重点。

（3）治疗方案应与病人共同协商。与病人共同协商确定治疗方案，不仅可以加深病人对治疗方案的理解，提高病人的遵医积极性，还有助于良好医患关系的形成，使治疗工作顺

利开展,促进病人早日康复。

（4）帮助病人建立起对疾病的正确认知。通过卫生宣传教育及其他积极的生活方式教育,能够提高病人对健康和疾病的认知,帮助病人形成正确的生命观和人生态度,有利于病人严格执行医嘱,积极配合医生治疗。

（5）家属的监督与协助。家属的监督与协助对于提升病人遵医率也有重要作用。例如,对于健忘的老年病人,家属的监督与协助可以帮助其按时服药、执行医嘱;对于需要戒烟但自己难以坚持的病人,家属的监督与协助可以帮助其坚定信心、渡过难关。

第二节　医护人员的行为

一、诊断行为

诊断行为是指医生通过了解病人的相关信息,如病史、体征、实验室检查资料与辅助检查资料等,运用专业的医学知识理论和技能对相关信息进行综合分析并对疾病做出准确且全面的判断的过程。诊断行为对疾病的治疗与康复有着重要的意义。如果医生未能正确诊断出病人的疾病,有可能会贻误病人治疗的最佳时机,严重时还会因用药错误等给病人的身体带来损伤。因此,正确的诊断行为要求医生具备充足的医学知识、熟练的医疗技能以及丰富的临床经验。

（一）诊断的步骤

诊断一般包括收集资料、评价资料、分析资料、实践检验四个步骤。

（1）收集资料。医生通过询问病人获得有关病史资料,通过感官检查获得病人的体征资料,也可以通过血液、尿液等的实验检查发现病人体液成分、病原体以及组织结构的变化,通过 X 射线、超声波等影像检查或显像技术来发现病人的脏器功能及形态变化,通过心电图、脑电图、肌电图等生物电变化来收集病人的相关疾病资料等。这些资料的收集,虽然能够增进医生对病人疾病的认识,但同时也会增加病人的经济负担。

（2）评价资料。医生会对所收集资料的真实性和准确性进行评估,并辨别这些资料反映的情况是否正常。当某些指标超出了正常范围时,则可以作为诊断疾病的依据。

（3）分析资料。分析资料是建立在评价资料的基础之上的。在该过程中,医生要运用专业的知识与技能,结合临床经验,通过分析、推理、判断,形成对疾病的理性认识。

（4）实践检验。疾病从产生、发展到治愈需要一定的时间,医生在做出诊断时,病人往往处于疾病的某一特定阶段。因此,要想验证诊断是否正确,就需要在接下来的临床实践中,不断地观察病情的发展变化和病人的治疗反应,进一步收集相关资料。只有当疾病的发展符合诊断时所预期的变化,才能判定诊断是正确的。实践检验有助于医务人员积累临床经验,锻炼分析问题的能力,提高诊断水平。

（二）诊断的方法

诊断中常用的方法有问诊、叩诊、望诊、触诊、听诊、嗅诊以及辅助检查等。

问诊是指通过对病人或者监护人的询问，了解发病的全过程以及有无病史。问诊的内容包括病人的姓名、年龄、职业、婚姻状况、不良症状、用药史、是否有遗传病等。问诊过程中，医患之间的沟通与交流对收集信息有着重要意义，医务人员要用亲切友善的语言与病人及其监护者进行交流，以增强病人及其监护者对自己的信任。

叩诊是指通过叩击病人身体，根据声音的回响以及病人的反应来推测身体内部的情况。

望诊是指通过观察病人的形态、精神状况、口舌等，来判断是否存在病灶。

触诊是指通过用手按压、触摸病人身体的某一部位，来发现有无病变反应。例如，在中医学中，医生通过给病人切脉来观察脉象的变化，从而辨别不同的病变反应。

听诊是指直接用耳朵听或者借助听诊器来听取病人体内的声响变化，进而判断有无病变。

嗅诊是指用鼻子嗅病人的口腔、分泌物、排泄物等有无异常气味，进而为医生的诊断提供参考。

辅助检查是指通过测量身高、体重、体温、血压及化验检查、特殊器械检查等发现病人身体有无异常。

（三）诊断应遵循的原则

诊断是治疗的前提和基础，诊断的正确与否关系到治疗的效果。临床医生通常应遵循以下原则，正确认识疾病，并做出合乎病人情况的诊断。

（1）早期诊断原则。应争取疾病的早发现、早治疗，尽量把疾病消灭在萌芽阶段，避免贻误治疗的最佳时机。癌症病人如能在早期被诊断，则治愈或生存的可能性会增加；传染病患者如能在早期被诊断，则可通过隔离和防护等措施更好地控制疾病传播。

（2）整体性原则。在临床诊断过程中，应把病人看成一个有机的整体，了解病人与环境、局部与整体、结构与功能之间的关系，综合考虑疾病的发生、发展规律，得出全面准确的诊断结果。

（3）个体性原则。在疾病的诊断过程中，应重视个体的差异性，对发病的实际情况进行具体分析，再根据不同病人的特点拟定合适的治疗方案。应极力避免诊断教条化、公式化的情况。

（4）动态性原则。在诊断过程中应该用发展、变化的眼光来看待疾病。人体时刻都在运动变化着，疾病的发展与治疗也是一个不断变化的过程。因此，要根据病程、疗效的变化不断修正已有认知，避免把诊断视为一次性过程。

（5）安全性原则。在诊断过程中，一切要以维护病人的生命安全为准绳，为病人着想，对病人负责，尽量选择对病人最优的诊断方案。

二、治疗行为

治疗行为是指为了恢复病人的身体健康,运用一定的手段和方法,对病人当前的健康状况进行干预,使病人的疾病得到控制、好转、治愈的过程。治疗措施的正确与否关系到病人的生命安全,只有制定出适合病人的恰当的治疗方案,才能够产生较好的疗效,促进病人早日康复。在制定治疗方案、开展治疗活动时,通常需要遵循以下原则。

(1)及时性原则。对急救病人、重症病人来说,短时间内获得救治是至关重要的。因此,医生需要在疾病的发展变化过程中把握好时机,给病人提供药物、手术等治疗,以达到最佳的治疗效果,避免贻误治疗时机,给病人身体带来不可逆的损伤。

(2)合理性原则。治疗措施要符合人体的生理、病理规律,使用药物的种类、剂量、时间、次数等也要合理适度。

(3)针对性原则。医生要结合疾病的产生原因对症下药,做到目标明确、方法合理,尽量帮助病人控制病情、减轻痛苦,使病人早日康复。

(4)安全性原则。在对病人进行治疗的过程中要保证病人的生命安全,尽量避免不安全因素的干扰。不安全因素包括医生个人知识或技术的局限性、医疗器械及仪器性能的不稳定性、药物的副作用等。在制定治疗方案时需要对这些不安全因素做充分的评估,并采取相应措施尽量避免这些不安全因素的影响。

(5)高效性原则。医生要尽量保留机体的原有功能,使治疗效果达到最优。医生应对治疗效果进行全面综合的考察,从短期来看要治愈病人的疾病,从长期来看要尽力延长病人的生命。

(6)个体性原则。有些人在患病后会出现明显的临床症状,而有些人虽然患病但没有出现明显的临床症状,两类患者的治疗方案也就不尽相同。医生要重视疾病治疗过程中的个体差异,为不同性别、年龄、体质的病人提供不同的治疗方案。

(7)整体性原则。医生在治疗过程中,要有全局观念,应从病人整体健康的角度出发全面考虑病情。进行整体治疗时应兼顾局部治疗,提升局部病灶的治疗效果;进行局部治疗时,也应考虑对整体的影响,使局部治疗服从整体治疗。

三、护理行为

护理行为是指在治疗或康复阶段,由护士主导完成的维护病人健康的一系列行为,主要包括:观察并了解病人的病情,照顾病人生活起居,帮助病人安全用药,协助病人日常活动等。

(一)护理行为的类型

随着医学的不断进步和社会需求的不断变化,护理行为也有了较为明显的发展。早期的护理工作仅仅围绕疾病展开,而如今的护理工作是以人为中心从多方面开展。护理工作者不仅要关注病人的疾病状况,还要关注病人的心理状况,他们在社区、学校、社会团体等组织中也发挥着重要作用。根据工作范围,可以将护理行为分为疾病护理、心理护理、健康护理、社会护理四类。

疾病护理是指对病人疾病的护理,是护理工作中最主要的任务。护理人员会根据病人病情的变化与发展,运用专业的护理知识和护理经验对病人进行周到的护理,确保病人在住院期间得到妥善的治疗。与此同时,护理人员也会及时将病人的病情反馈给医生,帮助医生制定、调整或完善病人的治疗方案。

心理护理是指对病人心理需求的护理。处在疾病状态中的病人不仅会有身体上的痛苦,也会有心理上的不安。护理人员应在照料过程中给予病人必要的心理帮助与支持,缓解病人紧张焦虑的心情,使病人的身心都处于良好状态,促进其早日康复。

健康护理是指关于疾病预防和自我保健的护理。一方面,护理人员要对已患疾病的人进行健康指导,提高病人预防疾病和自我保健的能力;另一方面,护理人员还要将健康的人和处在疾病边缘的人列为护理对象,指导他们运用科学的方法增进健康、预防疾病。

社会护理是指面向全社会开展的护理工作。护理人员需要履行社会护理的职责,通过运用各种专业手段和方法,让社会成员了解、掌握相关的预防和保健知识,促进全体社会成员的身心健康。

(二)护理行为的要求

熟练掌握专业护理知识和技能。专业的护理知识和娴熟的护理技能是护理工作的前提和基础。熟练掌握专业护理知识和技能的护理人员能够准确地执行医疗护理计划,确保护理工作的水平和质量,进而获得病人及家属的支持和信任。

具备高度的责任心。护理人员在工作中应严格遵照医嘱对病人进行护理,细心观察病人疾病的发展状况并及时将情况反馈给医生。同时,护理人员也要在工作过程中不断积累和总结经验,提升护理技能。

具备独立思考的能力。不同病人对同一种疾病的反应会因个体差异而有所不同。护理人员在执行医嘱的过程中要有独立思考的能力,根据病人的不同情况灵活采取最优的护理方式,以促进病人早日康复。

具有同理心。护理人员要设身处地为病人着想,站在病人的角度来关心、理解病人。在做好疾病护理工作的同时,还要注重对病人不良情绪的疏导,减轻病人的焦虑和不安。

第三节　医疗人际关系

一、医患关系

医患关系是医疗实践领域中最基本、最普遍的关系,全面认识医患关系有助于建立和谐的医患关系,提升医疗服务质量。广义的医患关系是指医务人员、医疗组织与病人群体的关系。其中,医务人员包括医生、护士、医技人员、医院管理人员等,病人群体包括病人本人、病人家属、病人监护人或病人照护者等。狭义的医患关系仅指医生与病人之间的关系。

（一）医患关系模式

医患关系模式是医疗活动中形成的描述和概括医患关系的标准样式,可以分为技术型模式和非技术型模式。医患关系的技术型模式,是指在医疗过程中医患之间关于诊断、治疗、护理、社会保健等进行沟通与交往时所形成的关系。非技术型模式,是指在医疗过程中医患之间受社会经济、政治、文化、伦理、法律等非技术因素影响而形成的与医生诊疗技术和方法无关的人际关系,如道德关系、价值关系、利益关系、文化关系、法律关系等。1956年美国学者萨斯和荷伦德在《医患关系的基本模式》一文中,根据医患双方在诊疗过程中主动性的不同,将医患关系分为主动-被动型、指导-合作型、共同参与型三种模式。

主动-被动型:这种模式的医患关系十分普遍。在这一模式中,医生是主动的,病人是被动的,医生具有绝对权威,病人需要完全听从医生的安排。该模式适用于危重病人、急诊病人、婴幼儿等治疗。但是,由于该模式下的病人过于被动,失去了主观能动性,无法对医疗过程进行有效的建议和监督,容易导致误诊、漏诊。

指导-合作型:这一模式下的医患关系是比较融洽的。病人被看作有思想、有意识的人,他们具有一定的主动性,能采取行动与医生合作,配合医生的治疗。该模式适用于急性传染病病人等的治疗。值得注意的是,在这一模式中,病人的主动性是以遵守医嘱为前提的,医生仍然起到决定性作用。

共同参与型:这一模式被认为是最理想的医患互动模式。在该模式中,病人和医生拥有大体相同的主动性和权利。病人向医生如实陈述病情,积极配合医生进行诊断,与医生共同讨论治疗方案,反映治疗过程中出现的状况。医生认真听取病人的意见和建议,与病人共同做出决定。该模式能够极大地调动医患双方的积极性与主动性,有利于提高诊断和治疗的准确性,也有利于减少医患矛盾和纠纷,建立和谐的医患关系,通常适用于慢性病病人的治疗与康复。

在医疗实践过程中,医生可以根据病人的不同情况灵活运用医患关系模式,也可以在同一病人的不同治疗阶段中综合运用,其目的都是提升诊疗效果、促进疾病痊愈。

（二）医患关系的特点

医患关系随着医疗实践活动的出现而出现,并且在医学发展的不同时期呈现出不同的特点。

（1）在古代,医学还处在经验医学的阶段,诊治过程中能够借助的专业医疗工具不多,医生需要对病人的疾病进行全面考量,医患关系呈现出直接性、稳定性、主动性的特点。

① **直接性**。由于当时的医疗条件比较落后,没有太多医疗器械可以使用,医生大多是通过"望、闻、问、切"的方法为病人诊治。这就要求医生直接地、面对面地接触病人,与病人进行交谈,了解病人的过往病史,观察病人的精神和身体情况。因此,这一时期的医患关系

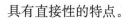

具有直接性的特点。

② **稳定性**。在古代,医学没有过细的分科,医生往往需要对病人的全部疾病进行诊治并对其整体健康负责,患者也比较习惯向固定的医生寻求诊疗服务。同时,由于古代交通不发达、人口流动性不大,医生常为某个固定区域内的病人服务,医患之间一般是相互认识、彼此了解的。这一时期,病人将生命托付给医生,医生对病人的健康和生命安全负责,医患之间形成了稳定的互动关系。

③ **主动性**。由于医患之间长期存在上述直接和稳定的关系,所以这一时期的病人信任医生、尊重医生,愿意主动将自己的疾病信息和真切感受详尽地报告给医生。医生也能够关心、理解病人,倾听病人心声,与病人进行积极而主动的交流。

(2) 在现代,随着科学技术的进步,医学也有了很大的发展,医学分科逐步细化,医疗仪器和设备被大量投入使用,医患间的关系也开始呈现出新的特点。

① **医患关系法律化**。医患双方都要遵守法律法规,在法律允许的范围内行使权利和履行义务,医生不得做出损害病人利益的行为,病人也不能做出伤害医务人员的举动。医生在制定治疗方案时,通常需按照规章制度向病人进行充分的解释和说明,获得病人理解和同意后才能开展工作。

② **医患关系利益化**。现代医患关系越来越体现为医患双方以及与双方利益有着密切关联的社会群体和个体之间的利益互动关系。医生给病人诊治,病人需要为一系列医疗活动支付相应费用,医生根据医疗活动的数量和质量获得报酬。医院变成了集福利性与营利性于一体的医疗组织,也体现了医患关系的利益化特征。

③ **医患关系物化**。随着医学分科的不断细化,医务人员之间的分工也越来越明确。医生往往只对某一类疾病或病人的某一个患病部位负责,而忽视了对病人整体健康的关怀和对病人心理、情绪的理解,医患之间的关系逐渐淡化。同时,现代医学的发展过程也是经验医学向实验医学转变的过程,大量检查和检验设备被应用于疾病的预防、诊断、治疗与康复过程中。这一方面提高了诊治的准确性,另一方面也造成了医务人员对仪器设备的过度依赖,减少了医患之间的沟通与交流,加速了医患关系的物化。

(三)医患关系的影响因素

医务人员的道德素质。如果医务人员具备良好的道德素质,时刻维护病人的利益,对病人负责,尽最大努力保证病人的生命安全,医患关系便会朝着和谐的方向发展。相反,如果医务人员对待病人冷漠傲慢,不能试着关心和理解病人,甚至在诊治过程中做出违背道德、违反法律的事情,医患关系将遭到严重的破坏。

医务人员的技术水平和临床经验。病人把生命托付给医务人员,希望疾病能够被治愈,这是对医务人员的极大信任。然而,当一部分医务人员因技术水平低下、临床治疗经验不足而错过最佳治疗时机甚至给病人造成不良后果时,医患关系便会急转直下。

医患之间的沟通。医患沟通是指在医疗实践领域中,医患双方围绕疾病、诊疗、健康及相关主题进行全方位交流,进而就疾病诊治达成共识、建立相互信任的合作关系的过程。医患之间的沟通效果往往关系到病人及病情信息的收集,也关系到病人选择权和知情同意权的保护。医务人员如能很好地利用语言、表情、肢体动作、行为方式等与病人积极沟通,医患关系就能得到增进,医疗效果也能得以提升。

病人的自身修养。一些病人不具备充足的医学常识,缺乏对病情的正确认知,对治疗效果有过高的心理预期,当实际治疗效果不能达到预期时就会对医务人员产生不满情绪。一些病人文化或道德素质低下,当提出的不正当要求不能被满足时会出现辱骂、殴打医务人员的行为。还有一些病人完全不信任医生,对医生的能力或判断保持怀疑态度,拒绝配合医生的治疗方案。这些因素均会对医患关系造成不利影响,阻碍医患之间的良性互动。

性别差异的影响。性别偏见往往会对医患关系造成不良影响。例如,有些病人会质疑女医生的能力,认为女医生的知识技术水平不如男医生高,他们的不信和不配合往往导致医患关系紧张。又如,妇科、产科等的女病人往往羞于让男医生来诊断、治疗自己的疾病,认为男医生不能够设身处地、感同身受地理解女病人,这也阻碍了良好医患关系的建立与维持。

医院管理的科学程度。医院管理是指医院对人、财、物、信息、时间等资源进行计划、组织、协调、控制的过程。科学的医院管理能够提高医疗服务的效率,减轻病人的时间、精力和经济负担,减少医疗事故的发生,进而提升病人对医疗服务的满意度,形成和谐的医患关系。

医疗资源配置的合理性。在医疗资源配置不均衡的国家和地区,一部分病人往往处在医疗设施不完善、医疗服务不充足、医护人员水平不高的环境中。他们的医疗需求难以得到充分满足,常常产生焦虑、愤怒、怨恨的情绪,导致医疗纠纷频发、医患矛盾加剧。

二、医际关系

医际关系有广义和狭义之分。广义的医际关系是指医疗活动领域中医务人员之间,医务人员与后勤、行政管理人员之间的人际关系;狭义的医际关系是指医生与医生、医生与护士、护士与护士、医护人员与医技人员、医技人员与医技人员之间的关系。和谐的医际关系有利于良好工作氛围的营造,有利于医疗、科研、教学活动的顺利进行,也有利于医院整体工作效率的提升。

(一)医际关系的特点

合作性。随着医学分科的细化,医务人员的专业性越来越强,个体医生很难独立完成整个治疗或开展医学科研活动。因此,医务人员之间需要协同合作,相互支持,分享经验,以此来不断提升医疗效果。

平等性。医务人员之间只有分工的不同,没有身份地位上的高低。在医疗活动中,要相互尊重,平等对待,建立和谐的医际关系,营造良好的工作氛围。

交流性。知识技能的学习不是一蹴而就的,医务人员既要不断地总结经验、积累知识,也要在工作中与时俱进、不断创新。医务人员之间的学术经验交流与共享,有助于彼此取长补短,共同提升医学技术水平。

（二）医际关系的模式

指导-服从型。在该模式中，指导方凭借知识、经验、技术、资历、职称等方面的优势处于主导或绝对权威的地位，服从方则处于服从或被支配的地位。该模式常出现在医院领导者与被领导者之间、职称高的医务人员与职称低的医务人员之间、资历老的医务人员与资历浅的医务人员之间。这种模式下容易出现"主导者独断专行、被支配者盲目服从"的不平等医际关系，不利于下级医务人员主动性和积极性的发挥。

互补-合作型。在该模式中，医务人员处于完全平等的地位，没有权威与非权威、主导与服从、上级与下级之分。他们可以在学习中相互沟通交流，在工作中相互支持、协同合作，在知识、技术、思想上取长补短。这种模式有利于最大限度地发挥医务人员的主观能动性，提高医院的整体效益。

对手-竞争型。竞争是指社会上人与人、群体与群体之间对于一个共同目标的争夺。在对手-竞争模式下，医务人员将彼此视为对手，在医疗技术、科研能力、医疗效果等方面展开竞争，为了超越对手而尽最大努力发挥自己的优势。这种竞争不仅会发生在医务人员个体之间，也会发生在医院的不同科室、不同团队之间，还可能发生在不同的医院之间。对手-竞争模式有利于医务人员相互追赶、共同进步，进而有利于医疗技术水平的不断提升。

（三）建立良好医际关系的原则

为促进良好医际关系的形成，医务人员在工作中需要遵循一定的原则，这些原则主要包括以下三点。

（1）**平等尊重的原则**。虽然各自的专业和职责不同，但是医务人员之间没有高低贵贱之分。每个医务人员都应在工作中平等对待彼此，尊重他人的人格、价值和劳动成果，从而获得他人的尊重。

（2）**协作监督的原则**。医务人员之间的相互协作可以最大限度地发挥彼此优势，弥补各自在知识理论、实践经验、价值观念上的短板。医务人员之间的相互监督可以及时发现工作中的错误和不足，减少医疗事故的发生，提升医疗服务的整体质量。

（3）**支持帮助的原则**。医务人员之间应相互支持、相互帮助，遇到问题时要共同想办法解决，做到不指责、不推诿，用理解和包容共同营造良好的医际氛围。

（四）建立良好医际关系的意义

良好医际关系的建立，不仅是现代医学发展的客观需要，也是提高医疗服务水平、提升医疗服务效率的需要。对医务人员来说，良好的医际关系有利于在共享和交流中快速积累经验、提高技术水平，也有利于在协作中顺利完成诊断和治疗工作。对病人来说，良好的医际关系不仅能够提高医疗服务的质量和效率，也可以提升病人治愈疾病的信心，建立病人对医务人员的信任。对医院来说，良好的医际关系是医院有效管理的生动体现，也是医院提高整体服务水平和效率的前提和保障。

三、患际关系

患际关系是病人与病人之间的关系,是医疗人际关系的重要组成部分。虽然病人们可能来自不同的地域,有着不同的年龄、职业身份、社会地位和经济状况,但是他们有着被疾病困扰的相同遭遇,有着治愈疾病、恢复健康的共同目的。病人之间应相互帮助、相互鼓励,一起与疾病做斗争,他们之间的沟通和互动对于疾病的治疗和康复有着重要的意义。

(一) 医院内病人之间的关系

新病人与老病人的关系。老病人一般住院时间比较长,熟悉医院的环境、规章制度以及医务人员的性格特点,也比较熟悉自己的疾病,积累了一些诊断和治疗的经验。新病人刚到医院,对医院的环境、规章制度、人员都比较陌生,需要尽快了解疾病的治疗过程、医护人员的技术水平及性格特点等。此时,对新病人来说,老病人就是一个比较好的咨询对象。老病人能够与新病人共享疾病诊治过程中的经验,帮助新病人了解医护人员的知识技术水平、服务态度、性格特征等,新老病人之间的和谐关系对于提高疾病治疗效率有着重要的作用。

轻症病人与重症病人的关系。通常轻症病人与重症病人不住在同一个病房,但是轻重是相对而言的,即使在同一个病房,病情也有轻重之分。部分医院由于受到客观条件的限制,也会将不同病情的病人分配到同一个病房。一般来说,轻症病人会帮助、照顾、鼓励和安慰重症病人,重症病人会共享疾病信息和患病体验给轻症病人,二者之间能够形成"互通有无"的积极关系。但另一方面,病房中不同病人的疾病发展过程和结果也会对其他病人产生不小的负面影响。例如,轻症病人疾病治愈,顺利出院,重症病人有可能因对比而感到沮丧和焦虑;重症病人疾病恶化或抢救无效死亡时,会给轻症病人带来较大的心理压力,严重时还可能加重轻症病人的病情。

年老病人与年轻病人的关系。年老病人阅历丰富,看问题比较全面,处理问题也比较沉稳,有着相对成熟的生命观,能够相对正确地对待疾病;年轻病人参与社会的程度较高,获取信息的能力较强,在克服困难、解决问题方面有一定的优势。正确引导同一空间下不同年龄层次的病人之间互相鼓励、互相帮助、取长补短,形成"年老病人爱护、关心年轻病人,年轻病人照顾、帮助年老病人"的治疗氛围,对于治疗工作的开展和病人的康复都有着重要的积极作用。

不同地域病人的关系。来自不同地域的病人们在生活习惯、文化观念、经济条件、宗教信仰等方面可能存在着较大的差异,但在患病经历、治疗手段、所见所闻、食谱偏方等方面却能为彼此提供大量的信息。协调好不同地域病人之间的关系,促进其沟通和交往,能够活跃病房气氛,缓解患者的焦虑情绪,进而促进疾病的治疗与身体的康复。

(二) 社会上病人之间的关系

社会上病人之间的关系是指那些并未住院治疗的病人之间的关系。他们往往因患有相同的疾病而联系在一起,形成关系或强或弱的群体或组织,如糖尿病病人、艾滋病病人的治疗小组,聋哑儿童的康复小组,抑郁症病人的治疗小组等。这些病人之间可以分享疾病治疗的经验和相关的健康知识,可以交换药物疗效、医院专长、医生水平等信息,彼此之间相互鼓励、相互安慰、相互关心、相互帮助,共同对抗疾病,这在很大程度上促进了疾病的治疗与身体的康复。

第四节　医疗中的越轨行为

一、医疗越轨行为及其主要表现

（一）医疗越轨行为的定义

医疗越轨行为是指社会成员偏离或违反现存医疗规范的行为,这些成员包括医务人员、病人及家属、医疗机构以及其他人员等。由于社会成员道德素质、阶级地位存在差异性,行为举止存在复杂性,因此越轨行为在社会生活中是不可避免的。随着社会经济文化的发展以及人们观念的转变,医疗卫生领域中偏离或违反医疗规范的行为也逐渐引起了大家的重视。

（二）医疗越轨行为的主要表现

一些医院通过多收费、多检查、延长住院时间、提高复诊率等方式过度追求经济利益。随着医疗机构的市场化和商业化发展,一些医院片面追求经济利益,通过给病人增加检查项目、滥用药、用贵药、延长住院时间、提高复诊率等方式来增加病人的诊治费用。这些做法不仅加重了病人的经济负担,造成了医药资源的浪费,也损害了医院以及医务人员的形象。

部分医务人员私下收受病人红包或礼品,增加患者经济负担。虽然医院明文规定医护人员不允许收受红包并会对违反规定者进行严肃处理,但是一些病人为了让医生精心医治、关心照顾自己,依然会在诊治过程中主动向医生赠送红包或礼品。部分医务人员为了增加自己的收入会接受病人的赠送,甚至向病人索要额外报酬。这种行为不仅加重了病人的经济负担,造成患者间的不平等,还有损医务人员的医风医德,不利于和谐医患关系的建立。

部分医务工作者收受药品、试剂、医疗器械等生产者、销售者的回扣、提成或其他不正当利益。一些药品、试剂、医疗器械企业为了扩大销路、增加利润,往往通过回扣、提成或其他贿赂方式与医务工作者进行勾结。出现这种医疗越轨行为的医务工作者往往会在诊疗过程中向病人推荐不必要的药物、试剂或检查检验。这类行为不仅会增加病人的经济负担,也会影响正常的医疗秩序,破坏医院和医生的口碑。

部分医疗机构或医务工作者出具虚假病历、诊断报告等并从中牟取私利。病人并不总是希望得到真实的病例和准确的诊断报告,例如,在民事官司需要伤害程度证明时,服刑犯人需要保外就医时,提前退休群体需要疾病证明时,病人往往希望医生开出夸大事实的虚假病历或诊断报告。于是,个别医务人员会通过开具假病历或窜改疾病信息的方式谋取不当利益,给社会公平带来极大的负面影响。

部分医务人员工作态度不严谨,服务意识淡漠,导致医患矛盾加深。一些医务人员片面追求门诊和处方数量,诊疗工作敷衍不细致,诊治效果不佳。一些医务人员缺乏对病人应有的耐心和关心,回答病人问题时态度冷漠,未能对疾病做出充分必要说明。这些不良的工作作风和服务态度严重妨碍了医患间的有效沟通和交流,容易加深医患矛盾,引起医患纠纷。

医托、医闹、医倒、虚假医药广告等非正常涉医现象广泛存在。医托是指经常出没于医院门诊厅、候诊厅、医院大门附近,向病人及家属推荐医疗服务,欺骗病人到一些技术力量薄弱的医疗机构或无医疗资格的小诊所去看病,并从中谋取利润的人。医托的行为会贻误病人的治疗时机,造成病人的经济损失,不仅侵犯了病人的合法权益,也会对正规医疗机构的名誉造成一定的损害。医闹是指借医疗纠纷或医疗事故到医院闹事而获得经济利益的行为。医闹的发起者可能是病人或病人亲属,也可能是受雇于患方并以非法获利为目的的组织或个人。医闹行为会严重扰乱正常的医疗秩序,影响其他患者的就医过程和治愈信心,也会对医疗机构或医务人员的声誉造成损害。医倒是指医院、医务人员或一些投机分子倒卖病人、专家门诊号、医保发票等行为的总称。医倒行为侵犯了病人的知情权和选择权,增加了病人及家属的经济负担,也破坏了病人与医院、医务人员之间的信任关系,严重者还会贻误病情,酿成大患。同样,虚假的医药广告也会侵犯病人的权利,加重病人的负担,危害病人的健康。

二、医疗越轨行为的产生原因

医患双方信息不对称。医务人员经过长时间的专业学习,掌握了丰富且复杂的医学知识,而病人通常不具备或很少具备这些专业知识,医患双方之间存在着巨大的知识储备差距,即信息不对称。正是因为这种信息不对称,增加了医患双方越轨行为的发生概率。例如,当医生给病人增开不必要的检查或药物时,病人不能立刻识别医生的越轨行为;当医生尽力医治病人却未能得到理想结果时,病人家属可能因不理解而出现医闹。

医疗资源不充足。随着生活水平的提高,人们对医疗服务的需求也在不断增长,但现阶段很多地区的医疗资源并不充足,病人为了争取医疗资源便纵容了许多医疗越轨行为。例如,一些病人和家属通过送红包、找关系等方式来优先获得更好的治疗条件,一些求医心切又不熟悉看病流程的病人给了医托可乘之机等。

医院的营利导向。医院是既注重社会效益又注重经济效益的医疗组织。在市场经济环境下,经济效益是衡量医院工作的重要指标,营利和创收成为许多医院重要的工作目标。部分医院或医务人员在追求经济收益时,可能会出现开贵药、多开药、多检查等过度医疗的越轨行为。

医疗法律法规不健全。当前许多国家和地区的医疗法律法规并不完善,医托等越轨行为在法律层面比较难判定。这类行为既不属于一般的治安管理范围,也无法判定为诈骗犯罪,经常出现"抓了放、放了再抓"的情况,导致医托等现象屡禁不止。

医风医德问题。医务人员的性格特点、道德水平、自身素养等也存在差异。有些医务人员能坚持职业操守,但也有部分医务人员不具备良好的医风医德。一些医务人员私下索要或收受病人红包,一些医务人员收受药品商或医疗器械厂商的回扣,一些医务人员甚至开具虚假病历和诊断报告。

三、医疗越轨行为的控制

医疗越轨行为违背了医疗活动的目的,扰乱了正常的医疗秩序,需要予以有效的控制。一般来说,医疗行为的社会控制是指运用社会力量对医疗领域中的相关人员及其行为进行引导、监督、约束和制裁,以达到保护医患合法权益、保障医疗服务质量、维护医疗秩序的目的。

(一)医疗越轨行为的常见控制类型

医疗行业的专业性和医疗过程的复杂性决定了医疗越轨行为控制的多样性。常见的控制类型包括法律控制、规章制度控制、伦理道德控制和社会舆论控制。

(1)法律控制。法律控制是指政府部门运用相关的医疗卫生法律对医疗活动进行有效管理的过程。法律控制具有强制性、稳定性、普遍性的特点,能对各类主体起到教育、威慑和惩罚的作用。医疗法律规定医疗活动的性质并协调医疗活动中的各种关系,是国家卫生法规的重要组成部分。

(2)规章制度控制。规章制度控制是在医疗领域中运用最多、最广泛的一种控制类型。医疗规章制度是医务人员在医疗卫生活动中应遵循的行动规范和准则,具有普遍性、相对稳定性和强制性的特点,能够起到规范医务人员行为、调整医疗主体间关系、褒奖或惩戒医务人员工作绩效等作用。

(3)伦理道德控制。医疗伦理道德是调整医疗工作中各种人际关系、评价医学行为善恶的道理和准则。它虽然不像医疗法律和规章制度那样具有强制性,但也会从道德层面约束医务人员的行为,对医院和医务人员的声誉及形象有较大的影响。医疗伦理道德具有自律性、规范性的特点,可以对医疗主体起到教育、约束和调节的作用。

(4)社会舆论控制。社会舆论是指在一定社会生活范围内,或在相当数量的人群中广泛传播或自发流行的关于某个事件、现象或行为的情绪、态度和看法。社会舆论具有传播速度快、影响和作用范围广的特点,能够引起公众的广泛关注,是控制医疗越轨行为的重要手段。一方面,社会舆论可以引导医务人员内化医德规范,让他们形成医德认识并深化为医德信念;另一方面,社会舆论能够发挥监督和制约作用,对医疗越轨行为进行谴责和批判,震慑行为主体并迫使其调整和矫正错误行为。

（二）医疗规范的作用

医疗规范是有效控制医疗越轨行为的重要手段，是约束医疗机构、医务人员、病人及其家属行为的各种规范的总称。医疗规范对越轨行为的控制分为外在控制和内在控制。外在控制是指社会或医疗组织运用检查、监督、惩戒等措施来推行和实施医疗规范，并强制活动主体遵守。内在控制是指医疗活动主体对医疗规范逐渐认同，并实现规范内化。医疗规范的制定与实施主要有以下几方面作用。

（1）能够对医务人员产生约束、威慑、惩治及保护作用。虽然大多数医务人员能够忠于职守、尽心尽责，遵守医疗法律法规及相关制度，但也有少部分医务人员医德不良、以医谋私，损害了病人及家属的利益，给社会造成了恶劣影响。医疗规范能够对这部分人员产生约束、威慑和惩治作用，减少医疗活动中的越轨行为。同时，医疗规范的部分内容也将对医务人员产生保护作用，避免他们在工作过程中受到身体、心理、名誉等伤害。

（2）能够保障病人的生命健康，维护病人的权益。医疗规范中规定了医疗相关主体的权责，也规定了诊断、治疗、药物、手术等相关工作的流程及标准，能够确保医疗工作有序展开，也能在很大程度上避免医疗事故的发生。这对病人的知情权、选择权、建议权、要求赔偿权等形成了很好的保护，也是病人生命健康的有力保障。

（3）能够提升医疗机构的服务效率和服务质量。首先，医疗规范能够在一定程度上避免医院的过度诊疗行为和医生的不当得利行为，进而为病人减轻经济负担，控制时间成本。其次，医疗规范也能够在一定程度上避免医托、医闹、医倒等非正常涉医现象对医疗过程的干扰，有效维持医疗活动的正常秩序，确保医疗活动顺利开展。最后，医疗规范还能在一定程度上维护患者的就医公平，减少医患矛盾和医患纠纷。以上工作最终将大大提高医疗服务的效率和质量。

（4）能够提高医疗卫生事业的管理水平。没有规矩不成方圆，仅靠医疗卫生领域相关人员的医疗素养、思想道德水平和自我约束能力并不能很好地实现医疗卫生事业的高效管理。医疗规范能够从更高层面约束医患双方的行为，使管理中的奖惩有"法"可依。科学、完善、细致的医疗规范既是高水平医疗卫生事业管理的具体体现，也是高水平医疗卫生事业管理的前提和保障。

参考文献

[1] 亚当，赫尔兹里奇. 疾病与医学社会学［M］. 王吉会，译. 天津：天津人民出版社，2005.

[2] 考克汉姆. 医疗与社会：我们时代的病与痛［M］. 高永平，杨渤彦，译. 北京：中国人民大学出版社，2014.

[3] 考克汉姆. 医学社会学［M］. 11 版. 高永平，杨渤彦，译. 北京：中国人民大学出版社，2012.

[4] 何伦，王小玲. 医学人文学概论［M］. 南京：东南大学出版社，2002.

[5] 胡继春，张子龙，杜光. 医学社会学［M］. 武汉：华中科技大学出版社，2013.

［6］景汇泉,李君,李海梅,等.求医行为的哲学思考及与社会发展相关性的探析［J］.医学与哲学(人文社会医学版),2014,35(8A):43-45,49.

［7］刘云章,边林,赵金萍,等.医学伦理学理论与实践［M］.石家庄:河北人民出版社,2014.

［8］王涵,李正赤.医学人文导论［M］.北京:人民卫生出版社,2019.

［9］王思斌.社会工作概论［M］.3版.北京:高等教育出版社,2014.

［10］王亚峰,田庆丰,李志刚,等.人文社会医学导论［M］.郑州:郑州大学出版社,2004.

［11］王志中,王洪奇.医学社会学基础［M］.北京:军事医学科学出版社,2013.

［12］徐丛剑,严非.医学社会学［M］.上海:复旦大学出版社,2020.

第 四 章

医学社会组织

第一节　社会组织与医学社会组织

组织是人们在相互交往中形成的一定行为关系的集合。组织是多样性的统一,是现代社会的基本单位。社会组织是组织的一种类型,是社会发展到一定阶段的产物,是次级群体的表现形式。

一、社会组织的含义与特征

社会组织的含义有广义和狭义之分:广义的社会组织泛指社会上的一切组织,即人们从事共同活动的所有群体形式,包括各种初级群体形式(如家庭、家族、村社等)和次级群体形式(如政府、军队、学校等);狭义的社会组织是指人们为了达到某种共同目标,按照一定的规范、宗旨、制度和系统,将其行为彼此协调与联合起来形成的社会团体。社会学研究的社会组织主要是指狭义的社会组织。

社会组织的主要特征包括四个方面:(1) 特定的组织目标。组织目标是社会组织的灵魂,通常是具体的、明确的,它能体现该组织的性质与功能。在社会组织中人们围绕组织的目标从事共同的群体活动。(2) 一定数量的组织成员。组织成员是社会组织存在的实体基础,社会组织是由两个或两个以上的人组成的群体系统,组织成员资格的获取需要经过相关的考核与审查,成员对组织要有一定的归属感。(3) 系统的组织结构。为了实现组织的目标,提高组织的活动效益,社会组织一般都会根据分工和功能的不同设置合理的、系统化的职位分层和部门分工结构,通过协调部门之间、个人之间的活动,实现社会组织的目标。(4) 统一的行动规范。行动规范大多以规章制度的形式出现,是每个组织成员必须遵守的,它是组织成员开展活动的依据,可以制约、规范成员的行为。

二、社会组织的构成要素与分类

（一）社会组织的构成要素

社会组织一般由四个方面的要素构成，分别是地位、权威、角色和规范。

（1）地位。地位是指人们在社会关系空间中所处的位置。社会组织的互动是经由地位而建立的，人际互动基本上是地位之间的互动。社会地位的形式分为归属地位和成就地位两种。归属地位是与生俱来的，如性别、种族；成就地位是后天通过自己的努力获得的，如教师、医生。社会组织中的地位主要是成就地位。

（2）权威。权威是指一种合法化的权力。权威可以约束和限制组织成员，是维持社会组织运行的必要条件。组织权威具有两种特征：第一，权威是社会组织的特性，权威的运作必须在组织中进行，组织使权威合法化。第二，权威依附于职位，一个人的职位决定着他拥有该职位的权威，一旦离开该职位，则意味着权威的运作也停止了。

（3）角色。角色是指按照一定社会规范表现的特定社会地位的行为模式。社会角色与社会地位之间相互依存、不可分割，角色表现地位，地位规定角色的范围。可以说，角色是地位的动态表现，地位是角色的静态描述。

（4）规范。规范是指稳定的规则与规章制度，是社会组织为组织成员设立的需要共同遵守的行为标准。规范是组织成员良性互动的基础，给组织成员的互动提供了一种期望模式，使人际关系的互动能顺利、稳定地进行。

（二）社会组织的常见分类

按照不同的分类标准，可以将社会组织划分为不同的类别：可以按照功能和目标进行分类，可以以受惠者为基础进行分类，可以按照组织谋求人们的顺从方式进行分类，还可以以组织所使用的技术为基础进行分类。

（1）按照功能和目标，可以将社会组织划分为经济生产组织、政治目标组织、整合组织以及模式维持组织。经济生产组织是指那些制造物品或进行生产的组织，这类组织的典型形式是实业公司。政治目标组织是指那些为保证社会整体目标实现而形成的各类组织形式，如政府机构和权力组织。整合组织是指那些能够保持和维系各系统单位之间合作关系的组织，这类组织通过发挥自身的协调和整合作用，促使社会各部分良好配合，实现整个社会的目标，如法院、精神病院等。模式维持组织是指具有"文化""教育""价值承载"功能的组织，这类组织在组织成员意识形态方面发挥着影响作用，如教会、学校、研究机构等。

（2）以受惠者为基础，可以将社会组织划分为互惠组织、服务组织、经营性组织、公共性组织。在互惠组织中，组织成员由于共同的兴趣爱好而聚集在一起，组织成员参与程度的高低会对组织权力的大小产生较大影响。服务组织主要是为组织的受惠者提供良好的服务。经营性组织主要是指可以用货币形式来衡量活动价值的组织，如银行、商店等。公共性组织起到保护社会、维护社会公平与公正的作用，社会公众都是这类组织的受惠者。

（3）按照组织谋求人们的顺从方式，可以将社会组织划分为疏远型组织、功利型组织和道德型组织。疏远型组织以强制力迫使组织成员服从组织的要求，组织成员与组织的关系处于离散状态。功利型组织是指以实际性奖励和非实际性奖励为基础来管理和控制组织成员的社会组织。道德型组织是指以劝导和感召来引导人们做出正确行为的组织。

（4）以组织所使用的技术为基础，可以将社会组织划分为长链组织、媒介组织、集约组织。长链组织是指需要在时间序列中执行功能的组织形式，如流水作业。媒介组织是指使用媒介技术把希望保持相互依赖关系的人群结合在一起的组织形式，如银行。集约组织是指将各种工艺技术和方法结合在一起，以完成某项特定任务的组织。

三、医学社会组织的含义与特征

医学社会组织是指以提高人体健康水平、促进人与环境和谐关系为目的的，按照一定的规范、宗旨、制度和系统，协调与联合起来的医疗、护理、卫生、预防、保健、计划生育、医学教育和医学科研等社会服务行业机构。医学社会组织是具有医学性质的社会组织，提供的服务具有保健性、综合性、持续性的特点。

（1）保健性服务。健康问题是关乎人类福祉的重要问题。医学社会组织以维护健康为目的，根据不同人的健康问题提供对症的治疗措施，如身体保健、疾病预防、疾病诊治、康复服务、心理咨询等。

（2）综合性服务。从服务对象来看，医学社会组织不仅服务于病人，也服务于病人家属和医务人员等；从服务内容来看，医学社会组织能够运用各种社会资源为服务对象提供生理、心理、精神等方面的综合性服务；从服务范围来看，医学社会组织不仅涉及个人，还涉及家庭、社区等；从服务方式来看，医学社会组织不仅提供疾病的预防、治疗与康复服务，还提供社会心理支持和后期跟踪服务等。

（3）持续性服务。医学社会组织持续在疾病的发生、发展、演变过程中为服务对象提供服务。不仅如此，对于因疾病产生而带来的经济、社会、家庭等方面的问题，医学社会组织也会积极调动可利用资源，为服务对象提供持续性的服务。

四、医学社会组织的历史发展

医学社会组织是随着人们对抗疾病、维护健康的需求逐渐增加而产生的，其发展也经历了漫长的过程，主要可以分为以下几个阶段。

（1）产生阶段。奴隶社会时期到封建社会初期，社会生产效率逐渐提高，社会分工越来越细化，医疗活动开始成为一个独立的职业，医学社会组织开始出现。古巴比伦的《汉谟拉比法典》中记载了医生的活动以及各种医疗事故的法律责任。古希腊的僧侣在神庙内的病室中指导病人进行疾病诊治，神庙医学开始兴起。古印度在公元前 600 年就有医院的雏形，专门收容看病的人。4 世纪的罗马帝国建立了教会医院，为穷人和病人提供医疗服务。

（2）发展阶段。封建社会中后期到 20 世纪，随着医疗规章制度的制定与完善，医学的专业化程度越来越高,正式的医学社会组织得以发展。11世纪以后,欧洲多处建立了麻风病院。18世纪,英国为了改善城市卫生状况,建立了以个人捐赠为资金基础的专门收容生病穷人的机构——志愿医院,病人必须拿到捐款者的引荐信才能入住医院。1847年,在英国的利物浦市,第一个专职的卫生官被任命。1848年,英国议会通过了《公共卫生法》,并根据该法设立了国家卫生总局①。我国的许多医学社会组织也在这一时期发展了起来。唐朝时期专设"养病坊",并建立了太医署,下设医学和药学两部。宋朝时期设有"安乐坊""安济院""养济院",还设置了专门的药政机构。明朝设有官方药局和各种民办药店,民间还成立了我国最早的医学社会团体——一体堂宅仁医会。

(3)成熟阶段。20世纪以来,医学逐渐发展成为一个包含生命科学、人文社会科学等多学科的学科群,医学社会组织也日趋成熟。以往的医学模式单纯从生物学角度考虑人体生理活动对疾病和健康的影响,20世纪以来的医学模式开始从生物、心理、社会等多方面因素思考疾病和健康,人们对医学的认识不断深化。在这个时期,大量的医学社会组织成立了:1943年英国在牛津建立了第一个社会医学研究院,1948年世界卫生组织(WHO)成立。这一时期的医学社会组织中包含了医护人员、卫生组织行政管理人员、医务社会工作者等众多角色,其发展也基本满足了人们对医疗和健康的多方面需要。我国的医学社会组织也跟随全球节奏不断发展。1912年,北洋政府在内政部设立了卫生司。1925年,在美国的资助下,北京协和医院建立了从事妇婴统计、生命统计、学校卫生、卫生教育研究工作的第一卫生厅。1949年以后,新中国建立了从中央到地方的全国性卫生行政组织和卫生服务机构。国家卫生健康委员会公布的信息显示,2021年年末,我国共有医疗卫生机构103.1万个,其中包括医院3.7万个、基层医疗卫生机构97.7万个、专业公共卫生机构1.3万个。

第二节 医疗行政组织

医疗行政组织是以预防和治疗疾病、保持和增进居民健康水平为目标的,负责管理和协调国家公共医疗事务的机构。医疗行政组织的性质、任务和工作方法是由社会生产力水平和生产关系决定的。由于社会经济发展水平、科技发展水平、人们健康状况等的不同,在不同的时期、不同的国家,医疗行政组织的形式也会有差异。本书以我国为例介绍医疗行政组织。

一、国家卫生健康委员会

国家卫生健康委员会的前身是1949年11月成立的中央人民政府卫生部。2013年3月,根据第十二届全国人民代表大会第一次会议审议的《国务院关于提请审议国务院机构改革和职能转变方案》的议案,我国将国家人口和计划生育委员会的计划生育管理和服务

---

① 李化成.19世纪英国霍乱防治的经验与启示[N].光明日报,2015-03-28.

职责与卫生部的职责进行整合,组建了国家卫生和计划生育委员会,不再保留卫生部。2018年3月,根据党的第十九届三中全会审议通过的《中共中央关于深化党和国家机构改革的决定》《深化党和国家机构改革方案》和第十三届全国人民代表大会第一次会议批准的《国务院机构改革方案》,将国家卫生和计划生育委员会改制组建为国家卫生健康委员会。

国家卫生健康委员会贯彻落实党中央关于卫生健康工作的方针政策和决策部署,在履行职责过程中坚持和加强党对卫生健康工作的集中统一领导,其主要职责如下:

(1)组织拟订国民健康政策,拟订卫生健康事业发展法律法规草案、政策、规划,制定部门规章和标准并组织实施。统筹规划卫生健康资源配置,指导区域卫生健康规划的编制和实施。制定并组织实施推进卫生健康基本公共服务均等化、普惠化、便捷化和公共资源向基层延伸等政策措施。

(2)协调推进深化医药卫生体制改革,研究提出深化医药卫生体制改革重大方针、政策、措施的建议。组织深化公立医院综合改革,推进管办分离,健全现代医院管理制度,制定并组织实施推动卫生健康公共服务提供主体多元化、提供方式多样化的政策措施,提出医疗服务和药品价格政策的建议。

(3)制定并组织落实疾病预防控制规划、国家免疫规划以及严重危害人民健康公共卫生问题的干预措施,制定检疫传染病和监测传染病目录。负责卫生应急工作,组织指导突发公共卫生事件的预防控制和各类突发公共事件的医疗卫生救援。

(4)组织拟订并协调落实应对人口老龄化政策措施,负责推进老年健康服务体系建设和医养结合工作。

(5)组织制定国家药物政策和国家基本药物制度,开展药品使用监测、临床综合评价和短缺药品预警,提出国家基本药物价格政策的建议,参与制定国家药典。组织开展食品安全风险监测评估,依法制定并公布食品安全标准。

(6)负责职责范围内的职业卫生、放射卫生、环境卫生、学校卫生、公共场所卫生、饮用水卫生等公共卫生的监督管理,负责传染病防治监督,健全卫生健康综合监督体系。牵头《烟草控制框架公约》履约工作。

(7)制定医疗机构、医疗服务行业管理办法并监督实施,建立医疗服务评价和监督管理体系。会同有关部门制定并实施卫生健康专业技术人员资格标准。制定并组织实施医疗服务规范、标准,和卫生健康专业技术人员执业规则、服务规范。

(8)负责计划生育管理和服务工作,开展人口监测预警,研究提出人口与家庭发展相关政策建议,完善计划生育政策。

(9)指导地方卫生健康工作,指导基层医疗卫生、妇幼健康服务体系和全科医生队伍建设。推进卫生健康科技创新发展。

(10)负责中央保健对象的医疗保健工作,负责党和国家重要会议与重大活动的医疗卫生保障工作。

(11)管理国家中医药管理局,代管中国老龄协会,指导中国计划生育协会的业务工作。

(12)完成党中央、国务院交办的其他任务。

二、省(自治区、直辖市)卫生健康委员会

省(自治区、直辖市)卫生健康委员会贯彻落实党中央关于卫生健康工作的方针政策和决策部署,在履行职责过程中坚持和加强党对卫生健康工作的集中统一领导,其主要职责如下:

(1)贯彻落实国家有关国民健康的政策,卫生健康事业发展的法律法规、政策、规划,组织起草有关地方性法规、省(区、市)政府规章草案和地方标准。拟订全省(区、市)卫生健康事业发展相关政策、规划并组织实施,统筹规划卫生健康资源配置,指导区域卫生健康规划的编制和实施。制定并组织实施推进卫生健康基本公共服务均等化、普惠化、便捷化和公共资源向基层延伸等政策措施。

(2)落实公立医院党建工作责任。指导协调全省(区、市)卫生健康行业党的建设工作,统筹推进全省(区、市)公立医院、基层医疗卫生机构、计生服务机构、民营医疗机构等党的建设工作。建立公立医院党建目标责任制和党建工作质量评价考核制度。

(3)协调推进全省(区、市)深化医药卫生体制改革,研究提出深化全省(区、市)医药卫生体制改革政策、措施的建议。组织深化全省(区、市)公立医院综合改革,推进管办分离,健全现代医院管理制度,制定并组织实施推动卫生健康公共服务提供主体多元化、方式多样化的政策措施,提出医疗服务和药品价格政策的建议。

(4)贯彻执行国家免疫规划,制定并组织落实疾病预防控制规划以及严重危害人民健康公共卫生问题的干预措施。

(5)负责卫生应急工作。指导卫生应急体系和能力建设。组织和指导突发公共卫生事件的预防控制、应急处置和各类突发公共事件的医疗卫生救援。根据授权发布突发公共卫生事件应急处置信息。

(6)组织拟订并协调落实应对人口老龄化政策措施,负责推进老年健康服务体系建设和医养结合工作。

(7)贯彻落实国家药物政策和国家基本药物制度,组织拟订全省(区、市)药物使用的相关政策措施,开展药品使用监测、临床综合评价和短缺药品预警,提出本省(区、市)基本药物价格政策的建议。组织开展食品安全风险监测评估,依法制定并公布食品安全地方标准,负责食品安全企业标准备案。

(8)负责卫生健康系统安全管理工作,负责职责范围内的生态环境保护工作,承担职业健康管理职责。负责职责范围内的职业卫生、放射卫生、环境卫生、学校卫生、公共场所卫生、饮用水卫生等公共卫生的监督管理,负责传染病防治监督,健全卫生健康综合监督体系。

(9)制定医疗机构、医疗服务行业管理办法并监督实施,建立医疗服务评价和监督管理体系。会同有关部门实施卫生健康专业技术人员资格标准。制定并组织实施医疗服务规范、标准和卫生健康专业技术人员执业规则、服务规范。

(10)负责计划生育管理和服务工作,开展全省(区、市)人口监测预警,研究提出全省

（区、市）人口与家庭发展相关政策建议，完善本省（区、市）计划生育政策。

（11）指导全省（区、市）卫生健康工作，指导全省（区、市）卫生健康人才队伍建设，指导基层医疗卫生、妇幼健康服务体系和全科医生队伍建设。推进卫生健康科技创新发展。

（12）负责省（区、市）保健对象的医疗保健工作，负责全省（区、市）重要会议与重大活动的医疗卫生保障工作。

（13）管理省（区、市）中医药管理局。承担省（区、市）老龄工作委员会日常工作。指导省（区、市）计划生育协会的业务工作。

（14）完成省（区、市）委、省（区、市）政府交办的其他任务。

三、市卫生健康委员会

市卫生健康委员会贯彻落实国家和省、市关于卫生健康工作的方针政策和决策部署，在履行职责过程中坚持和加强党对卫生健康工作的集中统一领导，其主要职责如下：

（1）贯彻落实国家有关国民健康政策、卫生健康事业发展的法律法规、政策、规划，拟订全市卫生健康事业发展相关政策、规划、地方标准、措施并组织实施。统筹规划卫生健康资源配置，指导区域卫生健康规划的编制和实施。制定并组织实施推进卫生健康基本公共服务均等化、普惠化、便捷化和公共资源向基层延伸等政策措施。

（2）落实公立医院党建工作责任。指导建立公立医院党的组织体系，强化公立医院党的领导，督促指导做强公立医院党建工作。根据行业主管部门自身职能强化行业指导，支持和帮助民营医疗机构开展党建工作。

（3）协调推进全市深化医药卫生体制改革，研究提出深化全市医药卫生体制改革政策、措施的建议。组织深化全市公立医院综合改革，推进管办分离，建立健全现代医院管理制度，制定并组织实施推动卫生健康公共服务提供主体多元化、提供方式多样化的政策措施。

（4）贯彻执行国家免疫规划，制定并组织落实疾病预防控制规划以及严重危害人民健康公共卫生问题的干预措施。完善疾病预防控制体系。

（5）负责卫生应急工作。建立卫生应急体系并提升能力建设。组织指导突发公共卫生事件的预防控制、应急处置和各类突发公共事件的医疗卫生救援。根据授权发布突发公共卫生事件应急处置信息。

（6）组织拟订并协调落实全市应对人口老龄化政策措施，负责推进全市老年健康服务体系建设和医养结合工作。

（7）负责卫生健康系统安全管理工作，负责职责范围内的职业健康、放射卫生、环境卫生、学校卫生、公共场所卫生、饮用水卫生等公共卫生的监督管理，负责传染病防治监督，健全卫生健康综合监督体系。负责职责范围内的生态环境保护工作。

（8）监督实施国家颁布的医疗机构、医疗服务行业管理办法，建立医疗服务评价和监督管理体系。会同有关部门实施卫生健康专业技术人员资格标准。制定并组织实施医疗服务规范、标准，和卫生健康专业技术人员执业规则、服务规范。贯彻落实国家药物政策和国家基本药物制度，执行全省药物使用的相关政策措施，开展药品使用监测、临床综合评价和短缺药品预警,提出医疗服务和药品价格政策的建议。组织开展食品安全风险监测评估。

（9）负责计划生育管理和服务工作,开展全市人口监测预警,研究提出全市人口与家庭发展相关政策建议,完善本市计划生育政策。

（10）指导全市卫生健康工作。牵头制定和落实高层次人才医疗保障服务政策,统筹推进全市卫生健康人才队伍建设,指导基层医疗卫生、妇幼健康服务体系和全科医生队伍建设,推进卫生健康科技创新发展。

（11）贯彻执行国家中医药事业发展的法律法规、政策和相关产业标准,拟订全市中医药事业发展的相关政策、规划并组织实施,承担全市中医医疗、预防、保健、康复及临床用药等的监督管理工作。

（12）负责爱国卫生工作。负责组织编制开展爱国卫生运动,创建国家卫生城市的发展规划,负责组织指导全市除"四害"工作。承担全市血吸虫病、地方病防治工作。

（13）负责市级保健对象的医疗保健服务,负责全市重要会议与重大活动的医疗卫生保障工作。

（14）负责全市地方病防治、艾滋病防治工作。承担市老龄工作委员会日常工作,指导市计划生育协会业务工作。

（15）完成市委、市政府交办的其他任务。

四、县卫生健康委员会

县卫生健康委员会贯彻落实党中央国务院、省委省政府、市委市政府、县委县政府关于卫生健康中国的方针政策和决策部署,在履行职责过程中坚持和加强党对卫生健康工作的集中统一领导。县卫生健康委员会的主要职责与市卫生健康委员会对应,组织、落实、管理和实施本辖区内的卫生健康工作。

第三节 医 院

一、医院概述

医院组织是医疗卫生系统中最重要的医学社会组织,是医务工作者运用医学技术和设备对病人提供疾病诊疗、疾病预防和护理服务的场所,也是指导和参与社区预防保健工作的重要医疗事业机构。

（一）医院的含义

医院是指按照法律法规和行业规范,向人们提供预防、治疗、护理、康复服务,以救死扶伤为主要目的的医疗机构。一定数量的病床设施、必要的医疗设备和相应的医务人员是医

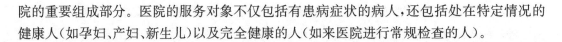

院的重要组成部分。医院的服务对象不仅包括有患病症状的病人,还包括处在特定情况的健康人(如孕妇、产妇、新生儿)以及完全健康的人(如来医院进行常规检查的人)。

(二)医院的属性

福利性。医院是社会福利事业的一部分,具有福利性,这是由我国社会主义制度的性质和医院劳务生产、消费的特点所决定的。我国不断加大对医疗卫生事业的投入,目的便是最大限度地满足人民群众的医疗需求,维护和保障人民群众的身心健康。在医院劳务的生产和消费过程中,也始终遵循人道主义的宗旨,把社会效益作为行动的最高准则,尽可能免除或减轻疾病给个人和社会带来的风险。我国的公立医院大多属于非营利性质,它们以非营利的方式向社会大众提供基本医疗保健服务,也因其福利事业属性享受国家免税政策,得到国家财政拨款。

公益性。公益性是指医院的兴办和运转费用来自社会各个方面,其劳务活动的全部成果又使全体社会成员共同受益。我国的卫生事业是由国家、集体和个人共同投资并共同受益的具有一定福利性质的公益事业,卫生行业内的所有机构都是卫生事业性质的体现者。因此,医院也是重要的公益组织。医院合理利用有限的卫生资源,为社会提供病患救治、公众健康教育、医疗卫生知识普及等服务,从而最大限度地提高社会人群的整体健康水平和生命质量,这体现了医院的公益性。

生产经营性。虽然医院具有福利性和公益性特征,强调社会效益和社会责任,但在市场经济条件下,仍然需要按照等价交换的原则与社会进行物质交换。为了向社会提供更好的医疗服务,医院从中央和地方政府得到财政拨款的同时,也会向被服务者收取一定的费用。为了加强生产经营管理,医院也会部分引入一些企业的运行机制。这些做法既体现了医院的有偿经营特点,也有利于医院的整体功能提升。需要明确的是,医院必须正确处理生产经营性与福利性的关系。一般来说,医院应以福利性为前提,把社会效益放在首位。

(三)医院的分类

按照医疗技术水平,可以将医院划分为一级医院、二级医院和三级医院。

一级医院是直接为社区提供医疗、预防、康复、保健等综合服务的基层医院,是初级卫生保健机构,如乡、镇、城市街道的卫生院等。其主要功能是直接对人群提供一级预防,在社区管理多发病、常见病、现症病人并正确转诊患有疑难重症的病人,协助高层次医院搞好中间或院后服务,合理分流病人。二级医院是跨几个社区提供医疗卫生服务的地区性医院,是地区性医疗预防的技术中心,如县、区医院等。其主要功能是参与指导对患病高危人群的监测,接收一级医院的转诊,对一级医院进行业务技术指导,进行一定程度的教学和科研。三级医院是跨地区、省、市以及向全国范围提供医疗卫生服务的医院,是具有全面医疗、教学、科研能力的医疗预防技术中心,如省级医院、高等院校附属医院等。其主要功能是提供专科(包括特殊专科)的医疗服务,解决危重疑难病症,接受二级医院的转诊,对下级医院进行业务技术指导和人才培训,完成培养各种高级医疗专业人才的教学任务并承担省级以上的科研项目,参与和指导一、二级医院的预防工作。

按照服务内容,可以将医院划分为综合性医院和专科性医院。综合性医院是指从事各种疾病诊治的医院,也称通科医院。综合性医院内会分设内科、外科、妇产科、儿科、眼科、皮肤科等各种医疗专科,也会有放射、检验、药剂、病理功能检查等各种医技部门,并有相应的技术人员和医疗设备。专科性医院是指专门诊治某一种疾病或只针对某一类人群的医院,如口腔医院、眼科医院、肿瘤医院、妇产医院、儿童医院等。

按照经济性质,可以将医院划分为营利性医院和非营利性医院。营利性医院以获取利润为主要目标,通过提供医疗服务来获取收益,其收益可用于回报投资者。非营利性医院为社会公众的利益服务,不以营利为目标,向社会提供基本的医疗服务,满足人民群众的基本医疗需求,旨在提高人民群众的健康水平。非营利性医院的收入被用于增加社会公益、促进医院发展和提高病人满意度等,不能够用于利润分配。

二、医院的发展与功能变化

(一)古代医院萌芽时期(前 7 世纪至 18 世纪末)

中国是医院萌芽产生最早的国家之一,早在周朝便有了关于医院雏形的明确记载。春秋初期,齐国政治家管仲在都城临淄(今山东省淄博市东北部)建立了残废院,收容残疾人,供给食宿,给予治疗。在湖北睡虎地出土的秦简中,关于疗坊的记载表明,秦代已开始有收容麻风病人的医院。秦汉以后,各个封建王朝不仅有为皇室贵族服务的医疗组织(如太医令、太医署、太医院等),也先后出现了救济性质的平民医院。例如,公元 2 年西汉出现了收容传染病人的隔离院,东汉出现了军医院"庵芦",隋唐时期出现了收容麻风病人的"疠人坊"和慈善机构"悲田坊",宋代有为病残而设的"病坊""养病坊"以及收容老幼残疾而无依靠之人的"福田院",元、明、清各时期先后出现了规模较大的"广惠司""惠民药局""太医院"等。这些早期医院雏形体现了医院作为收容场所的功能。

公元前 473 年建于锡兰的佛教医院是国外较早出现的一所古代医院。公元前 1 世纪,古罗马成立了专门用于医治受伤士兵的军事医院(valetudinaria)。公元 4 世纪,罗马帝国在修道院中建立了第一个教会医院,该医院同时也作为基督教据点使用。6 世纪以后,西欧各地开始陆续建立教会医院,为患病的教徒、旅行者提供医疗场所或避难场所。在十字军远征时期,基督教军队在地中海地区曾建立了很多医院,国王、王后以及其他贵族、富商、匠人行会和市政当局都纷纷参与到医院的建设中来。到 15 世纪末,西欧已经建立起了相对完善的医院网络。然而,因为医疗技术水平低下,很少有疾病在医院中被治愈,只有少数病人在治疗后得以幸存,古代医院常常给人一种"穷人的死亡之地"的印象。例如 1600 年,法国传教士圣文森(St. Vincent de Paul)设立的慈善修女会(Sisters of Charity)主要用于照顾贫穷病人并操办他们的临终事宜。直到 18 世纪末,医生和医院在治愈疾病方面都没有赢得公众的广泛认可,医院主要发挥着收容场所、宗教活动中心、临终院等功能。

(二)古代医院向近代医院转型阶段(18 世纪末至 19 世纪中叶)

受文艺复兴运动的影响,医学逐渐从宗教与神学中分离出来。人体解剖作为一种科学问世,生理学、病理学等相继建立,物理诊断方法开始被广泛应用,医学科学由经验医学转变为实验医学。18世纪中叶以后,一方面,物理、化学、生物学等学科逐渐有了系统的理论框架,受这些自然科学影响,医学内部分化出许多分支科学,医院也开始根据疾病类型对住院病人进行分别治疗,医疗服务的质量逐渐提高。另一方面,工业革命解放了生产力,促进了社会经济和科技的发展,同时也带来了城市人口膨胀、传染病肆虐、环境卫生恶化等一系列问题,这也为初期医院的形成和发展提供了客观条件。1803年,拿破仑颁布了医学教育和医院卫生事业管理的法律,医学事业由此得到了统一管理和改善。这一时期,西方医院伴随着帝国主义的入侵进入了中国。美国公理会派遣的来华传教医士于1835年11月在广州成立了眼科医局,利用治病的机会进行传教活动。此后,所有在华教会的医疗机构都设有专职神父和牧师,他们利用医疗事业从事宗教活动。

在这一转型时期,世界各地的医院取得了一些技术或管理方面的成果。例如,麻醉技术、物理诊断、临床试验等医疗技术不断发展进步,医院初步出现了内科、外科、妇科等分科,诊疗和护理的质量和专业水平不断提高,医院成为重要的重病治疗场所。当然,这一时期的医院也存在着一些局限性。首先,医院的发展并不均衡,资本主义国家的医院发展迅速,封建、半封建社会国家的医院发展缓慢。其次,医院中的营养护理、消毒隔离等医疗技术还不完善,完备的医院组织系统尚未形成。

(三) 近代医院正规化发展阶段(19世纪中叶至20世纪中叶)

19世纪中叶至20世纪中叶,伴随着细菌学、药理学、临床医学等学科的进一步发展,医学技术也逐步上升到了科学层次。1889年,医院首次设立了临床实验室;1896年,X光片第一次被用于诊断疾病;1901年,血型的发现为病人输血提供了安全保障;1903年,心电图首次被用于诊断心血管疾病;1929年,脑电图被用于脑学神经疾病的诊断。同时,青霉素、碘胺药等的发现与应用,也为病人的临床治疗提供了有效手段。这一时期,医学进一步分科,医院管理逐步完善,医院逐渐发展成为社会疾病诊断和治疗的主要场所。19世纪中叶,南丁格尔创建的护理学将医院的医疗服务与生活服务相结合而发展成为医院护理体系。1860年,其在伦敦创建的南丁格尔护士训练学校被后人认为是世界上第一所正规的护士学校。在这一阶段,医学教育也有了很大的发展。1919年,美国教育家Flexner向联邦政府提出意见,要求改进医学教育,建立系统、翔实的教学体系。美国联邦政府据此开展了大规模的医学教育改革,进而形成了20世纪以来被各国广泛采用的医学教育基本模式。医学教育的发展,拓展了医院的功能,医院不再仅仅是医疗的场所,也是教育的场所。

中国现代意义上的医院是在教会医院的引领和示范下逐渐生长起来的。1859年,全国仅有教会医师28人;1876年,全国有教会医院16所、诊所24个;1897年,全国教会医院约有60所;1905年,教会医院达到166所、诊所241个,教会医师301人[①];到了1949年,分布在全国的大小教会医院有340余所。这些教会医院和诊所分布在全国20多个省份,一般规模很小,设备简陋,医疗水平不高,即使是正式医院,收容能力也极为有限。但是,基督教的

---

① 龚纯.中国历代卫生组织及医学教育[M].西安:世界图书出版西安公司,1998:144.

在华医疗事业为中国西医的发展奠定了基础,建立了一系列的医院制度,从医学教育、护理教育、医学研究等多个方面促进了中国近代医疗事业的发展。

在这一时期,医院主要体现出以下三个方面的功能:第一,作为医学技术中心的医院。医院逐渐发展成为居民治疗疾病的固定场所,充足的诊疗和研究对象为医学专家的观察、实验和创新提供了便利的条件,医院也成为新技术或新药物投入临床的最优机构选择。青霉素的发现、医学影像学的蓬勃发展、器官移植的研究、微创手术的问世等都与医院有着密不可分的联系。因此,在近代医院正规化发展时期,医院是非常重要的医学技术中心。虽然医学技术中心这一功能在现代逐渐被拥有医学专业的高校和研究所所取代,但医院在临床科研、技术试点及效果检验等方面仍然发挥着不可替代的作用。第二,作为护理场所的医院。这一时期,护理学的专业理论框架逐渐形成,护士作为一类职业开始为社会所认可,护士教育机构的数量也逐渐增多。在医院里,医生和护士开始有了身份上的区别和任务上的分工,诊治和护理也逐渐分化为不同的治疗步骤。随着护理技术操作规范的确立和护理文件书写标准等的逐步制定,医院作为护理场所的功能和作用得到了进一步发挥。第三,作为教育场所的医院。医学是基于实践经验和技术检验的学科,仅仅依赖学校形式的医学教育是不充分的。继美国改进医学教育之后,全球的多个国家改革并完善了医学的教学体系。医学相关专业的学生在完成学校教育之后,将继续在医院里接受专业培训,熟悉医院的组织文化、规章制度和岗位职责等,使所学知识和技能朝专业方向深化。

(四) 现代医院时期(20 世纪 70 年代以来)

生产力的空前发展和科学技术的日渐成熟为现代医院建设提供了必要的物质条件,社会医疗卫生需求的增长也对医院建设与发展提出了进一步的要求。20 世纪 70 年代以来,医院的发展也进入了一个新的历史时期——现代医院时期。这一时期,医院的规模不断壮大,诊断手段不断更新,仪器设备越来越精密,医院能为患者提供的医疗服务水平也越来越高;医疗分科越来越细,医院功能呈现多样化的特征;现代管理理论被应用于医院事务,医院管理也逐渐走向专业化、信息化和智能化。医院不仅承载着医疗技术中心、护理场所、教育场所的功能,还逐渐成为居民的疾病预防场所、居民健康促进中心和疾病康复场所。

(1) 作为疾病预防场所的医院。随着医学模式和健康需求的转变,预防医学的重要性日渐凸显,医院成为疾病预防的重要场所。根据疾病的发生、发展过程及影响因素,医学上提出了三级预防的概念:第一级预防即病因预防,使健康人免受致病因素危害,增进健康;第二级预防即临床前期预防,做到早发现、早诊断、早治疗,防止疾病发展,以保护健康;第三级预防即临床预防,及时、正确治疗,防止残疾向残障转变,积极康复。越来越多的国家开始重视疾病的预防,加大了科研投入,壮大了疾病预防队伍,建立了疾病预防控制体系和工作机制,将预防工作依法化、科学化、规范化。

(2) 作为居民健康促进中心的医院。保健与健康促进服务是整个医疗服务中的重要部分。医院在健康促进方面的主要功能,是帮助个人和群体掌握保健知识,自觉采取健康的行为和生活方式,消除或控制健康风险因素,达到预防疾病、促进健康和提高生活质量的目的。医院健康教育服务的对象不仅是病人,还包括与病人有关的人和公众。开展健康教育

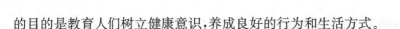
的目的是教育人们树立健康意识,养成良好的行为和生活方式。

（3）作为疾病康复场所的医院。现代整体医学把康复作为整个医疗服务的重要组成部分。按照现代健康理念,医院不仅要诊断和治疗疾病,还要帮助疾病康复期的患者恢复功能,提升生活能力、社会适应能力和生活质量。目前,康复医学已成为国内外医院的重要职能。重视伤后康复,寻求更好的医疗效果,满足患者的整体需求,已成为拓展医院功能、拓展服务领域的新方向。

三、医院组织结构与管理

医院组织结构是指医院为了实现组织整体目标而进行的机构设置和权力划分,它与医院的性质、规模、任务与功能相适应。医院管理是指按照医院工作的客观规律,运用现代管理理论和方法,对各种资源进行计划、组织、协调和控制,充分发挥医院的整体运行功能,以实现最佳医疗效率和效果的管理过程。研究医院组织结构与管理,对于医院功能的提升、医院工作的开展有着重要意义。

（一）医院组织结构

医院的组织结构是医院运行的重要载体,对于提升医院组织执行力、实现医院的高效能管理有着重要意义。合理的组织结构有利于盘活医院资源、调动医务人员的积极性、提升医疗质量。我国医院的组织结构一般分为医疗专业系统和行政支持系统。医疗专业系统由各级各类临床专业人员组成,包括医生、护士及医技人员。行政支持系统是指由为医疗活动提供职能服务的行政管理、后勤等非医疗部门所组成的非医疗系统。医疗组织中的主要部门包括诊疗部门、医技部门、护理部门、行政后勤部门、党团群组织等。其中,常见的诊疗部门有内科、外科、妇产科、儿科、耳鼻喉科、急诊科等,常见的医技部门有检验科、病理科、放射科、药剂科、麻醉科等,常见的行政后勤部门有医务科、人事科、财务科、供料科、设备科、保卫科等。

从组织结构的形式来说,我国医院一般可以分为直线制、直线职能制、事业部制和矩阵制四种。

直线制是一种简单的集权组织结构形式,领导关系按垂直系统建立,不设专门的职能机构。这种组织结构的优点是权责分明、结构简单、指挥系统清晰统一,缺点是缺乏专业化的管理分工。直线制适用于规模小、业务简单的医院。

直线职能制是在直线制的基础上,在院长的领导下设置相应的职能部门,实行院长统一指挥和职能部门参谋、指导相结合的组织结构形式。直线职能制将集权和分权相结合,在统一指挥下引入专业化管理,能充分发挥职能部门的参谋、指导作用,有利于提高组织的管理效率。但这种组织结构对职能部门与领导之间的相互协作要求较高,如果配合不好,就会影响工作的正常进行。

事业部制遵循集中决策、分散经营的原则,按业务分类并设立若干从事不同业务的事业部门,各事业部门在最高领导层和有关职能部门的总体决策下,分别实行相互独立的领导和管理。事业部制有利于权力下放,能够提升各部门的积极性、主动性和创造性,但是也存在着机构重叠、管理人员膨胀、易忽视医院整体效益等问题。事业部制组织结构适用于经营业务多样化、适应性较强的医院。

矩阵制是指职能部门为完成某一项特定的任务而组织在一起的组织形式。矩阵制弥补了直线职能制横向联系不佳、缺乏弹性等不足,能将综合管理和专业管理相结合,有利于部门间的分工和配合,有利于组织应对多变的管理任务,有利于提升医院管理的灵活性。但矩阵制组织的稳定性欠佳,按照管理任务成立的组织成员经常变动,人事关系不稳定。另外,这种组织结构往往会出现双重领导,部门之间容易产生责任不清、多头指挥的混乱现象。

(二)医院管理

医院管理是提升医疗服务品质的重要保证。医院的管理模式应与国家的社会制度、文化背景、经济发展水平、医疗保健制度、市场经济模式等相适应,不同国家、不同时期的医院管理模式也会有所差异。

新中国成立前夕,国内的医院多由教会举办,其管理主要沿用欧美国家的模式。新中国成立初期,我国全面学习苏联,对医院采取了计划经济的管理模式。十一届三中全会以后,随着改革开放政策的推行,医院管理也从计划经济模式向社会主义市场经济模式转变,在资金来源、领导体制、财务资产管理、职工薪酬设计等方面不断发展完善。1989年,《医院分级管理办法(试行草案)》和《综合医院分级管理标准(试行草案)》的颁布,让我国各级各类医院有了统一的管理标准和评审制度,结束了我国医院管理无法可依的状况。此后,《医疗机构管理条例》等一系列改革与发展政策相继出台,我国的医院管理工作逐步完善,医院管理水平不断提高。我国也逐渐形成了对营利性医院和非营利性医院的分类管理模式,对非营利性医院采取了"保证投入、给予税收优惠、进行价格管控"的投资、税收和价格政策,对营利性医院采取了"给予经济补偿、照章纳税、价格放开"的投资、税收和价格政策。2017年,国务院发布的《国务院办公厅关于建立现代医院管理制度的指导意见》从诸多方面对现代医院的管理制度、治理体系、党建工作等做了比较完整的阐述,中国医院的现代化管理水平得到了大幅提升。2019年,国家卫生健康委员会发布《国家卫生健康委办公厅关于印发公立医院章程范本的通知》,从医院外部治理体系、医院内部治理体系、医院员工、运行管理等方面加强了对公立医院的进一步管理。

我国目前的医院管理法律体系主要包括:(1)与机构、人员、技术设备等相关的行业准入制度;(2)与区域规划、医疗保险、行业管理、医院分类等相关的宏观运行控制制度;(3)与医疗行为、行业标准、技术规范、操作规范、质量控制、广告管理等相关的微观运行控制制度;(4)与事故处理、纠纷调解、服务投诉、权益保障等相关的法律救助制度。

四、医院文化

(一) 医院文化的概念

医院文化作为一种管理文化,体现了医院的根本价值追求,是现代医院管理的重要组成部分,良好的医院文化是提高医院核心竞争力的重要因素。医院文化有广义和狭义之分。广义的医院文化既包括医院的科学文化,也包括医院的人文文化;既可以指医院的建筑、设备、环境等物质文化,也可以指办院理念、管理方法、规章制度等制度文化,还可以指医务人员的价值观、道德观、信仰等认知文化。狭义的医院文化仅指医院的人文文化,是医学主体和客体在长期的医学实践中形成的道德风尚、思想观念、价值观念以及全体员工共同遵守的规范和行为准则。

(二) 医院文化建设的举措

医院文化建设不仅能增强医院的凝聚力,提升医院员工的归属感,还能加强医院的自我约束能力,强化对医院名誉的监督,促使医护人员为践行医院文化而更好地工作。加强医院文化建设的举措主要可以包括以下几方面。

(1) 确立正确的价值导向。文化的形成是一个长期的过程,正确的价值导向能使医院文化建设工作事半功倍、少走弯路。一方面,应继承祖国医学的光荣传统,弘扬古代医学家的高尚医德,克服腐朽价值观念的影响;另一方面,应建立和创新与实际情况相符的、具有鲜明个性特征的医院文化,形成品牌效应,得到员工认同。

(2) 发挥领导者的表率作用。医院领导者的重视是加强医院文化建设的根本动力,他们的参与是医院文化建设和发展的关键。因此,医院领导者要真正理解医院文化的含义和作用,以身作则,发挥表率作用,树立领导形象。同时,领导者要具有文化意识,重视医院文化建设,积极参与到医院文化的设计、倡导和推行过程中,培育出适合本院的特色文化。

(3) 增强员工对医院文化的认知。可以通过岗前、岗中培训等环节对医务人员进行文化熏陶,增强员工对医院理想信念和医院文化的理解,将员工和医院的奋斗统一起来,使员工的行为与医院的命运融为一体。同时,医院要重视医院的人才建设,关注员工的发展,帮助员工解决工作和生活上的困难,努力提升他们的幸福感和工作满意度,使他们对医院产生强烈的归属感和认同感。

(4) 发挥医院群众组织的作用。通过建立由工会、共青团以及其他群体组织组成的医院文化组织,开展集中培训、集体文艺活动等来加强员工之间的互动,促进医院文化的交流和创新,满足员工的文化需求,增强员工对医院文化的认同感。

第四节 医学社会机构

随着社会经济的快速发展和人们生活水平的提高,社会大众的医疗需求也更加多元化,除了医疗行政机构和医院以外,其他的医学社会组织形式也有了发展必要。同时,健康已在全世界范围内成为每个人都应享有的基本权利,为了保障该权利的有效实现,许多医学社会机构相继产生,包括世界卫生组织、医疗基金会、宗教机构、志愿者组织等。

一、世界卫生组织

(一)组织简介

世界卫生组织(World Health Organization,WHO,简称"世卫组织")是联合国下属的一个专门机构,总部设在瑞士日内瓦,只有主权国家才能参加,是国际上最大的政府间卫生组织。世界卫生组织的前身可以追溯到1907年成立于巴黎的国际公共卫生局和1920年成立于日内瓦的国际联盟卫生组织。1946年7月,64个国家的代表在纽约举行了一次国际卫生会议,签署了《世界卫生组织组织法》。1948年4月7日,《世界卫生组织组织法》在得到26个联合国成员国的批准后生效,世界卫生组织正式宣告成立。世界卫生组织的宗旨是使全世界人民获得尽可能高水平的健康。世界卫生组织的主要职能包括:(1)促进流行病和地方病的防治;(2)提供和改进公共卫生、疾病医疗及有关事项的教学与训练;(3)推动确定生物制品的国际标准。

(二)组织任务

——指导和协调国际卫生工作。

——根据各国政府的申请,协助加强国家卫生事业,提供技术援助。

——主持国际性流行病学和卫生统计业务。

——促进流行病、地方病和其他疾病防治工作。

——促进预防工伤事故及改善营养、居住、环境卫生、娱乐、经济和工作条件。

——促进妇幼卫生、计划生育和精神卫生。

——促进从事增进人类健康的科学和职业团体之间的合作。

——提出国际卫生公约、规则、协定。

——促进并指导生物医学研究工作。

——促进医学教育和培训工作。

——制定有关疾病、死因及公共卫生实施方面的国际名称。

——制定诊断方法的国际规范的标准。

——制定并发展食品卫生、生物制品、药品的国际标准。

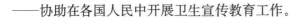
——协助在各国人民中开展卫生宣传教育工作。

二、医疗基金会

医疗基金会是不以营利为目的、从事各种公益医疗服务的社会团体和民间组织,具有非营利性、民间性、志愿性、组织性、慈善性、利他性六个基本特征。常见的基金会有红十字基金会、联合国儿童基金会、洛克菲勒基金会、上海市安济医疗救助基金会、台湾医疗改革基金会、香港癌症基金会等。

(一) 红十字基金会

1. 红十字国际委员会

红十字国际委员会是世界上最早成立的红十字组织,是瑞士的民间团体,总部设在日内瓦。1863 年 2 月 9 日,亨利·杜南与日内瓦知名家族中的四位主要人物一起在日内瓦创建了"五人委员会",8 天之后,五人决定将委员会更名为伤兵救护国际委员会,1876 年改为现名。

红十字国际委员会的宗旨是根据《日内瓦公约》及其附加协定书以及《国际红十字与红新月运动章程》所赋予的使命和权利,在国际性或非国际性的武装冲突和内乱中,以中立者的身份,开展保护和救助战争和冲突受害者的人道主义活动。

红十字国际委员会的主要活动包括传播国际人道法,为战乱情况下的受害者提供医疗服务和救济,开展国际寻人工作帮助失散亲人团聚,探视战俘和被拘押的平民,协助战俘交换等。

红十字国际委员会工作的基本原则为:人道、公正、中立、独立、志愿服务、统一和普遍。这些原则为其提供了道德、行动和组织方面的框架,是其在武装冲突、自然灾害和其他紧急局势中援助有需求之人的工作方式的核心。自创立以来,红十字国际委员会在世界各地直接开展行动,以中立团体的身份对战争受难者进行保护和救济,受理有关违反人道主义公约的指控,致力于改进和传播人道主义公约,与有关团体合作培训医务人员,发展医疗设备,通过这些举措一步步实现着自己的目标。

2. 中国红十字会

中国红十字会是中华人民共和国统一的红十字组织,是从事人道主义工作的社会救助团体,是国际红十字运动的重要成员。中国红十字会以保护人的生命和健康、维护人的尊严、发扬人道主义精神、促进和平进步事业为宗旨。中国红十字会成立于 1904 年,建会以后从事救助难民、救护伤兵和赈济灾民活动,为减轻遭受战乱和自然灾害侵袭的民众的痛苦而积极工作,并参加国际人道主义救援活动。新中国成立后,中国红十字会于 1950 年进行了协商改组,周恩来总理亲自主持并修改了《中国红十字会章程》。1952 年,中国红十字会恢复了在国际红十字运动中的合法席位。长期以来,中国红十字会遵守宪法和法律,遵循国际红十字运动基本原则,依照中国参加的《日内瓦公约》及其附加议定书,认真履行法定职责,充分发挥其在人道领域的政府助手作用,为我国经济社会发展做出了重要贡献,成为社会主义和谐社会建设的重要力量、精神文明建设的生力军和民间外交的重要渠道。

中国红十字会的职责为：开展救援、救灾的相关工作,建立红十字应急救援体系;在战争、武装冲突和自然灾害、事故灾难、公共卫生事件等突发事件中,对伤病人员和其他受害者提供紧急救援和人道救助;开展应急救护培训,普及应急救护、防灾避险和卫生健康知识,组织志愿者参与现场救护;参与推动无偿献血、遗体和人体器官捐献工作,参与开展造血干细胞捐献的相关工作;组织开展红十字志愿服务、红十字青少年工作;参加国际人道主义救援工作;宣传国际红十字和红新月运动的基本原则和《日内瓦公约》及其附加议定书;依照国际红十字和红新月运动的基本原则,完成人民政府委托事宜;依照《日内瓦公约》及其附加议定书的有关规定开展工作;协助人民政府开展与其职责相关的其他人道主义服务活动。

(二) 联合国儿童基金会

联合国儿童基金会,原名为"联合国国际儿童紧急救助基金会",于 1946 年 12 月 11 日创建,是联合国的下属机构之一。作为一个公正的、非政治的组织,联合国儿童基金会目前在 190 多个国家和地区开展工作,致力于拯救儿童的生命、捍卫他们的权利并帮助他们实现最大潜能[①]。联合国儿童基金会主要在儿童卫生和营养、安全用水和环境卫生、优质教育和技能培训、母婴艾滋病防治等方面提供支持,并保护儿童和青少年免遭暴力和剥削。在人道主义紧急情况发生之前、期间和之后,联合国儿童基金会均处在第一线,为儿童和家庭提供能够挽救生命的援助,并为他们带去希望。联合国儿童基金会在世界上最艰苦的地区帮助最脆弱的儿童和青少年,保护世界每一个角落的每一名儿童的权利,尽一切努力帮助从幼儿到青春期的儿童生存、茁壮成长并实现自己的潜能。

(三) 个人或者企业基金会

个人或者企业基金会也在卫生保健系统中扮演着重要的角色,如洛克菲勒基金会、吴阶平医学基金会等。

洛克菲勒基金会由约翰·戴维森·洛克菲勒于 1913 年在纽约创立,资助项目包括消灭饥饿、控制人口、改进医疗保健、调解国际纠纷、提高发展中国家的教育水平等。洛克菲勒基金会创立不久便在中国设立了中华医学基金会,并开始筹建北京协和医院,其与北京协和医院的密切合作保持至今。洛克菲勒基金会所组织的三次来华考察不仅论证了其中国医学项目的可行性,也使美国医学界对中国的医学状况有了深入、全面的了解,对中国近代医学发展的布局也起到了至关重要的作用。

吴阶平医学基金会经民政部批准,于 2002 年 2 月在北京正式成立,是国家卫生健康委员会直属的行业基金会。该基金会的前身是吴阶平泌尿外科医学基金会,在吴阶平院士亲属我国台湾裕隆集团董事长吴舜文女士及其他国内外亲友的共同倡议和支持下于 1995 年成立,同时得到来自中国内地(大陆)、台湾和香港地区,以及美国、新加坡等国企业及个人

---

① 关于联合国儿童基金会[EB/OL]. [2023-05-21]. https://www.unicef.cn/about-unicef/.

的捐助。吴阶平医学基金会的宗旨是弘扬吴阶平院士的高尚医德和治学精神,促进医学同道和社会各界人士团结合作,推动医学进步和人类健康事业发展。成立以来,该基金会秉承公益性、学术性、规范性原则,支持医学科研和医学领域的学术交流,组织各学科的继续教育及专科培训,开展健康公益活动和科普教育等方面的工作,为整个社会的健康事业做出了很大贡献。

三、宗教机构

宗教协会和宗教团体对医疗事业的发展和医疗服务的提供做出了重要贡献。他们为有需要的残疾人或病患筹集善款,协助照顾病人。他们还秉持着人道主义理念,开展了麻风病防治、医疗条件改善、医疗服务人员技术培训等方面的工作。例如,唐代的宗教机构太常寺在医药方面发挥了重要作用,太常寺中的医官一方面负责宗教仪式中的医疗服务,另一方面为皇室和官员提供医疗保健服务。又如,19世纪早期,由美国公理会传教士主持的广州眼科医局正式开张,这是基督教在华医药事业的起点,也开了近代以来基督教在华医疗慈善事业的先河。

1870—1890年,我国共设立了44所教会医院。1901—1911年,教会医院覆盖了大半的中国。清末民初,教会医院的规模和技术都得到了大幅提升,齐鲁大学医学院、华西协和大学医学院、福州协和医学院、华北女子协和医学院、广济医学校、辽宁医科专门学校、圣约翰大学医学院、夏葛医学院等教会举办的医学院校先后创办。教会设立的医院、医疗学校和研究机构推动了我国医院制度、医疗教育、护理教育、医学研究等的发展,为我国西医的长足进步奠定了基础。

四、志愿者组织

志愿者组织指志愿者秉承志愿精神,不以获取任何利益、金钱、名利为目的,志愿开展非营利性志愿工作的组织形式,其目的是满足公共需求、实现社会公益。志愿精神是一种奉献、友爱、互助、进步的精神,它提倡"互相帮助、助人自助、无私奉献、不求回报"。在医疗资源紧张、医护人员短缺、医患矛盾频发的大环境下,志愿者组织可以作为重要的医疗服务主体,为病人提供整体性照顾服务及良好的人文关怀。志愿者组织的参与,将进一步提升医疗服务的质量,实现医疗资源的优化配置,改变以往人们对医疗机构的冰冷印象。

志愿者能够为急诊患者提供的服务包括导医导诊、协助挂号、协助缴费、协助报告打印、发放医院宣传资料等;志愿者能够为住院患者及家属提供的服务包括协助办理出入院手续、为无家属陪同的患者做简易生活护理、陪同检查、协助费用查询、帮助经济困难患者筹集资金、出院后回访、协助预约复诊、协助处理投诉意见等;志愿者能够为社区居民提供的医疗相关服务包括协助义诊活动、开展健康教育、传播医院文化、收集并反馈居民健康信息等。

参考文献

[1] 安芳芳.对医院文化建设现状与对策的若干思考[J].改革与开放,2010(20):179.

[2] 科斯京,科斯季娜.关于"社会组织"概念的定义问题[J].国外社会科学,2002(3):116-117.

[3] 胡继春,张子龙,杜光.医学社会学[M].武汉:华中科技大学出版社,2013.

[4] 李化成.19世纪英国霍乱防治的经验与启示[N].光明日报,2015-03-28.

[5] 李江,李子威,戴万津.关于营利性医院是否应该体现公益性的思考[J].医学与哲学(A),2014,35(12):71-72,88.

[6] 梁其姿.面对疾病:传统中国社会的医疗观念与组织[M].北京:中国人民大学出版社,2011.

[7] 马菁.医院文化在现代医院管理中作用的探析[J].中国城乡企业卫生,2020,35(10):227-228.

[8] 沈朝立.基督宗教与医疗 用爱呵护生命[J].中国宗教,2015(7):72-73.

[9] 苏全有,邹宝刚.对近代中国医院史研究的回顾与反思[J].南京中医药大学学报(社会科学版),2011(1):30-37.

[10] 王志中,王洪奇.医学社会学基础[M].北京:军事医学科学出版社,2013.

[11] 卫利珍.医务社工与志愿者联合服务模式研究[J].南方论刊,2018(9):87-90.

[12] 吴翠俐,曾卫龙,汪红梅,等.新时期医院文化建设的探索与实践[J].当代医学,2018,24(2):55-58.

[13] 徐丛剑,严非.医学社会学[M].上海:复旦大学出版社,2020.

[14] 张尚仁."社会组织"的含义、功能与类型[J].云南民族大学学报(哲学社会科学版),2004,21(2):28-32.

[15] 郑杭生.社会学概论新修精编本[M].2版.北京:中国人民大学出版社,2014.

下 篇

新时代背景下的医学社会学议题

第 五 章

疾病与健康的社会学分析

随着经济的发展和社会文化的进步,人们对疾病与健康概念的理解已经超越了单纯机体生物学的范围,扩展到对社会文化与人的精神的思考。人们不再仅仅把疾病与健康看成是一种生物现象,更把它看作一种社会现象。因此,只有从人的社会属性角度出发对其进行研究,才能正确认识健康与疾病的本质,推动现代医疗卫生保健事业的发展,维护和提高全社会的健康水平。

第一节 疾病的社会学分析

一、疾病的概念

在人类的发展史中,人们进行生产活动的同时,不仅要不断地与大自然进行斗争,还要不断抗衡各种疾病,抵御各种因素对身体的伤害。因此,当人类开始拥有思维能力时,就对疾病这一现象有了思考。人们对待疾病如同对待洪水猛兽等自然灾害一样,认为疾病是一种异己的力量,是独立于人体而存在的实体。最早的"本体论"的疾病概念就是基于这种理解形成的。这一个概念被沿用至今,当人们在说"得了什么病"时,"得"字表示的正是从身外获得异己存在的意思。在科学技术落后、文化水平低下的贫困地区,巫医所谓的驱魔、驱邪等也是在把患病归咎于异己力量。

随着古代自然哲学的发展以及人们在实践中的观察和经验积累,自然哲学领域的疾病概念逐渐形成。我国古代中医学提出了阴阳五行说来解释疾病,通过阴阳五行的病理学说和外因六淫、内因七情等病因学说,将疾病与人们所处的自然和社会环境联系起来,认为疾病是因阴阳五行平衡失调所致。被称为"西方医学之父"的古希腊医师希波克拉底指出,疾病不是神灵的惩罚而是由自身原因引起的。他提出了体液学说,认为疾病是由 4 种体液的数量、比例和作用在体内的平衡遭到破坏导致的,并且认为这种失衡的原因与先天因素、环境与营养失调有关。

14—16 世纪的文艺复兴运动带来了思想的解放,新的哲学思想与思维方式为近代医学的诞生奠定了基础。人们对生命现象的解释进入了实验科学和机械运动的领域,解剖学、生理学和病理解剖学随之快速发展。此时,疾病被认为是机械失灵,需要医师的修补。随着自然科学和生物科学的发展,"疾病"的自然科学概念诞生。自然科学认为疾病是以一定的症状、体征、形态改变和病因为基础的实体。以该实体的特征为基础,也就构成了在现代医学中指导医生诊断、治疗的疾病分类学。

根据目前对疾病的认识,我们可以将其概念概括为:疾病是机体在一定病因的损害作用下,因自稳调节紊乱而发生的异常生命活动过程。对于大多数疾病来说,机体会对因疾病所引起的损害产生一系列抗损害反应。自稳调节的紊乱、损害和抗损害反应等均表现为疾病过程中各种复杂的机能、代谢和形态结构的异常变化,而这些变化又可使机体各器官系统之间以及机体与外界环境之间的协调关系发生障碍,从而引起各种症状、体征和行为异常,特别是造成环境适应能力和劳动能力的减弱甚至丧失。

二、疾病的社会认知和判定

如果说医学与卫生事业发展的最终目标是促使人类健康,那么疾病则是医学与卫生事业发展过程中的研究对象,同时它也是社会文化更为具体与直接的互动对象。从疾病的发生、发展、认知判断到诊疗康复的过程,既是疾病的生物学的消长过程,也是疾病现象与社会文化相互作用、相互影响的过程。"社会文化"变项在这一过程中起着重大作用。

(一)病因与社会文化

人类疾病的病因可以分为生物学性病因和社会文化性病因两大类。生物学性病因是指外部生物致病因子、理化致病因子及个体内部由遗传等决定的致病倾向性因子。社会文化性病因是指致病的社会环境和行为因素。人类极少会单纯因为生物学性病因产生疾病,大多数疾病都是由生物学与社会文化因素综合引起的,甚至有些疾病仅仅是因为社会文化因素引起的。如果将疾病大致分为遗传性、传染性和现代非传染性三大类,那么在分析致病因素时,便可以知道生物学性致病因素的比重在逐渐下降,社会文化因素的比重在逐渐上升。

遗传性疾病从表面上来看仅仅是因为个体生物学性状引起的,但实际上它也深受社会文化的影响。例如,禁止近亲结婚、禁止患有某些疾病的个体结婚或生育、产前检查与计划生育行为等能够在一定程度上阻止某些遗传性疾病的发生。遗传学认为,一些隐性遗传病只有在父母都是疾病基因的携带者时,子代才有可能患遗传病。在近亲结婚的案例中,双方都带有某种疾病的隐性基因的可能性比一般婚姻要大,其子代发病的概率也较高。因而,禁止近亲结婚有利于推动优生优育。现代社会中,许多国家还制定了产前检查等政策,禁止患有某些遗传性疾病的个体结婚或生育。计划生育行为对遗传性疾病的重要影响能够体现在唐氏综合征的预防方面。这种疾病患者约占全部精神迟滞类患者的10%,主要是由先天染色体畸变造成的,与产妇年龄过大有密切关系。计划生育行为可以避免高龄或超高龄妇女生育,或在怀孕过程中发现疾病并终止妊娠,起到阻止遗传性疾病发生的作用。

此外,生育期间抽烟、酗酒、滥用药物,以及周围环境污染等也都是导致遗传性疾病发生的因素。

直到 20 世纪上半叶,传染性疾病都是对人类健康威胁最大的疾病。虽然传染病是由病菌、病毒等微生物引起的疾病,但社会环境却是造成其发病与流行的重要因素。经过 100 多年的努力,细菌性传染病已基本得到控制。这一方面归功于预防接种、杀菌灭虫和抗菌药物等生物学手段控制的巨大成功,另一方面也得益于卫生条件、医疗保健条件和卫生习惯的改善。病毒性肝炎、艾滋病等由病毒引起的传染病目前虽然尚无特效药,但与其发病和流行相关的社会生活行为已经较为清晰,通过社会文化措施可以有效避免该类疾病的扩散。由此可见,忽视社会学性措施,单纯依靠生物学手段对疾病进行防治是不能奏效的。

现代非传染性疾病包括恶性肿瘤和心脑血管病等,这些疾病已经成为现代社会的主要疾病。它们没有明显的生物性致病因子,但与现代社会环境有着密切的关系。细胞突变说认为恶性肿瘤是体细胞在增殖过程中发生突变导致的,许多研究结果证实了环境污染对体细胞突变的影响。此外,工业发展造成的物理和化学污染也引发了癌症以外的其他变态反应性疾病和自身免疫性疾病。近年来,人们还注意到个人行为对癌症的影响,例如抽烟会加速肺癌的恶化等。社会文化因素还通过精神、心理等中介要素,影响着癌症的发展。调查发现,乳腺癌病人多半会出现焦虑、抑郁、紧张等情绪,而不良的精神状况会严重影响其身体康复。由于和社会文化因素联系密切,心脑血管疾病又被称为"现代文明病"。一方面,社会的高速发展使生活节奏变快、生活压力变大,吸烟、喝酒、熬夜等不良生活方式越来越多见,人们的精神长期处于兴奋、紧张状态,这干扰了机体神经体液的正常调节过程。另一方面,优越的生活条件使人们营养过剩、体重超标、体力活动减少,进而容易引起血脂、血糖的升高,形成动脉粥样硬化、堵塞血管,增加了心脑血管疾病的发病风险。可见,对待心脑血管这类现代文明病,不仅需要药物和手术等生物学手段,还需要社会文化方面的应对办法。

(二)疾病的认知与社会文化

疾病的认知过程,包括生物学认知过程和社会文化认知过程。其中,生物学认知过程又称医学感知,是指对生物学异常的认知;社会文化认知过程表现为对疾病的自我感知和社会感知。

疾病的医学感知性,是指机体在生物学上的改变。现代医学认为,无论是身体上还是精神心理方面的疾病都是以生物学改变为基础的,且这种改变是可以用仪器与技术检测出来的。对于大多数身体疾病与精神心理疾病,现代医学运用知识和技术已经基本可以掌握其症状、体征以及发病机制,并且还在器官、组织、细胞以及分子水平上不断深入研究。尽管目前还有许许多多病症的生物学机理尚未明确,但随着整个医学与科学的发展,医疗技术手段会不断提高与更新,人类对疾病生物学本质的认识也会不断深化和明晰。

疾病的自我感知性,是指患病的个体对疾病状态的主观体验。一般来说,疾病状态总是伴随着一些症状和体征,会使患者感到疼痛、不适、疲劳乏力等,这些不适性感觉使患者个体成为处于疾病状态的最早和最直接的判断者。有了对疾病状态的感知,患者才会去寻求医疗帮助,并且通过提供主诉和病史帮助医生做出诊断。患者的主观体验具有真切、直接、明确的指向性及时间性等特点,这是单纯生物学检查手段所不易做到的。因此,忽视病人的主观体验而只依靠仪器设备进行诊断,并不利于对疾病做出正确的判定。当代社会非常强调对个体生命的负责与尊重,这种个人的主观体验应该受到足够的重视。另外,疾病的自我感知性也会受到社会文化的影响,患者的经济水平、受教育程度、个人特征等因素都会影响其主观体验。

疾病的社会感知性,是指社会对其成员处于疾病状态的知晓、承认和判定。一方面,疾病状态可能对社会成员的某些社会功能产生影响,如劳动能力的丧失等,会影响原先社会角色的正常履行,从而引起家庭、学校、社团、工作单位等社会组织的关注。另一方面,由于社会成员患病使得其无法完全胜任原来的社会角色,社会必须对患病的成员进行权利、义务和责任方面的重新考虑,因此社会对疾病的感知是必然的和敏感的。另外,疾病的社会感知性是建立在社会文化的基础之上的,受到社会文化的制约与影响。不同地区、不同的社会发展阶段以及不同的社会文化背景对疾病的反应是大相径庭的。例如,经济高度发达地区扩大了对疾病状态的认可范围,某些轻微的病变或者是对正常态的微小偏离,也可被看成病态而受到社会关注。然而,在不发达的贫困地区,大量营养不良的儿童并不能被当成营养不良患儿对待。

(三) 疾病的判定与社会文化

疾病的医学感知性、自我感知性和社会感知性是疾病认知过程的三种特征,由此也可引出判定疾病的三种标准。它们既各自独立又相互联系,既可能单独出现并起作用,也可能一起出现并起作用。因此,疾病的判定具有一定的复杂性。当患者具有明显的生物学异常并伴随着主观体验的不适和社会功能的丧失时,则容易对疾病状态进行判定。而当疾病的三种特征表现不一的时候,判定过程就会变得复杂。

如果疾病的生物学异常表现得不明显,但个体却有强烈的不适体验,并且影响其社会功能,则通常属于心身症的病态情况。自20世纪30年代起,这类疾病的发病率越来越高。研究发现,在经济发达、就医方便的地区,大约有一半的人认为自己患有疾病,但其中大部分人无法通过现有的医疗手段检测出相应的生物学改变。临床上,当病人对症状的主观体验与医生的经验不相符时,医生往往认为病人"带有情绪色彩"。实际上,这样的判定对病人是不负责任的,它忽视了病人的自我感知性这一疾病状态的判定标准。

在疾病的判定过程中,还有一类被称为前临床疾病的情况。此时,生物学变化还处于初始、轻微的阶段,有可能逐步发展成某种疾病的病前状态,如疾病的潜伏期等情况。处于初始状态的个体往往没有明显不适的主观体验和社会功能障碍,只因偶尔的体检才发现前临床疾病。随着B超、CT、核磁共振甚至PET等先进诊断仪器的普遍使用,大量的前临床疾病被发现,在一定程度上对促进人类健康起到了重要作用。因此,对于预防医学来说,重视发现前临床疾病是一个重要方向。

在疾病的判定过程中,社会感知性表现较为突出的情况也存在。社会一般对严重影响社会生活的疾病有敏锐和强烈的感知。例如,对于患有烈性传染病但并没有生物学异常及主观不适体验的社会成员,社会往往会出于安全考虑对其进行疾病的干预。2003 年"非典"流行时期和 2020 年全球新型冠状病毒流行时期,政府都对患者采取了隔离观察措施。值得注意的是,疾病的社会感知性会受到病人个人行为的干扰。当个体意识到患病状态对个人有利时,如可以摆脱工作、逃避事情等,个体会在无任何生物学异常和不适的状况下表现出社会功能缺失的疾病状态。相反,当个体意识到疾病对个人不利时,如面临失业等情况,个体则会故意隐瞒病情而防止被社会感知和判定为病态。

第二节　健康的社会学分析

一、健康的概念

健康(health)一词在古代英语中有强壮、结实和完整的意思。由此可看出,健康最初的概念是身体没有疾病和损伤。这种概念直观明了,易为人们所接受,并且影响广泛而持久。即便是现在,仍然有些人把健康等同于没有疾病损伤,认为健康就等于没有疾病,没有疾病就等于健康。

现代社会人们越来越认识到健康不仅仅是没有疾病症状和体征,还是一个需要多维度讨论的问题。世界卫生组织(WHO)在 1948 年提出了关于健康的定义:"健康不仅仅是没有疾病或虚弱现象,而且是身体上、心理上、社会上的完好状态。"这一定义既反映了人的双重属性,又将人的健康与生理的、心理的以及社会的因素紧密联系在一起。健康是任何个体和社会充分发挥其功能的必要前提。当人们的健康状况良好时,可以身体力行地参加各种类型的活动。但当人们患病或受伤时,日常生活就会因为身体原因受到限制。1989 年,世界卫生组织对健康的概念又进行了重新定义,提出了四维健康观念,认为健康应该包括躯体健康、心理健康(又称精神健康)、社会适应良好(又称社会健康)和道德健康。

继世界卫生组织提出四维健康观之后,美利坚大学国家健康中心提出了新的健康观念,即个体只有身体、情绪、智力、精神和社会等五个方面都健康(也称健康五要素),才称得上是真正的健康,或称之为完美状态。健康的五个要素相互联系、相互影响。例如,身体不健康会导致情绪不健康,精神不健康会导致身体、情绪和智力的不健康。因此,只有所有的健康要素平衡地发展,人们才能真正健康、幸福地生活。这种观念将人们对健康的认识提高到了一个崭新的高度,并为世界各国学者所广泛接受。健康的五个要素具体表现如下。

第一,身体健康。身体健康不仅指没有疾病,还包括有良好的体能。体能是一种能满足生活需要和有足够能量完成各种活动的能力。个体具备这种能力,就可以预防疾病,提高生活质量。

第二,情绪健康。情绪涉及我们对自己和对他人的感受,其主要标志是情绪的稳定性。所谓情绪的稳定性,是指个体应对日常生活中的人际关系和环境压力的能力。当然,生活中偶尔有些情绪波动均属正常,关键是在生活的大部分时间里保持情绪稳定。

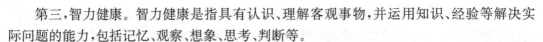

第三,智力健康。智力健康是指具有认识、理解客观事物,并运用知识、经验等解决实际问题的能力,包括记忆、观察、想象、思考、判断等。

第四,精神健康。精神健康是指能够认识自身的潜力,用积极的心态应对日常生活压力,以及关心和尊重所有生命的能力。

第五,社会健康。社会健康是指个体与他人、社会环境相互作用形成和谐的人际关系和社会角色的能力。拥有这项能力可以让人们在人际交往中充满自信和安全感,进而减少烦恼,保持愉快的心情。

简而言之,健康的实质是要求每个人能根据自己的生活习惯和身体状况主动地设计出自己的健康生活方式。自己把握自己的身心健康,才能让人的生理、精神和情感成为一个完整的统一体。这也要求人们要能动地改造自己的身心状态以更好地适应环境的变化,有效地控制自己的精神和心理情感,选择适合自己并且有益于身心健康的生活方式,以获得一种高度地保持人体完好状态的可能性。

二、健康态的社会认知和判定

由于 1989 年世界卫生组织对健康做出的四维定义影响深远,本书以躯体健康、心理健康(又称精神健康)、社会适应良好(又称社会健康)和道德健康四个维度作为参照讨论健康态的社会认知和判定。不同的社会文化水平下,人们的健康观念也有所不同,对健康的认知和判定也有所差异,尤其是关于精神健康和社会健康的认知和判定差异较大。

(一)躯体健康态

躯体健康态是指机体各部分结构和功能的正常状态,可依据一系列生物学标准来判定。人体的许多生物学特征都可以通过统计学的方法来确定常态人群的范围,如身高、体重等人体发育状况,红细胞、血红蛋白等血液构成情况,以及血压、脉搏等生理数据正态分布情况。医学上常将 95% 的人的所在范围看作常态,也称健康态。不断发展的科学仪器和测试手段可以帮助人们越来越清晰地了解人体结构形态和功能上的情况,反映这些状态的生物学指标也越来越精确。

虽然判定身体健康的主要依据是生物学标准,但是不同社会文化背景下关于生物学标准的认知是有所差异的。因此,生物学标准只有与社会文化标准整合之后,才能成为实际可靠的判定标准。例如,肥胖在生物学意义上对身体健康的影响是显而易见的,但是不同的社会文化对肥胖的认知和态度存在明显的差异。在中国和欧美一些国家,肥胖代表不健康,但在非洲一些地方,肥胖则被认为是美的标志,自然不会代表不健康。不同民族、不同阶层及不同地区对健康的认识往往也截然不同。在文化发展滞后的一些地区,由于科学知识的缺乏,人们把机体患病后出现的一些症状和反应看作健康的表现。例如,一些地区把腹泻这种受到病理性刺激后产生的症状优先看作一种具有清除毒性物质作用的自我保护。

(二)精神健康态

精神健康态是指人的情感过程,也就是精神心理过程的正常状态。进入 21 世纪以来,神经科学、精神医学和心理学都在努力探索情感过程的生物学本质,但相比于对机体的生理结构和功能的认知,我们对这方面的认知还十分有限。人的精神状态是情感过程的反映,主要包括人的智力、人格、情感和情绪等内容。情感过程建立在一定的心理框架上,因而具有生物学属性。情感过程又是一种社会适应过程(即个人与社会、个性与社会性的协调过程),是社会互动的产物,依赖社会才能存在,因而也具有强烈的社会文化属性。

有关精神健康态的认知与判定,比较常见的是社会科学的一些手段和方法。例如,可以使用调查量表进行自我及社会评估,以确定人群精神常态和变态的界限。这种评估在不同的社会文化背景下可以有不同的标准。因为所用的量表是自我报告式和测验式的,所以这种评估并不能完全客观、公正地衡量所有对象。

对精神状态进行评估的重要手段之一,是对社会行为进行评估,因为社会行为正常与否反映了一个人的精神状态。不同的社会文化背景对同一社会行为有不同的判定标准,在一种社会中被认为是正常的行为,在另外一种社会中可能被视为异常行为。社会对异常行为的认识还随文化的变迁而变化。一般来说,有悖于社会规范的行为是异常行为,但文化是在潜移默化地变化着的,随着时间的推移,习俗、道德、风尚等社会规范会变化,人们对异常行为的判断也随之变化。不同的社会对精神变态或者行为异常的态度会有很大差异,进而也影响到对精神健康与否的判定。大多数社会对精神变态持否定态度,没有一个社会成员愿意被贴上"精神病病人"的标签,因而这种标签就经常出现在骂人和取笑人的话语中。有些未开化的社会甚至对精神病病人采取处死等极端措施。社会对精神变态的态度也并非都是否定的。一些未开化的原始部落至今仍把精神病病人当作"通神"的人而奉为"祭司"。不仅如此,社会有时对那些代表本地文化类型极端发展形势的行为异常者,在一定程度上是宽容的,甚至是推崇的。并且,社会文明越发展,这种宽容的程度就越高。

由此可见,精神健康态的认知过程既包含生物学认知,也包含社会文化认知,更多是社会文化的认知。精神健康态的判定方法和标准也更加注重社会科学性和社会文化性,判定过程中必须充分考虑不同社会文化背景带来的差异。

(三)社会健康态

社会健康态,是指人的社会存在的完满状态。社会存在状态,是对社会成员在社会活动过程中的行为及其结果的总评价,即对需要满足过程和满足程度的评价。马斯洛提出的"满足健康"概念认为,一个人在社会活动中满足了归属、安全和生理的需要是健康的,在此基础上又满足了自尊需要的人更健康一些,在此基础上还满足了自我实现这一需要的人则比前两种都要健康些。一般来说,低级需要是基本的、比较容易满足的,对躯体健康和精神健康的影响也更为直接。越是高级的需要越不容易满足,它们对健康也具有更深远的价值和意义。

社会健康态的判定,首先是对低层次或者说物质性需要满足程度的判定,人均收入、住房面积、食品消耗量等都可作为评价指标。一般来说,在均值附近的人是多数,是一种常态,在常态范围就是健康态。较高层次也即精神性需要满足程度的判定过程是不容易的,没有具体的、确定的标准。较高层次需要的满足,不在于满足的结果,而在于为满足需要而努力的过程。真正能实现高层次需要满足的人是极少数的,有高层次需要并为之努力的人是大多数,这就是社会存在完满状态的常态范围。社会存在完满状态的判定,小部分是根据成功与否进行的,大部分是社会成员依据价值观念和自我心理感受而进行的自我判定。在社会活动过程中,凡是自己认为能为自我实现的目标积极追求、努力工作的人,或者被社会公认为做出突出贡献的人,都已处于社会存在的完满状态。

(四)道德健康态

在1989年对健康的第二次定义中,世界卫生组织把道德健康纳入了考量范畴。健康应"以道德为本"。"道",既是指人在自然界及社会生活中待人处事应当遵循的一定规律、规则、规范等,也是指社会政治生活和做人的最高准则。"德"是指个人的品德和思想情操。可以说,道德是人类所应当遵守的所有自然、社会、家庭、人生的规律的统称。违反了这些规律,人们的身心健康就会受到伤害。

道德健康的意思是指:健康者不以损害他人的利益来满足自身需求,需要辨别真与伪、善与恶、美与丑、荣与辱等是非观念,能够按照社会的行为准则来约束自己及支配自己的思想和行为。一个道德健康的人应该既有健康、积极向上的信仰,又有高尚的品德与情操,还有完美的人格。

三、健康的影响因素

(一)环境变化与健康

环境创造了人类,人类依存于环境生活,又通过自身的生产活动不断改造环境,使之与人类更加和谐。环境有自然环境与社会环境之分。自然环境是指由水土、地域、气候等自然事物所形成的环境,对人的生活具有重要意义。人们离不开自然环境的供给,包括空气、水、阳光、蔬菜、动物、粮食等。然而,随着现代化、工业化的飞速发展,自然环境发生了许多改变,人类健康开始受到威胁。例如,臭氧是位于平流层的重要气体。近几十年来,工业制冷产生的合成化合物等大量排放,保护地球生命免受太阳紫外线辐射的臭氧层遭到了破坏,失去臭氧保护,人类开始出现免疫系统障碍,患呼吸道、消化道、皮肤等多种传染病和癌症的风险都在增加,白内障、角膜炎、视网膜退化等眼部损伤也越来越严重。

社会环境包括政治、经济、文化、教育等诸多因素。在社会环境中,政治制度的革新,社会经济的发展,文化教育的进步都会增进人类健康。同时,这些要素的负面影响也会损害人类健康。例如:不良的风俗习惯、有害的意识形态等有碍人类的健康;经济发展过程中产生的废水、废渣、废气、噪声等也会对人类的健康产生极大危害;过快的城市化进程容易导致贫困、失业、交通拥挤、传染病流行,也会带来大气污染、水资源缺乏、城市热岛效应等环境退化问题,给人类健康带来不良影响;经济贫困和受教育程度低的人往往健康状况较差,成为健康弱势群体。

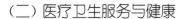

(二) 医疗卫生服务与健康

医疗卫生服务是指为保障和提高社会成员健康水平、诊治疾病而建立的法制体系、组织体系、服务体系和服务过程等。医疗卫生是公共卫生和医疗服务的统称，涉及社会公共卫生服务、医疗服务、健康促进服务以及与这些服务相关的保障体系、组织管理和监督体系等。医疗卫生事业的基本框架由"四大体系"构建：公共卫生服务体系、医疗服务体系、医疗保障体系、药品供应保障体系。四大体系相辅相成，配套建设，协调发展。

良好的医疗卫生服务不仅在促进疾病治疗、预防、康复等方面发挥着巨大作用，也会从健康知识普及、健康生活倡导、健康习惯养成、优生优育等方面提升社会成员的健康水平。良好的医疗卫生服务还具有可得、可负担等特征，能够有效保护社会成员的生存和健康权利，维护他们享有医疗服务的公平性。

不同国家和地区在不同的发展阶段出现过不同的医疗卫生事业难题。有些国家或地区的医疗服务系统相对健全，但公共卫生服务系统非常薄弱，在传染性疾病肆虐的时候难以保障社会成员的健康和社会生活的稳定；有些国家或地区的医疗技术水平极高，但医疗保障制度发展欠佳，很多社会成员难以负担高昂的医疗费用，陷入疾病状态时不能得到很好的救治；有些国家的医疗卫生服务在公平性方面表现极好，政府代替社会成员承担了绝大部分的医疗和卫生支出，但低下的医疗卫生服务效率往往使患者难以获得及时的救治。

(三) 人际关系与健康

人际关系是指人们在社会生活中为满足各种需要而建立起来的相互的心理关系。人们与他人展开行为互动、和人交际交往的过程，实际上是与他人发生关系的过程。人际关系由三个相互联系的成分组成。一是行为成分，是指人的活动或行为，包括言语表现、身姿、手势、举止、表情等。实际上，行为成分是人格或个体交际能力的对外表现。二是情绪成分，是指在与人交往的过程中所表现出的情绪状态（积极的或是消极的）与对方的情绪状态的交互关系（冲突的还是融洽的，或者是勉强的），以及对自我、对对方、对双方的交往的评价（满意的或是不满意的）。三是认知成分，是指与认知相关的心理过程，包括人们对自己和对对方的认知。

人在工作、学习和生活的实践过程中不是孤立存在的，必然会与他人发生某种联系。良好的人际关系使人具有安全感和归属感，有助于确立个人的自我价值，满足个人的亲和需要，形成心理上的支持力量。当困难出现，良好的人际关系是心理社会支持系统的重要组成部分，可以帮助个体获得理解、支持和帮助。人际交往也是个体认识自我、完善自我的重要手段。良好的人际交往可以帮助我们提高对自己以及对别人的认识。人际交往还是协调集体关系、形成集体合力的纽带，良好的集体往往能促进团队中个体优良个性品质的形成。因此，良好人际关系的建立对健康有着非常重要的意义。

第三节　有关精神疾患的社会学讨论

一、精神疾患概述

（一）精神疾患的内涵

要想讨论精神疾患的概念，首先要厘清精神正常与精神异常之间的界限。一般认为，精神异常就是偏离了社会规范，超出了社会所能接受的行为准则，做出了丧失理智的行为。但是，在不同的文化背景、风俗习惯、价值观念下，社会规范和行为准则也是不同的。因此，精神正常与精神异常是相对的，很难给出公认的定义。可以从以下几个方面来理解精神正常的内涵。第一，从健康状况来看，可以假定大多数人是精神健康、没有疾病的，没有充分的病理表现即为正常。第二，从统计学角度来看，测量人的表现时，多数数值会接近中间平均线附近，少数会偏离平均线，那么接近均值即为正常，两侧极端值即为不正常。第三，从适应过程来看，人类在社会生活中不断学习来适应周围环境，从而有效地满足个体需求，避免危险，这种适应过程即为正常。第四，从人的追求标准来看，理想标准应该是成为一个成熟、正直、诚实、负责任、自尊自重、现实且具有感情的人，接近这一理想标准即为正常。第五，从社会共同的规范来看，从所处的社会关系中进行评价，符合社会规范即为正常，偏离社会规范即为不正常。

此外，我们还可以通过三个基本特征来认识精神正常与精神异常。第一，精神活动能够与外界环境保持统一则为精神正常，精神活动不能与外界环境保持统一则为精神异常。第二，人的认知活动、情感反应、意志行为等各种精神活动能够彼此协调则为精神正常，各种精神活动不能彼此协调则为精神异常。第三，精神活动能在一定时间内保持相对稳定则为精神正常，精神活动在一定时间内变化无常则为精神异常。

（二）精神疾患的外延

随着医学模式由生物医学模式向生物—心理—社会医学模式转变，人们对精神医学的认识不断深化，精神医学研究的外延也在不断扩展，主要涉及以下几种精神疾患。第一种是重性精神病。这类疾患因大脑功能严重障碍而起，具体表现为思维、情感、行为方面的紊乱，精神活动不能正确反映客观现实，不能很好地适应外界环境，不能正常生活、学习、工作，有时还会做出危害社会、他人和自身的行为，并且对自己的精神障碍缺乏自知力。第二种是轻性精神病。这类疾患是由社会心理因素引起的神经活动过程中兴奋和抑制的平衡失调。它没有严重到精神活动紊乱，对社会和自身没有危害性，患者有自知力。第三种是精神发育迟滞。这类疾患是因先天或后天大脑组织受损而引起的发育障碍，主要表现为不同程度的智力低下，按照病情严重程度可分为白痴、痴愚和愚鲁。第四种是人格异常。这类疾患是因先天遗传或后天环境影响导致的人格发育畸形,行为偏离正常。主要表现为性格极端,情绪极不稳定,意志行为具有破坏性和不可克制性。第五种是心身疾病,又叫作心理生理障碍。这类疾患主要是因社会心理因素影响导致的躯体疾病,目前尚未被纳入精神医学范畴。

（三）精神病的流行病学分析

精神病流行病学是应用流行病学的方法研究精神疾病的分布情况以及影响分布的相关因素,从而探索精神疾病的病因以及发病和流行规律,并据此制定防治对策和检查防治效果的一门学科。精神病流行病学的任务包含五个方面:第一,查明精神病病人在人群中的分布情况,制定具体防治规划;第二,查明精神病病人在地域上的分布状况和发病规律,分析外界因素对精神疾患的影响;第三,查明机体内部条件（如年龄、性别、遗传因素）与精神疾患发生的关系,从而为病因学研究提供线索;第四,对临床研究和实验室提出的假说进行验证,观察、分析各种治疗方法的疗效;第五,根据精神疾患患病率和发病率在人群中的消长情况,评价社会防治的成效。由此可见,精神病流行病学实际上是对精神疾患与社会关系这一课题的社会学研究,属于精神病社会学的方法学之一。

社会调查是精神病流行病学研究的基本方法,研究者必须深入进行实地调查研究。具体的调查方法有三种:第一,间接调查。一般从精神卫生机构的病历档案和登记卡或户籍簿等资料中进行调查分析。这种方法容易实施,但也较为粗糙。第二,线索调查。在上述资料的基础上,对医务人员、单位组织、邻居等相关人员进行访问,收集相关线索后再进一步对可疑病人进行查访。第三,逐户调查,即挨家挨户进行调查了解。以上方法也可以结合起来加以运用,首先从间接调查中选定一个范围进行线索调查,再在线索调查的基础上进行抽样,然后再在选定区域进行逐户调查。精神病流行病学调查方法还可以根据时态进行划分:第一,现况调查,即调查当前精神病的分布状况及相关因素;第二,回顾性调查,即从过去的相关事件或因素中分析与发病的关系;第三,前瞻性调查,即事先进行研究设计,进而观察未来结果,从中分析验证假说或得出有关结论。

二、精神疾患的社会因素

（一）社会发展因素的影响

社会是不停向前发展的,这种发展也必然会带来一些变化。人们必须不断适应社会发展带来的变化才能更好地生活,这种适应大多与人的精神健康呈正相关。社会发展对人们的精神健康产生了许多积极影响。例如:随着社会物质文明和精神文明的进步,贫困给人带来的精神压力逐渐减少;现代化的工作条件降低了劳动强度,减少了精神疲劳;良好的生活设施为人们提供了舒适的生活环境;丰富多彩的娱乐活动丰富了人们的精神世界;人口素质和生活质量提高有利于人们的精神健康。但是,社会发展也同时给人的精神健康造成了一些消极影响。例如:生活节奏的加快明显增加了人的精神压力;社会开放带来不同价值体系的碰撞,让很多人感到困惑;脑力劳动的加重给人们带来了更严重的精神负担;科学技术的进步对人的学习能力要求越来越高;工业化过程中的环境污染、噪声污染直接危害着人的精神健康;市场经济中强调的竞争意识、优胜劣汰的竞争机制等使人际关系变得紧张;某些重大应激事件也有可能成为精神疾病或心理障碍的诱发因素。由此可见,社会发展对精神健康既有积极影响也有消极影响,社会应该高度重视社会发展变化给精神健康带来的负面影响。

(二)社会环境因素的影响

社会环境因素非常广泛,涉及政治、经济、文化以及人际交往等多个方面。这些环境因素对精神疾患的发生产生了不同程度的影响。

(1)社会政治环境会影响人的精神健康。政治局面的不稳定、社会的不安定,会使人的精神过度紧张与疲劳,进而带来一定的心理压力。长期的思想矛盾与冲突、剧烈的精神刺激等会干扰正常人的精神活动,甚至会直接导致精神疾病的产生,如心因性精神障碍、精神分裂症等。此外,当个人在政治上遭受迫害、打击或歧视时,长期的压抑和委屈情绪也会增加罹患精神分裂症和导致人格变态的概率。

(2)社会经济环境会影响人的精神健康。社会阶层状况对人的精神生活、家庭生活、生活方式会产生重要的影响。研究显示,经济状况处于底层的社会成员患精神疾病的概率要比富裕阶层高。底层社会成员生活贫困,经济来源较少,精神方面的负担往往较重;受教育水平低、营养状况不佳,可能对个体神经机能状态带来不良的影响;医疗保健条件差,发病后得不到及时的治疗,会迁延成慢性精神病或致使反复发病;居住条件恶劣,传染病、躯体疾病及外伤相对较多,产生与之有关的传染性精神障碍、精神发育迟缓、癫痫病等精神障碍的概率也会增加;此外,社会经济发展的不平衡、贫富的两极分化也会使底层社会成员产生心理上的严重不平衡。

(3)社会文化环境会影响人的精神健康。文化传统和道德风俗也是影响精神疾病发生的重要因素。在不同社会文化环境下,精神疾病的发病率是不同的,社会文化落后的国家和地区与社会文化发达的国家和地区相比,其高发的精神疾病种类也存在明显差异。比如:在文化水平较低、文盲较多的地区,歇斯底里症的发病率较高;在文化发达的地区,抑郁症的发病率较高。又如:在文化比较发达的城市地区,精神分裂症、情感性精神病和神经官能症的患病率较高;在文化欠发达的农村地区,精神发育迟滞、癫痫病的患病率较高。

(4)社会人际交往会影响人的精神健康。缺乏社会交往可能引发各种不同程度的心理问题、情绪障碍和精神疾病。深山老林里的居民很少与外界联系,容易出现紧张、孤僻、偏执等心理问题和精神症状;养育不良、与人群疏离、缺乏亲人抚养的儿童,也比较容易出现人格发育异常;没有亲人照料、未能得到较好安置的老年人容易出现孤独症、抑郁症等精神疾病。在过去,社会对精神病患者往往采取隔离治疗的方式,精神病人在长期隔离之后往往难以适应社会,甚至会出现病情加重的情况。近年来的许多治疗方法主张让他们处于正常的社会环境下,与社会保持正常联系。移民则是一种特殊形式的社会隔离。一部分居民迁移到完全陌生的环境中生活,语言沟通困难、生活习俗不同、种族或新老居民间的歧视等,会对移民造成不同程度的精神困扰,甚至慢慢发展为精神疾病。

(三)家庭、婚姻因素的影响

婚姻是家庭的基础,婚姻、家庭问题实际上是一种微观的社会环境问题,对家庭成员的精神健康具有明显的影响。在引发精神疾患的发病因素中,家庭、婚姻因素常常被列在首要位置。家庭的规模、形式、功能以及婚姻关系的状况和变化都有可能导致不同程度、不同类型的精神疾患,如亲人逝去或罹患重病、家庭成员关系紧张、离异、失恋以及家庭成员犯罪等情况。

恋爱与婚姻问题对于青年男女来说是一件较为重要的事情,具有足够分量的精神刺激。恋爱阶段是一段跌宕起伏的生活,有时温馨甜蜜,有时痛苦困惑,这些都是强烈的精神负担。恋爱失败无疑是一种巨大的精神打击,由此引起的精神障碍屡见不鲜。结婚虽是恋爱的美好结果,但喜悦之余常常会伴随着不同程度的经济负担和家庭困难,因此也是精神疾患的高发因素。

家庭和谐程度与家庭成员精神健康之间的关系十分密切。破裂或重组家庭,夫妻感情不融洽、不和睦的家庭,夫妻双方或一方具有明显的性格缺陷或品质不良的不健康家庭,对子女教育不当、过严或溺爱的家庭,都会对子女的人格发育和精神健康带来明显的不良影响。

对家庭成员造成精神方面最大影响的莫过于家庭意外。家庭意外一般是指产生消极后果的家庭重大事件,如婚变、重病、家庭财产重大损失、家庭成员社会角色严重失调等。家庭意外不仅会给家庭成员的经济生活造成损失,还可能会给家庭成员造成巨大的、相对持久的精神创伤。

(四)生活事件因素的影响

生活事件是指人们在日常生活中遇到的各种各样的社会生活变动。刺激性生活事件会引起不同程度的心理反应。生活事件会使机体处于精神应激状态,在这种状态下人们还会产生一系列生理方面的反应,如意识敏感、思维不集中、情绪易激动、坐立不安、心态不佳、睡眠障碍等。

引起精神应激状态的最常见生活事件主要有以下四种类型。第一,威胁生命安全的事件,包括严重疾病、车祸外伤、工作意外、战争爆发等。第二,个人利益的损失,包括财产损失、婚恋失意、求学挫折、工作不顺等。第三,社会要求或个人愿望超出了本人能力或客观条件的范围。第四,行为动机之间的矛盾和内心的种种冲突,这往往是一些别人难以理解的精神刺激,有时却可构成机体持久的精神应激状态。

三、精神疾患对社会的影响

(一)对社会经济的影响

精神疾患对社会经济的影响是显而易见的。首先,精神疾患影响了社会生产力。世界银行在1993年的《世界发展报告》中明确指出,良好的健康状况可以提高个人的劳动生产率,提高各国的经济增长率。但是,精神病人在不同程度上失去了工作和劳动能力,甚至完全丧失了劳动能力。每次发病时,病人身边都必须有人陪护并有相应的监护措施,处于急性发病期或兴奋躁动期的精神病人甚至需要数人监护。这既影响了病人所在岗位的正常生产秩序,又影响了家庭其他成员的工作。其次,精神病人对社会财物的直接破坏也会带来经济损失。患有不同精神疾病的病人在破坏财物方面的程度不同,个别病人会给社会带来极大的经济损失,如有的病人纵火,有的病人破坏路标造成交通事故,这些严重事故所造成的经济损失是不可估量的。最后,精神病人的治疗需要较多的费用,这也是社会资源的损失。

(二)对社会治安的影响

精神病人在不同程度上会对社会治安产生影响,有的甚至会严重危害社会治安。20世纪90年代美国相关资料表明,精神病人的犯罪率远高于一般人群,犯罪性质以凶杀居多,其次是性犯罪和盗窃,其他还有抢劫、破坏公物、纵火等,并且情节复杂、性质恶劣、影响面大。精神病人还可能导致其他一些涉及法律的社会治安问题。例如,一些智力低下的女性精神病人由于性保护能力减弱或丧失而被不法分子诱奸。

精神病人违法犯罪的病态原因主要包含以下五点:(1)思维障碍。所犯的凶杀案件大多是在被害妄想和嫉妒妄想的支配下发生的。(2)意识障碍。对外界感知不清楚,综合分析、理解判断障碍,领悟困难,甚至伴有恐怖性错觉、幻觉,最常见的是意识蒙眬状态。(3)病理情感。包括病理性激情、不稳定情感、冷酷情感,伴随认知障碍。(4)智能低下。思维迟缓,理解肤浅,辨认事物能力和控制能力较弱,易受人暗示或挑唆而犯罪。(5)人格障碍。特别是反社会、冲动型人格障碍更容易诱发违法犯罪行为。

精神病人违法犯罪的社会因素则包括以下几个方面:第一,精神卫生和精神病学知识未能普及,社会对一些低能和人格障碍群体缺乏重视;第二,社会提供的精神病医疗机构数量不充足;第三,患者家庭因经济原因未能对其进行及时治疗;第四,社会及相关部门不重视精神病人的监护问题;第五,管理或收容机构较少,大量的精神病人流散在社会上,影响了社会治安。

综上所述,精神疾患会对社会治安造成不同程度的影响。因此,必须加强精神疾患的社会预防,积极普及精神病防治知识,为精神病人提供适合的在院、家庭及社区治疗,处理好精神病人的社会安置,努力减少精神疾患对社会治安造成的影响。

(三)对婚姻和家庭的影响

精神病人结婚会给人口优生带来负面影响。第一,很多精神病是具有遗传性的,在有精神分裂症和情感性精神病的病人家庭中,精神疾病的患病率大大高于一般家庭。第二,如果女性精神病患者在妊娠期发病,病中的兴奋激动、行为紊乱、生活无规律等,加上服用抗精神病药物,都会对胎儿的发育产生不利影响。第三,父母双方或任何一方为精神病患者,都会在一定程度上给子女带来心理创伤,对子女的抚养及教育产生不利影响。因此,很多国家的法律禁止"患有医学上认为不应当结婚的疾病"的公民结婚。医学上认为不应当结婚的疾病包括:精神病患者在精神病发作期,未完全缓解;症状虽已缓解,但稳定性差的病人,即间歇期短、易于反复的病人;严重的癫痫患者;高度智能缺损者。

精神疾患会给家庭生活带来较大的影响。精神病人会给家庭经济带来很大负担,使正常的家庭生活受到破坏,子女得不到良好的抚养和教育,家人生命也有可能受到威胁。精神病人的配偶不仅有繁重的监护任务,还要应付数不清的家庭纠纷,很多家庭会面临解体。很多年轻阶段患病的精神病人没有结婚,年轻时可以投靠父母或兄弟姐妹,最终还是会成为社会的负担。

精神病人离婚也会带来一系列的社会问题。精神病人的婚姻若违背了法律的宗旨或严重损害了另一方的利益,失去了组成家庭的意义,那么就可以依据法律相关条款考虑离婚。精神病人离婚面临的首要问题是精神病人的监护问题,包括工作、生活、医疗等各个方面。青少年精神病人的监护人一般由父母担任,但中老年精神病人并没有很好的归宿。精神病人离婚面临的问题还包括子女抚养问题及对子女的影响问题。精神病人离婚后,子女一般应由健康的一方抚养,但现实生活中,离婚后的精神病人与子女一同生活的情况依然很多,这依然会给子女的健康成长和精神生活带来不利影响。

参考文献

[1] 戴木才.精神健康:迈向 21 世纪的心灵护照[M].南昌:百花洲文艺出版社,1999.

[2] 冯显威,刘俊荣,安丰生,等.人文社会医学导论[M].郑州:河南医科大学出版社,2000.

[3] 郭继志,李恩昌,施培新.现代医学社会学[M].西安:陕西科学技术出版社,1989.

[4] 胡继春,张子龙,杜光.医学社会学[M].武汉:华中科技大学出版社,2013.

[5] 贾守梅,郭瑛.精神健康护理学[M].上海:复旦大学出版社,2017.

[6] 王涵,李正赤.医学人文导论[M].北京:人民卫生出版社,2019.

[7] 徐丛剑,严非.医学社会学[M].上海:复旦大学出版社,2020.

[8] 张一鸣.社会医学与医学社会学[M].北京:中国医药科技出版社,1991.

第 六 章

医疗社会保健

随着医学水平和生活水平的提高,社会对其子系统——社会医疗保健系统的功能提出了更高的要求。人们对医疗保健系统的服务要求不再只是治病救人和延长病人生存时间,而是提高社会全体成员的健康水平与生活质量。为了实现这一目标,需要加强社区、家庭、个人等不同环节的保健工作,也需要将保健意识渗透至各类社会成员群体。

第一节　社区保健

一、社区保健的产生和发展

社区是指具有一定地域界限的社会生活共同体,包括地域、人口、组织机构和文化四个基本要素。社区保健一般是指医疗机构以社区为基本单位,以社区人群为服务对象,以提高社区居民健康水平为目标,有计划、有组织地开展的综合性卫生保健活动。

社区保健的出现具有其必要性。其一,疾病谱的改变使得慢性非传染性疾病成为人类健康的头号威胁,需要终身治疗的病人不断增加,客观要求将部分预防、保健服务由医院转移至社区。其二,医疗技术的提高使抢救后、手术后需要休养和康复的病人数量不断增加,也客观要求将部分治疗和康复工作由医院转移至社区。其三,人口老龄化进程不断加快,老年人口逐渐增多,家庭护理力量不足,对社区护理服务的需求不断增加。从 20 世纪 80 年代开始,社区保健已逐渐受到世界各国的重视,许多国家和地区开展了慢性病的多元化、多层次的非住院治疗活动,主张对精神病、心脏病、恶性肿瘤等慢性病进行社区康复治疗。在上述客观需求的推动下,社区保健开始有了快速发展。

二、社区保健的组织和内容

卫生保健服务一般可以划分为三个等级。其中,初级卫生保健服务主要由社区卫生中心或社区全科医疗站点承担,二级卫生保健服务主要由专科医生和卫生院承担,三级卫生保健服务则是由条件较好的大型医院提供。除此之外,国家卫生行政部门会为卫生保健工作提供政策支持,妇幼保健站、防疫站等卫生保健组织会直接面向社会提供保健服务,医疗保险机构会为卫生保健工作提供基金管理服务,私人开业医生等也会根据国家相关法律参与卫生保健工作。

初级卫生保健服务也称为通科服务,是指使用科学的、实用的、可行的技术与方法,向社区所有个人与家庭提供的保健服务。初级卫生保健服务是社区个人与家庭享有的基本卫生保健服务,具体内容一般包括:①健康及良好生活方式的教育;②改善食品供应及适当营养;③饮用水安全和环境卫生;④妇幼保健和计划生育工作;⑤ 主要传染病的免疫接种;⑥ 地方病的预防控制;⑦ 常见病处理;⑧ 基本药物供应;⑨ 营造清洁卫生的社区生活环境。

三、社区保健的特征

综合性。社区保健不是单指某一种卫生服务,而是围绕成员健康状态开展的全方位卫生健康服务。社区保健的范围和内容极为广泛,涉及诊断、治疗、康复、预防、保健及健康教育等诸多方面。社区保健的服务对象不仅包括患病人群,也包括健康状况良好的人群。社区保健服务既适用于慢性非传染疾病的患病人群,也适用于各种急慢性传染病的患病人群。

有效性。社区保健的过程中一般需要做到服务可用、可及、可被接受,从而确保社区保健的有效性。服务可用是指要有足够的卫生保健机构及人员可供居民使用。服务可及是指居民在身体及心理上能够得到切实的服务。服务可被接受是指提供的技术、药物及治疗方法能够被居民所接受。

情感性。社区保健工作的服务对象相对固定,工作人员与服务对象的互动相对频繁,这让卫生保健服务成为一种具有高度感情投入的服务。在长时间的接触中,医务人员与病人及家属逐渐成为熟人和朋友,医患关系中融进了友情和亲情,感情融洽也逐渐成为社区保健的显著特征。

第二节 自我保健

一、自我保健概述

自我保健一般是指个人采取一定的技术手段和方法,有意识、有针对性地进行健康维护的活动,是一种自发的、自我管理的保健形式。自我保健的内容主要包括疾病的自我预防、自我诊断、自我治疗、自我用药以及身体锻炼,同时还包括患者在完成医院治疗后的继续自我治疗和康复活动。值得注意的是,自我保健并不是单纯指自己对自己的医学照顾,

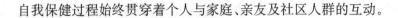

自我保健过程始终贯穿着个人与家庭、亲友及社区人群的互动。

二、自我保健的实施

个体在不同年龄阶段需要注意不同的健康问题,个体要与卫生保健组织保持良好的互动,以促进个体健康。以下是不同年龄阶段需要进行的自我保健内容。

(一)胎儿期及婴幼儿期

良好的胎儿期保健有利于健康的妊娠,医学护理、饮食指导和相关咨询服务对于孕产妇来说也都极为重要。准父母应该戒烟、戒酒并且谨慎用药,以减少对胎儿发育的不良影响;准父母可以通过参加父母教育班来获得有关婴儿保健的知识;有家族遗传病史的患者可向医院寻求咨询服务,必要情况下可以至遗传科室接受治疗;经济上有困难的孕产妇还可尝试向医院申请出诊及随访服务。

婴幼儿期的饮食营养、环境安全、防疫与健康体检等都非常重要。应注意这一时期母乳喂养的重要性,合理安排婴幼儿的饮食,提供足够的蛋白质、碳水化合物、脂肪、维生素和矿物质,避免不适合婴幼儿的食物。要保持婴幼儿的居家安全,预防意外伤害发生,也要创造良好的室外活动环境,鼓励婴幼儿进行适当的运动和活动。在及时完成各种疫苗接种计划的基础上,应定期带婴幼儿进行健康体检,检查生长发育和健康状态。

(二)儿童期

饮食健康、规律运动和环境安全依然对儿童的成长具有重要意义,除了按时完成疫苗接种和身体检查以外,心理健康、社交互动和良好的卫生习惯养成开始成为新的保健要点。在这一时期,应注意限制儿童对高糖饮品、垃圾食品和加工食品的摄入,鼓励儿童进行适当的运动和体育活动,并教育儿童有关安全的知识和技能,包括交通安全、游泳安全、防止意外伤害的方法等。在确保儿童接种所需疫苗的基础上,建议每年进行一次全面的身体检查,并确保他们的视力和听力正常发育。良好的卫生习惯应在儿童期养成,包括洗手、刷牙、戴口罩、避免接触污染物和保持环境清洁等。家长应建立积极的家庭环境,鼓励儿童参与社交活动并提供支持和引导,促进儿童的情绪管理和社交技能的发展。

(三)成年期

成年人的自我保健主要包括合理膳食、适量运动、戒烟节酒、平衡心态和疾病的早期筛查等内容。第一,成年人应该坚持每日合理膳食,这对于个体健康具有重要意义。各类食品商店、保健服务机构应该提供食品的卫生和营养成分信息,引导人们合理选择食品,养成良好的饮食习惯。第二,坚持有规律的运动也极为重要。鼓励成年人每周至少进行三次健身运动,每次 15～30 分钟。患有慢性疾病的人,在运动之前应请内科医生进行检查。社区也应有支持健身运动的计划和设备。第三,要不断利用各种渠道,宣传吸烟和酗酒的危害。吸烟是引发成年人慢性病和死亡的重要原因,同时会对周围的其他年龄群体造成间接危害。酗酒也是极具危害性的,不仅会引发慢性疾病,也可能导致酒后意外事故身亡或引发家庭暴力事件。有酗酒问题的人,可以主动向医务人员或社区组织求助。第四,成年人应关注自己的心理健康和精神健康。随着生活节奏的加快,成年人在重压之下容易产生焦虑、抑郁等不良情绪,进而危害心理和身体健康。心理不适者可向医务人员、社区组织和精神卫生组织求助,有效利用电话或上门服务进行心理咨询。第五,疾病的早期筛查主要是指关于血压、血糖和肿瘤的早期检查。成年人应该每两至三年进行一次体检,40岁及以上的成年人应该每年进行一次体检。育龄期女性应该每年进行一次妇科检查,重点排查乳腺癌、宫颈癌等疾病。

(四)老年期

在老年期,均衡饮食、规律运动和心理健康依然是自我保健的主要内容。老年人应保持均衡的饮食,限制高盐、高糖和高脂肪食物的摄入。老年人可以选择散步、跳舞、太极等运动,在考虑个人身体状况和医生建议的前提下进行适度锻炼。老年人还要关注自己的心理健康,积极参与社交活动,出现情绪问题时可向家人和朋友寻求支持或咨询专业人士。

疫苗接种、定期体检和安全防范重新成为自我保健的要点。老年人常见的可接种疫苗包括流感疫苗、肺炎球菌疫苗等,可在医生的建议下选择接种。定期体检时应注意检测血压、血糖、骨密度、胆固醇水平等,发现潜在的健康问题时要及时处理,出现视力或听力问题时可选择佩戴眼镜、助听器等。老年人应尽量确保家中环境整洁和安全,排除家中潜在的安全隐患,避免磕碰和跌倒损伤。

慢性疾病管理成为这一时期新的自我保健要点。高血压、糖尿病、肿瘤等老年患者应定期就医,按时服药,并遵循医生的指示进行生活调整,创造舒适的康养环境,保证充足的睡眠和休息。

第三节 家庭保健

一、家庭保健及其必要性

在众多的人类群体中,家庭始终是人们亲密交往、终身依赖的基本单位。人的社会化最早是从家庭开始的。家庭成员间的相互照料、家庭生活的稳定和幸福、家庭关系的和谐与融洽,是个体保持健康的重要前提条件。因此,家庭保健也成为社会保健的重要内容之一。家庭保健是指以家庭为保健单位,在家庭生活场所开展的以改善和提高家庭及成员健康水平、提高生活质量为目的的各种卫生保健活动。

通过家庭保健的方式维护个人健康是必然的,也是必要的。首先,人的一生中,正常情况下,约有三分之一以上的时间是在家庭中度过的,家庭是开展保健工作最便捷的场所。其次,许多疾病或伤害都是以家庭为单位发生的,应该以家庭为单位避免或应对,如遗传性

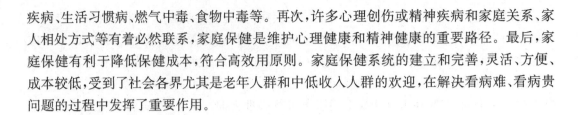

疾病、生活习惯病、燃气中毒、食物中毒等。再次,许多心理创伤或精神疾病和家庭关系、家人相处方式等有着必然联系,家庭保健是维护心理健康和精神健康的重要路径。最后,家庭保健有利于降低保健成本,符合高效用原则。家庭保健系统的建立和完善,灵活、方便、成本较低,受到了社会各界尤其是老年人群和中低收入人群的欢迎,在解决看病难、看病贵问题的过程中发挥了重要作用。

二、家庭保健的实施

家庭保健的第一类作用是维护家庭成员的身体健康。应在兼顾家庭成员的身体状况的基础上做到均衡饮食,减少高糖、高盐和高脂肪食物的摄入。应在家庭中营造热爱运动的氛围,可以发动家庭成员一起开展体育活动,如散步、骑自行车、跳舞等。应在家庭中建立规律的作息时间表,确保家庭成员有足够的休息和睡眠时间。家庭成员之间可以互相监督,养成良好的卫生习惯,如洗手、刷牙、戴口罩、保持家庭清洁和卫生等。

家庭保健的第二类作用是维护家庭成员的心理健康。应该鼓励家庭内部的沟通和交流,定期进行家庭聚会,增进亲子关系和夫妻关系,促进家庭和睦和幸福。应关注家庭成员的心理健康,为出现情绪问题或感受到巨大心理压力的家庭成员提供支持和关爱。

家庭保健的第三类作用是确保家庭成员的生命安全。要确保家庭环境的安全,如安装烟雾报警器、防盗门窗、防滑措施等。同时,也要教育家庭成员有关火灾、意外伤害和紧急情况的安全知识和技能。有余力的家庭还可以在上述保健工作的基础上努力进行环境保护,例如采取措施减少家庭的能源消耗、进行垃圾分类和废物回收利用等。

三、家庭保健的新发展

(一) 家庭医生

家庭医生也叫全科大夫,是指负责为家庭成员提供综合医疗服务和健康管理的医生。家庭医生通过与家庭成员建立长期的关系,了解家庭成员的健康状况和需求,提供全面、连续性的医疗护理和健康管理。他们的目标是促进家庭成员的健康,预防疾病,提供及时和个性化的医疗服务,并在需要时提供支持和指导。家庭医生已经普遍存在于许多经济发达的国家,并且拥有一整套系统的人才培养制度和考核监督制度,一些国家还建立了家庭医生学会。在中国,家庭医生的发展刚刚起步,目前主要以电话咨询为主发挥着顾问作用。

家庭医生可以提供的服务主要包括以下几个方面:首先,家庭医生可以为家庭成员提供健康检查和初步的疾病诊治服务。健康检查的内容包括测量血压、听诊、检查身体状况等。如果在检查中发现异常,家庭医生将进行初步诊断,并推荐进一步检查或治疗。其次,家庭医生可以提供慢性病管理服务。家庭医生能够为患有慢性疾病的家庭成员提供长期的管理和监测。他们可以协助制订个性化的治疗计划、监测病情变化、调整药物治疗、提供健康建议等。再次,家庭医生能够为家庭成员提供健康咨询和教育服务。这些服务主要包括生活方式改变、饮食指导、运动建议等。最后,家庭医生可以提供急救指导服务。在紧急情况下,家庭医生能够帮助家庭成员处理紧急医疗事故,必要时他们会将患者转诊到专科医生或医疗机构进行进一步治疗。

此外,家庭医生在为病人服务时不仅会关注疾病本身,还会关注因疾病引起的并发症以及病人心理、行为等方面的变化,这也反映出家庭医生要为病人提供全面且细致的医疗照顾的内涵。当家庭医生接触到有复杂的社会和心理问题的病人时,他会主动联系医务社会工作者,并请医务社会工作者为病人提供帮助。如果病人在家庭护理过程中出现问题,家庭医生会利用社区志愿者或其他资源,帮助病人解决其在护理中遇到的困难。如果家庭医生发现病人沾染毒品等恶习,则会对病人进行劝阻,并请专业人士对病人进行治疗。

(二)家庭病床服务

家庭病床服务,是指对需要连续治疗,但因本人生活不能自理或行动不便,到医疗机构就诊确有困难,需依靠医护人员上门服务的患者,在患者家中或长期居住场所设立病床,由指定医护人员定期查床、治疗、护理的一种医疗卫生服务形式。让病人在熟悉的环境中接受医疗和护理,既有利于促进病员的康复,又可减轻家庭经济和人力负担。家庭病床的建立需要让医务人员走出医院大门,最大限度地满足社会医疗护理要求,是顺应社会发展而出现的一种新的医疗护理形式。

家庭病床服务的具体内容既包括医疗护理服务和药物的配送、分装、管理监督、咨询服务,也包括个人卫生、饮食、营养、活动支持等日常护理服务。服务中的常见设备除了专门设计的家庭病床以外,还包括输液泵、呼吸机、氧气疗法设备、监测仪器等医疗设备,以及理疗床、热敷器、冷敷器、步行辅助器具等康复设备。必要时,社会工作者或心理咨询师等专业人员还会为患者和家属提供心理支持和社会支持。

通常来说,家庭病床收治对象主要为长期卧床、行动不便,且出现以下情形之一的患者,分别包括:脑血管意外瘫痪需进行康复治疗的;长期卧床并发呼吸、泌尿、消化等系统感染或压力性损伤的;需要长期吸氧或者使用无创呼吸机的严重慢性肺部疾病(含慢性阻塞性肺病、反复气胸等);糖尿病足患者,糖尿病或其他疾病合并肢端坏疽的;骨折牵引固定且长期卧床的;处于疾病终末期需支持治疗的;符合住院指征的 65 岁以上合并多种慢性病需规律治疗、到医院就诊确有困难的患者。

第四节　妇幼保健

一、妇女人群的社会心理行为特征

妇幼保健是医疗社会保健系统中非常重要的子系统,其服务对象是全部女性和 7 岁以下的儿童。由于这组人群有着特殊的生理和心理特点,容易对社会环境产生各种不适,所

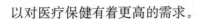

以对医疗保健有着更高的需求。

（一）青春期妇女的社会心理行为特征

女性青春期是指从月经初潮到生殖器官逐渐发育成熟的阶段。女性进入青春期后，随着第二性征的发育和月经的来潮，身体不断趋于成熟，大脑神经结构逐渐发达，世界观与人生观随之逐步形成。月经初潮往往会使少女产生害羞和恐惧心理，需要母亲、医生或教师及时给予足够的关怀与解释。处于生理周期的女生往往情绪低落、身体疲劳、免疫力低下，严重者甚至会出现周期紊乱、月经量过多或过少、严重痛经等病理症状。这一时期的妇女保健极为重要，一部分女生由于缺乏必要的生理卫生知识或者感到极度羞耻，即便出现月经异常也未能到医疗机构就诊，女性健康没能得到很好的维护。另外，在性激素作用下，青春期少女逐渐意识到两性差别，并开始对异性产生兴趣和爱慕心理。有一部分女孩子开始爱打扮，愿意向其他人展示美，有意识地接近男孩，希望与他们建立友谊。也有一部分女孩子表现得过分含蓄和害羞，极少数还会对接触异性产生恐慌心理。

（二）孕产期妇女的社会心理行为特征

孕产期是妇女一生当中又一个重要的生理及心理变化时期，全过程约为40周。孕产期既关系到妇女自身的健康，也关系到下一代的健康，是妇女保健工作中的一个重要阶段。初次妊娠的妇女不仅会在生理上产生巨大变化，心理和行为上也会产生相应的变化。有的妇女怀孕后会情绪激动，有的则会过分恐惧。从妇女怀孕开始直到产褥期是妇幼保健最重要的时期，需要采取一系列的保健措施，如产前检查、饮食营养指导、产后康复指导等。如果这一时期的保健护理不到位，可能会对孕妇及胎儿产生很多不良后果，如妊娠反应、妊娠中毒症、妊娠合并症、流产、早产、胎儿死亡甚至是孕产妇死亡等。完善的孕产期保健工作能够采取有效措施避免这些问题的发生，或及时发现问题并解决问题。

（三）更年期妇女的社会心理行为特征

更年期是指女性从性成熟向老年期的过渡阶段。这一时期，女性的卵巢逐渐衰老，雌激素分泌减少，生育功能和性功能从旺盛逐渐转为衰退，身体和情绪上也会出现较大变化。女性在更年期期间可能会出现头痛、头晕、肩颈痛、关节炎、腰背痛、乏力等身体症状，还可能出现出汗量增多、皮肤干燥、皮肤敏感等身体反应。同时，更年期女性可能出现易怒、易激动、心情低落、失眠、容易受到伤害等情绪反应，甚至可能导致焦虑、抑郁等情绪问题。这一时期的女性也会在行为上有所不同，可能出现对某些事情过于关注、不能正常安排生活工作、脾气暴躁等行为反应，也可能会出现注意力不集中、记忆力减退、工作能力下降等行为问题。因此，更年期的保健工作重点是指导更年期妇女了解自身的生理及心理变化过程，鼓励其进行自我心理调适或前往心理门诊进行咨询，必要时指导其进行药物治疗。

二、婴幼儿群体生理特点及健康问题

（一）新生儿期

从胎儿娩出、结扎脐带开始至出生后第 28 日，称为新生儿期。这一时期，小儿离开母体开始适应子宫外的新环境，努力建立新的个体生活。但是，由于此时小儿身体各个器官的功能发育尚不完全，皮肤黏膜、白细胞等的防御功能还不完善，对外界环境的适应能力不强，容易受到不良因素影响而引发疾病。稍有不慎，病情极易由轻转重，甚至导致死亡。因此，新生儿期的保健重点是预防感染和伤害，降低新生儿的发病率和死亡率，保护和促进其正常的生长发育，使其尽快适应新的宫外环境。

（二）婴儿期

广义的婴儿期包括新生儿期，是指从出生至 1 周岁的时期。20 世纪 80 年代以来，新生儿期常常作为婴儿期中较为特殊的阶段被独立研究，因此也可以将出生后 28 天至 1 周岁的时期称为婴儿期。这一时期，婴儿机体发育较快，新陈代谢旺盛，容易因营养不足而引发各种疾病，因此对合理喂养提出了较高要求。婴儿出生 6 个月以后，体内来自母体的抗体逐渐消失，常常因自身免疫力不健全而感染疾病。随着与外界环境接触的增多，部分婴儿还容易出现传染病或呼吸道、消化道的感染。这一时期的母乳喂养不仅能保证小儿摄取足量的高质量的营养，还有利于增强其抵抗疾病的能力，应该被大力提倡。

（三）幼儿期

幼儿期是指 1～3 岁的时期。这一时期，幼儿的体格生长速度较婴儿期会缓慢一些，但语言和动作能力会快速发展。幼儿的活动范围不断扩大，意外伤害的概率会增加，接触传染病病原体或寄生虫病的机会也会增多，幼儿心理上也常常没有安全感。此外，绝大多数的小儿会在幼儿期断奶，营养搭配不当时容易发生营养源性疾病和消化功能紊乱。因此，要格外注意这一时期幼儿的膳食营养和膳食平衡，确保为其身体发育和日常活动提供足够的热量和营养素。

（四）学龄前期

学龄前期是指 3～6 岁的时期。这一时期，儿童的体格生长较以前缓慢，但智力、语言、动作的发育较快。这一时期的儿童会把大量时间花在游戏活动中，其思维能力、想象能力、观察能力等都会得到快速发展。大部分儿童进入幼儿园开始体验集体生活，在不断适应社会的过程中形成初步的道德意识。同时，这个时期的儿童学前教育非常必要，可以为他们今后的学校生活做足准备。

三、影响妇幼健康的社会因素

国家、社会制度、社会发展阶段不同,妇女和儿童享受到的社会医疗保健服务也不同,妇幼健康状况也就存在很大差异。即使是在同一国家、同一地区、同一社会发展阶段,妇女在享受医疗保健服务时,也会因职业、文化水平、经济状况以及婚姻状况的不同而出现质量和数量上的较大差异。

(一) 社会制度的影响

在不同的社会发展阶段,妇女和儿童的健康保护状况也不同。在奴隶社会、封建社会及资本主义社会早期,医疗保健体系不完善,落后的生活习惯、婚嫁习俗、养育方式等影响着人们的生活,妇女和儿童的健康很难得到保障。随着资本主义的进一步发展,物质文明和精神文明程度逐渐提高,保障妇女和儿童权益的政策、法规相继出台,妇女和儿童的健康权益开始受到关注。但资本主义私有制的本质决定了贫富差距的存在,收入较低的妇女和家境贫寒的儿童依然难以获得好的健康服务。

不同社会制度下的性别平等意识、权益保障机制不同,对妇幼健康的影响不同。先进的社会制度致力于实现性别平等、保护妇女权益,包括但不限于消除性别歧视、保护妇女免受家庭暴力和性暴力的侵害、改善妇女和儿童的生活和工作条件等,能够对妇幼健康起到积极的影响。

不同社会制度下的家庭关系和社会支持情况不同,对妇幼健康的影响也不同。先进的社会制度致力于建立和谐的家庭关系和良好的社会支持网络,能够提供妇幼健康所需的情感支持和照顾资源,帮助他们应对压力和挑战,有助于保持妇女和儿童的身心健康。

(二) 经济状况的影响

经济状况会分别从宏观和微观层面给妇幼健康带来影响。

从宏观层面来看,社会整体的经济发展水平会影响妇幼健康。在经济发达的国家或地区,较多人力、财力和物力被投入公共卫生或环境治理领域,妇女和儿童的生活环境更优,得到的健康服务更充足,他们的健康状况也更好。在经济贫困的国家或地区,妇女和儿童往往因为饥饿、营养不足、居住环境差、缺乏安全饮用水或护理不当等原因付出健康上的代价。

从微观层面来看,不同经济状况的妇幼人群也会有不同的健康状况。经济状况较好的阶层或家庭在营养饮食、医疗服务、生活环境、居住条件等方面能够有更多的选择,他们的生活习惯更健康,利用健康服务更便利,健康水平一般也较高。经济状况较差的阶层或家庭不仅在食物选择、生活环境、居住条件方面存在天然劣势,还可能因资源限制无法接受良好的健康教育或必要的健康服务,长期的经济压力和贫困也可能带来产后抑郁症及其他心理问题。

值得注意的是,经济发展水平高低与健康水平并不总是完全呈正相关关系的。一般来

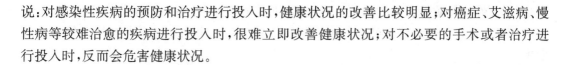

说:对感染性疾病的预防和治疗进行投入时,健康状况的改善比较明显;对癌症、艾滋病、慢性病等较难治愈的疾病进行投入时,很难立即改善健康状况;对不必要的手术或者治疗进行投入时,反而会危害健康状况。

(三)职业及岗位的影响

妇女在生理上的特殊性决定了她们大多要经历月经期、妊娠期、产褥期、哺乳期、更年期等特殊时期,并会产生相对应的特殊需求。如果妇女所从事的职业或所处的工作岗位难以满足其生理过程的特殊需要,她们的健康就会受到负面影响,进而也会直接或间接地影响到下一代的健康成长。

首先,不同职业或岗位的工作环境会对妇幼健康造成不同影响。要注意一些特殊职业或工作岗位对妇女健康造成的伤害,比如需在高温下作业的工作、不良体位或劳动强度大的工作、接触毒性物质的工作、接触过度噪声和超强振动的工作、接触放射线和微波辐射的工作等。

其次,不同职业或岗位的工作压力会对妇幼健康造成不同影响。一些职业可能给员工带来过大的心理压力,进而导致焦虑、抑郁等心理健康问题。尤其对妇女来说,工作压力可能与妊娠期、产后期和育儿期的压力叠加,增加了产后抑郁症等心理问题的患病风险,对妇幼健康造成危害。

再次,不同职业或岗位的工作时间会对妇幼健康造成不同影响。一些职业或岗位的工作时间要求可能阻碍了妇女对家庭和儿童的照顾,如长时间工作、频繁加班和不稳定的工作时间等。

最后,不同职业或岗位的薪酬和福利情况会对妇幼健康造成不同影响。充分的社保、医保和工伤保险能够让妇幼避免经济压力和紧张情绪,从而对妇幼健康产生积极影响。一些工作提供了较好的福利,如产假、陪产假、灵活工作时间等,这可以帮助妇女更好地兼顾工作和家庭。

(四)文化教育的影响

文化教育可以提供与妇幼健康相关的知识和信息。通过文化教育,妇女和家庭可以了解妊娠期、产后期、婴幼儿期等阶段的健康需求和注意事项。他们可以学习到哺乳、婴儿护理、儿童营养等方面的知识,通过孕检、儿童免疫、妇科检查等多个途径更好地照顾自己和家庭成员的健康。妇女和家庭还可以了解到预防保健机构、妇女保健中心、儿童保健中心等医疗资源的作用和服务内容,必要时主动寻求医疗帮助。

文化教育可以通过建立良好的习惯和习俗来维护妇幼健康。文化教育可以激发人们对健康的关注,并培养他们积极主动地保护自己和家人的健康意识。通过文化教育,人们可以了解到良好的饮食习惯、良好的卫生习惯、适度运动等对健康的重要性。通过文化教育,人们还可以了解如何正确地继承和遵循传统习俗,对落后的婚育传统或孕产习俗进行反思,进而维护妇女和儿童的健康。

文化教育中的性教育可以提升妇幼健康水平。妇女可以通过性教育了解到性健康、

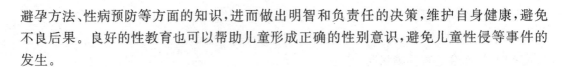
避孕方法、性病预防等方面的知识,进而做出明智和负责任的决策,维护自身健康,避免不良后果。良好的性教育也可以帮助儿童形成正确的性别意识,避免儿童性侵等事件的发生。

(五) 婚姻状况和质量的影响

首先,婚姻状况对妇女的身体和心理健康都有重要影响。有研究表明,婚姻状况良好的妇女通常比单身或者婚姻不幸福的妇女更健康。稳定的婚姻关系可以提供情感支持,减轻压力和孤独感,有利于妇女的心理健康。此外,婚姻也与妇女的身体健康有关,例如婚姻对妇女生育健康和乳腺健康都有一定的保护作用。

其次,婚姻状况对子女的健康也具有重要影响。稳定的婚姻关系提供了良好的家庭环境和支持,有助于子女的身体和心理健康发展。相反,婚姻不稳定或者破裂的家庭状况可能对子女的健康产生负面影响,如心理问题、行为问题等。

再次,婚姻质量对孕产期妇女的健康状况有影响。婚姻不幸福或者婚姻中存在暴力和冲突的妇女通常面临更高的压力和心理负担,这可能导致孕期和产后的健康问题,如产后抑郁、孕期高血压等。

最后,婚姻状况也会影响妇女的避孕和计划生育行为。对已婚妇女来说,稳定的婚姻关系通常意味着更好的避孕和计划生育能力,可以更好地控制生育时间和数量。而对于未婚或者婚姻不稳定的妇女来说,可能面临避孕困难和计划生育不确定性,可能对妇幼健康带来风险。

(六) 社会习俗的影响

在一些边远贫困地区,依旧存在着近亲结婚、包办婚姻、买卖婚姻等旧习,这些落后的婚姻习俗严重影响了妇幼健康。近亲结婚所生子女患遗传性疾病的概率比非近亲结婚所生子女高出十几倍甚至几十倍,近亲结婚所生子女的夭折率也通常较高。在包办婚姻或买卖婚姻中,一些妇女被迫与身体有缺陷、不适宜养育子女的男性结婚,另一些妇女被迫与患有麻风病、先天性智力障碍等不适宜生育的疾病的男性结婚。这种违背女性个人意愿的婚姻既不利于妇女身心健康,也会危及子孙后代。

另外,落后的卫生习惯和孕产习俗也会严重危害妇女和儿童的身心健康。在一些文化相对落后的地区,妇女患上妇科疾病被认为是见不得人的丑事,她们只好隐瞒病情、忍受病痛的折磨,任由身心受到损伤。在一些经济相对落后的地区,妇女用废旧报纸代替卫生纸,用破布充当卫生巾,经期的个人卫生没有保障,患上妇科疾病的概率大大增加。一些极为落后的少数民族地区禁止妇女在家中分娩,孕妇分娩时会被抬到牛圈或猪圈接受鞭子抽打,当地人认为这种助产方式可以生出像牛、猪一样吃苦耐劳的孩子,很多妇女因此难产,很多新生儿因感染疾病而丧命。

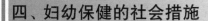

四、妇幼保健的社会措施

（一）建立妇幼保健机构

建立、健全妇幼保健机构是做好妇幼保健工作的基础。妇幼保健机构的具体形式包括城乡妇幼保健院、妇幼保健所、妇幼保健站、妇产科医院、儿童医院、综合医院的妇幼保健专科等。这些妇幼保健机构主要通过以下具体工作关注和保护女性及儿童的健康和福祉：其一，为女性提供孕前保健。有怀孕计划的女性可在妇幼保健机构接受身体检查和健康生活方式指导，必要时还能够进行疫苗接种。其二，为孕期妇女提供保健服务。孕期妇女可以在妇幼保健机构接受医生的营养指导和定期产前检查，如血压监测、血液检查、B超等。其三，为女性提供分娩和产后护理服务。妇幼保健机构能够提供合适的分娩环境和设备，让产妇在专业医生或助产士的陪伴下安全分娩，并提供必要的产后复查和指导。其四，关注儿童健康和发展。妇幼保健机构为家庭提供必要的育儿教育，为儿童及时提供体检和免疫接种服务，并协助家庭进行适合年龄的性教育和健康教育。其五，为妇女提供全生命周期的健康咨询和服务。妇幼保健机构在妇科健康、心理健康等方面提供咨询和服务，能够协助夫妻制订科学的家庭生育计划。

（二）积极进行保健宣传与指导

可以根据女性不同时期的生理特点，通过讲座、窗口服务或电话咨询等方式向她们普及妇幼保健知识，提高其自我保健的能力。对于身体发育逐渐成熟、心理状况尚不稳定的青春期的女性，学校、家庭和妇幼保健机构需要相互配合，对她们加强生理和心理卫生指导，让她们了解自身的生理以及心理特点，培养她们的良好卫生习惯；对于身体容易疲劳、精神相对紧张的经期女性，需要一边为其普及经期卫生知识，一边改善其工作条件、完善其劳动保护措施；对于有生育计划的准夫妇或新婚夫妇，需要通过卫生机构开展优生优育工作，引导、鼓励其进行婚前检查与新婚咨询，并及时控制近亲结婚和遗传病病人结婚的情况；对于身体负担和精神负担都较重的妊娠期妇女，应及时进行孕期卫生保健指导，帮助其合理安排个人的饮食、运动或用药等，切实做好产前检查和诊断工作，及时发现高危孕妇并进行追踪监测；对于容易出现更年期综合征或更年期恶性病症的更年期妇女，应给予她们必要的生理咨询和心理指导，提示其注意体内激素水平和神经功能的变化，必要时辅以药物治疗。

（三）加强妇女病的普查和普治

妇女病普查和普治是保障妇女健康的重要措施。世界卫生组织建议：18岁以上，凡是有性生活的女性每年都应该做妇女常见病筛查。我国的普查对象为育龄妇女及绝经期妇女，即20～64岁的已婚妇女。普查的内容主要包括：外阴检查、阴道扩张器检查、双合诊、宫颈刮片、白带镜检、乳房检查等。定期为妇女开展可负担、可接受、均等的技术筛查，既可以

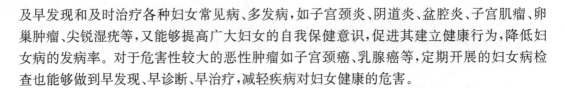

及早发现和及时治疗各种妇女常见病、多发病,如子宫颈炎、阴道炎、盆腔炎、子宫肌瘤、卵巢肿瘤、尖锐湿疣等,又能够提高广大妇女的自我保健意识,促进其建立健康行为,降低妇女病的发病率。对于危害性较大的恶性肿瘤如子宫颈癌、乳腺癌等,定期开展的妇女病检查也能够做到早发现、早诊断、早治疗,减轻疾病对妇女健康的危害。

(四) 加强婴幼儿保健措施

在新生儿出院后的第 3 天、第 14 天和第 28 天,医院应对新生儿家庭进行定期访视并填写访视单。新生儿定期家庭访视的目的有两个:一是跟踪和了解产妇的围产期及分娩情况;二是对新生儿进行健康检查,如体温、体征、身长及其他物理学检查等。4 周以上的婴幼儿也应该遵循"421"的原则接受定期检查,也就是说 1 岁以内的婴儿,每季度检查一次;1~2 岁的幼儿每半年检查一次;2~3 岁的幼儿每年检查一次。疫苗注射和生长发育评估也非常重要。应为小儿及时注射传染病及其他多发疾病的疫苗,建立健康档案并按婴幼儿成长阶段定期评估其生长发育状况并进行体能、智能的综合评价等。此外,还应注意预防和及时治疗婴幼儿的常见病和多发病,如营养性贫血、佝偻病、肺炎、腹泻等。当发现这些疾病时应给予及时治疗,防止病情进一步发展。

第五节　老年保健

一、老年人及其疾病特征

(一) 老年人的界定

常见的老年人界定标准包括生理年龄、心理年龄、社会年龄和日历年龄等。生理年龄是指根据个体的细胞、组织、器官、系统的生理状况和功能来判断的个体年龄;心理年龄是指根据个体的心理活动程度来确定的个体年龄;社会年龄是指由其所承担的社会角色来判断的年龄;日历年龄(又称年代年龄)是指根据日历时间的推移来计算的年龄。

客观来说,根据样貌外形或上述某个单一标准来界定老年人都是缺乏科学性的,"老年"应该是一个生理特征、心理状态、社会能力等综合走向衰老的阶段或过程。但是,为了统计和研究上的便利,大多数情况下人们使用日历年龄作为"老年人"的判断标准,即先确定一条年龄界限,然后将那些达到或者超过这一年龄界限的人称为老年人。世界卫生组织(WHO)在 1982 年提出的 60 岁标准一直被沿用至今,《中华人民共和国老年人权益保障法》中也表明老年人的年龄起点标准是 60 周岁,部分发达国家在研究老年问题时倾向于使用 65 周岁标准。

(二) 老年人疾病情况及特征

在发病原因、机理、生理、病理、遗传、免疫、衰老等方面,老年人都与年轻人有着不同之处。老年人的两周患病率、慢性病患病率、人均患病病种等都远超年轻人,通常表现出以下特征。

(1)老年人疾病的动态变化性。综合来看,较常见的老年人疾病包括老年性白内障、原发性高血压病、冠心病、脑血管病、慢性支气管炎、老年性聋、前列腺肥大、糖尿病、老年精神障碍及癌症等。但是,老年人的疾病谱不是一成不变的。随着卫生条件的改善和生活质量的提高,传染性疾病正在减少,慢性病明显增多,脑血管病、心血管病和癌症的比例正在不断增加。同时,不同年龄的老人面临着不同的心理压力,老年人心理疾病的患病率也在增加,"老老人"与"新老人"之间也存在着差别。

(2)老年人疾病的隐蔽性。由于老年人神经系统的敏感性降低,机体的反应性差,可能存在疾病严重但没有明确表现的情况,如肺癌、冠心病、消化性溃疡等。当老年人存在身体功能方面的损伤或障碍时,很多疾病症状会潜伏起来。一些老人患有多种疾病,疾病之间的症状可能会相互掩盖,这也会影响疾病的及时发现或诊断。值得注意的是,另一些老年人还会因为独自居住、怕给家人添麻烦或是羞于启齿等原因而保持沉默,这种情况也会影响疾病的及时发现和治疗,危及老年人的健康甚至生命。

(3)老年人疾病的多重性。人进入老年期后,各种脏器组织的抵抗能力普遍变差,老年人常常出现多系统疾病同时存在的情况。有时,在痴呆、跌倒、失眠、谵妄、抑郁等情况下,老年患者往往不是出现某疾病典型的临床表现,而是表现为一组特殊的症状。以跌倒为例,约30%的跌倒可能造成老年人严重的脑外伤和骨折,由此可能导致如神经功能损伤、活动受限、肺部感染、压疮、深静脉血栓、肺栓塞等多种并发症,引发一系列灾难性后果。出现这种局面时,老年人后期往往还需要解决"多重用药、营养不良"的医疗难题。

(4)老年人用药的副作用性。随着年龄的增长,老年人的肝肾功能会逐渐减退,这不仅会直接影响到药物的疗效,也会大大增加药物发生不良反应的可能性。因此,在用药方面,医疗机构和医务人员应特别谨慎,要对用药后可能产生的副作用有充分的估计。家人或照护者也要注意监督和观察,对药物的副作用进行充分了解,对出现不良反应的老人进行停药或及时送医。

当然,健康不仅是指没有生理性疾病,老年人的心理健康以及社会参与状态同样需要给予关注。

二、影响老年人健康的社会因素

(一)婚姻及家庭因素

婚姻生活对老年人来说是至关重要的,是影响老年人生活幸福以及精神愉悦的重要因素。婚姻生活中的情感交流能够较好地疏解老年人的孤独以及低落情绪,适度的性生活也是维持老年人身心健康的必要条件。性生理、性心理研究表明,老年人保持适度的性生活,不仅是生理循环系统的需要,也是心理、情感平衡的需要,可以消除老年人的孤独感,保持其生命活力。

家庭成员间关系的融洽程度对老年人健康具有极大影响,家庭和睦也是使老年人精神愉悦的重要因素。现代医学研究表明,许多疾病是受情绪直接影响的,还有一些疾病自身就被称为心理疾病。人在精神愉悦时,血液循环流畅,神经细胞的兴奋程度达到较佳状态,从而能够提高和增强机体抵御外界病源侵袭的能力,减少疾病的发生,也有利于延缓衰老、延长寿命。

(二)经济因素

一方面,国家和地区的经济状况从宏观上影响着老年人的公共卫生和社会福利,进而影响着老年人的生活质量和健康状况。另一方面,老年人个体有无独立经济收入以及收入的高低也会直接或间接地影响其健康状况。老年人经济状况的好坏影响着老年人的居住环境、营养状况、就医条件、生活娱乐等,影响着老年人的生活质量,从而影响老年人的健康状况。因此,扩大社会养老保障覆盖面、多渠道筹措养老资金、不断提高老年人的经济收入等是提高老年人生活质量的重要途径,也是提高老年健康水平的重要前提和保障。

(三)居住环境

居住环境对任何年龄阶段的人的生活质量以及健康状况都具有重要的影响。老年人退休以后,从社会转入家庭,日常活动范围逐渐缩小,住所成为他们的主要活动场所。

一方面,住房状况会对老年人的人身安全及生活便利程度产生影响,进而间接地影响其身心健康。适老化室内设计能够大大方便老年人的生活,有效减少跌倒、磕碰等意外伤害;老龄友好的社区建设可以减少老年人外出障碍,增加老年人的社会参与,为其健康的老年生活创造良好的外部空间。

另一方面,居住条件也会影响老年人与家庭成员的人际关系,进而影响老年人健康。当居住场所过于狭小时,私人空间的缺少容易导致家庭冲突,进而对老年人的情绪与健康造成影响。当居住场所过于空旷时,家庭成员间的互动频率减少,成员间的相互影响减弱,老年人也会时常产生孤独、落寞等情绪,进而影响其健康。

(四)人际交往

任何人都不能离开社会关系而孤立存在。老年人在退休前往往有较为广泛的交际圈,然而在退休之后,他们的交际圈缩小,人际交往骤减,孤独感、不适应感随之而来。国外一些学者把老人退休后的适应过程分为 5 个阶段,即蜜月期、忧郁期、重组期、稳定期和终结期。虽然不是每一位退休者都必须经历这 5 个阶段,但是重建退休后的交际圈、适应退休生活,把自己从孤独中解救出来,是人在老年期的重要课题,也是老年心理和生理健康的前提和保障。家人和朋友在这一阶段的鼓励和支持是非常重要的,可以根据老年人的性格特征和健康状况,因人而异地鼓励其加入同龄朋友圈或爱好群体,调动其积极情绪,促进其身心健康。

三、促进老年保健的社会措施

（一）建设老年保健机构

在政策方面，各级政府尤其是卫生行政部门要重视研究人口老龄化趋势，在医疗卫生方面及时采取正确的对策。对于那些已经呈现出老年型人口结构特征的地区，卫生行政部门要及时出台政策来提高对老年病的诊疗和护理质量；对于那些仍处于成年型人口结构的地区，可以尝试制定本地区的老年医疗卫生十年规划，并将老年常见病的防治纳入初级卫生保健规划。

在实践方面，要鼓励依靠多渠道资金来源，调动社会各方面的力量，积极改善老年人的医疗条件，提供多层次、类型丰富的老年保健服务。条件允许的地区可以在卫生行政部门的领导下建立专门的老年医院和老年医学研究所，在县级以上的综合医院开设老年病科，以保证一定数量的床位来收治老年病人。条件尚有欠缺的地区可以通过完善初级医疗保健网络来提供老年人保健服务，包括各类社区医院、工厂保健站、街道卫生院、学校保健科、机关保健科等。初级医疗保健网络的主要职责是以预防为主，小病抓紧治疗，大病及时转诊。

在人才培养方面，要有计划地发展老年医学教育，为老年保健机构提供充足、合格的人才资源。医学院校要逐步开设老年医学和老年社会学课程，现有的医务人员也要不断补充老年社会学、老年医学知识。

（二）加强老年健康教育，开展老年保健活动

人在步入老年阶段后，生理上会逐渐出现一系列衰老变化。但是，人在自然规律面前并非完全无能为力，老年健康教育和老年保健活动的开展可以大大减缓衰老过程、维护老年健康。医疗机构和各种老年服务机构应大力开展老年健康教育，利用各种方法向老年人普及有关老年生理、心理方面的保健知识，提高老年人维护自身健康的积极性和主动性，避免盲目跟风行为或各种消极情绪对健康产生负面影响。

老年健康教育的内容主要有老年精神卫生、生活卫生、营养和饮食卫生、老年常见病防治知识、合理用药知识、运动卫生知识以及康复医学知识等。老年健康教育的具体形式也较多，比如开办老年卫生保健知识学习班、举办老年卫生保健电视讲座、开展老年健康咨询活动、创办老年卫生保健报刊、开设老年体育课以及老年营养卫生课等。当然，老年保健要因人而异，只有采取综合措施才能取得良好的效果。

（三）防治老年常见病、多发病

首先，定期体检是防治老年常见病、多发病的最常见手段。定期体检能够及早发现潜在的健康问题，从而有针对性地进行预防和治疗，避免疾病的进一步恶化。老年人应该每年进行至少一次的身体检查，确保自己的身体状况处于良好状态。患有慢性疾病的老年人

应该更为频繁地进行体检,以及时了解病情的进展,并采取相应的预防或治疗措施。

其次,为了有效地防治老年常见病、多发病,应该将老年临床医学与老年流行病学紧密结合起来。临床医学的主要任务是为到医院求医的、有明显症状的老年人进行诊断治疗。然而,老年常见病多为慢性疾病,在初期阶段往往起病慢、症状轻,容易被忽略,也容易被误判为正常生理衰退,如白内障引发的视力模糊等。于是,有病因但症状不明显、未到医院就诊的老年病人往往会延误治疗。与临床医学不同,老年流行病学是通过资料和数据研究疾病分布规律及影响因素的学科,能够基于以往的医学数据探索各种疾病在老年人群中的分布情况、流行规律及相互关系,可以从预防的角度为老年人提供健康服务。因此,老年流行病学能够与临床医学形成互补,共同对老年常见病、多发病的及早发现、诊断和预防发挥作用。

(四)开展社区老年康复医疗

积极开展社区老年康复医疗不仅有利于降低老年人残疾率,提高他们的生活质量,还有利于减轻家庭和社会的压力。康复医疗必须在患病后尽早开始。例如,偏瘫病人在发病后的第一天就需要注意翻身等动作,并在病情稳定后开始定时活动肢体;没有并发症的急性心肌梗死病人,发病第二天即可活动肢体,几天后便可下床坐椅子。早期康复治疗的效果优于传统的卧床休息,产生后遗症的可能性会更小,对病人心理健康的影响也更小,患病后及时进行康复医疗已成为目前社会公认的医疗原则。

虽然各类医疗机构都可以提供老年康复医疗服务,但社区医院或社区卫生中心的综合性、方便适用性、低成本性、可持续性等特征使其在老年康复服务方面具有明显的优势。社区老年康复医疗的主要目的有三:一是预防老年病加重而导致残疾;二是帮助因伤、病致残的老年人提高自理能力,尽快适应日常生活;三是防止老年病人由残障转化为失能,尽可能恢复他们参与社会生活的能力。具有以下几种情况的老年人应接受康复医疗:有明确的病残,如偏瘫、骨折等;无明确的病残,但患有慢性疾病,如患有慢性心肺疾病或其他慢性病;虽未患病,但年迈体弱的老年人。

参考文献

[1] 胡继春,张子龙,杜光. 医学社会学[M]. 武汉:华中科技大学出版社,2013.

[2] 乔立军,戴杏兰,曹林玉,等. 妇幼保健实用教程[M]. 石家庄:河北科学技术出版社,2013.

[3] 汤仕忠. 社区保健[M]. 南京:东南大学出版社,2004.

[4] 汪春祥. 社区保健[M]. 南昌:江西科学技术出版社,2003.

[5] 张一鸣. 社会医学与医学社会学[M]. 北京:中国医药科技出版社,1991.

第七章

生殖科学的社会文化影响

在长时间的社会生活中,人们形成了一套固定的与生育健康或生殖伦理相关的传统观念。这些观念深深地嵌入传统文化的行为规范中,具有较大的稳定性。然而,随着生殖科学技术的飞速发展,人类开始在一定程度上运用技术来控制自己的性、生殖和生育,人类对于这些活动的价值取向和价值判断常常陷入矛盾或困惑之中。与生殖科学相关的高新技术与原有的社会文化和观念产生了许多碰撞。这种碰撞一方面是社会文化对生殖科学活动的制约,另一方面也会使社会文化做出调整以适应和推动生殖科学技术的快速发展。

第一节　生殖技术

人类的生殖不仅影响个人和家庭,也与全社会甚至全人类的发展息息相关。近年来,受环境等因素的影响,不孕不育的发生概率大大增加,很大程度上影响了家庭的幸福和社会的进步。生殖技术的发展实现了人类对自己生殖过程的控制和调整,使一部分人重新获得孕育生命的机会,能在一定程度上减少不孕不育带来的负面影响。但是,除了医学意义以外,作为非自然的生殖过程,生殖技术的应用也在一定程度上冲击着传统文化与观念。生殖技术的应用可能使家庭关系、婚姻关系、亲子关系等变得复杂,在伦理方面存在较大争议。因此,许多国家和地区对其进行了严格的限制。

常见的生殖技术主要包括人工授精技术、体外受精-胚胎移植技术和无性生殖技术等。此外,在生殖技术的实施过程中,还会涉及其他相关的辅助生殖技术,比如代理母亲等。

▌一、人工授精技术

人工授精是指采用非性交的方式将精子递送到女性生殖道中以使女子受孕的一种辅助生殖技术,最早被应用于不育症的治疗。人工授精的医学价值在于解决由男性不育引起的问题。

人工授精包括夫精人工授精(同源人工授精)和供精人工授精(异源人工授精)。前者是利用丈夫精子对妻子进行人工授精,后者是利用供体精子对妻子进行人工授精。夫精人工授精的适应证包括:男性因少精子症、弱精子症、精液液化异常、性功能障碍等所致不育;宫颈因素不育;生殖道畸形及心理因素导致性交不能等不育;免疫性不育;原因不明不育等。供精人工授精的适应证包括:男性不可逆的无精子、严重少精、弱精和畸精等症状;输精管绝育术后期望生育但复通术失败或射精障碍等;男方和(或)家族有不宜生育的严重遗传性疾病等。

采用夫精人工授精技术时,精子来源于丈夫,卵子来源于妻子,受精部位在妻子输卵管内,妊娠场所在妻子子宫内,父亲是完全父亲,母亲也是完全母亲,没有第三人参与。采用供精人工授精技术时,母亲仍然是完全母亲,但由于精子来源于供体,因此没有完全父亲,而有遗传父亲和养育父亲。

在人工授精的实施过程中,首先需要对接受人工授精的女性进行详细的妇科检查,检查内容包括内外生殖器是否正常、子宫内膜活检腺体分泌是否良好、双侧输卵管是否通畅等。如果这些指标都正常,则具备接受人工授精的条件。然后需要估计排卵日,选择最佳的受精时间。在女方估计排卵期前,还需对精液进行化验,若结果显示精液密度及活动度正常,那么则待精液液化后,用注射器或导管将精液注入阴道、子宫颈周围及子宫颈管内。

人工授精的技术要求不高,成功概率较大。目前,不少国家都建立起了精子库,这让人工生殖具有了更大的可能性。人工授精技术虽然可以解决男性的不育症问题并在一定范围内推动优生学的研究,但也带来了一系列的社会问题。比如,在养育父亲与遗传父亲之间,谁对子女具有道德和法律上的权利与义务。传统观念通常强调亲子间的生物学联系,法律上则更尊重抚养、赡养原则,这项技术的应用使判定依据产生了混乱。此外,人们对供精人工授精技术也提出了许多疑问,如供体的健康状况如何保证、一个供体是否可以反复提供精子进行人工授精、同一供体人工授精后出生的子女是否会通婚造成近亲结婚等。

二、体外受精-胚胎移植技术

体外受精-胚胎移植技术(IVF-ET)俗称试管婴儿技术,是采用人工的方法使精子和卵子在体外(如试管)结合形成胚泡并培养,再将胚胎移植回母体子宫内发育成胎儿的技术,包括诱发超排卵、人工授精与体外培养、胚胎移植三个关键步骤。体外受精-胚胎移植技术与自然生殖的不同之处在于,授精位置不是在输卵管内,而是在试管内,其技术原理是从女性卵巢内取出几个卵子,在实验室里将它们与男性的精子结合,形成胚胎,然后将胚胎移植回女性子宫内,使之在女性的子宫内着床、妊娠。该技术主要适用于由女性输卵管阻塞或异常引起的排卵障碍;各种因素导致的配子运输障碍;子宫内膜异位症;男性因少精症、弱精症、畸精症等所导致的不育(该技术所需的精子数远远少于体内受精技术)等。

截至2023年,体外受精-胚胎移植技术已经从第一代发展到了第四代。第一代为体外受精联合胚胎移植技术(IVF),通过从女性卵巢内取出成熟的卵细胞来进行体外受精,待其发育成胚胎后再移植到母体子宫内,适用对象一般是由女性输卵管疾病等造成的不孕者。第二代为卵胞质内单精子注射技术(ICSI),主要采用显微操作技术对卵子进行单精子注射,适用的对象一般是由男性精子疾病等造成的不育者,这也大大拓展了试管婴儿技术的适用对象。第三代为胚胎植入前遗传学诊断技术（PGD），能够在胚胎植入子宫前，对体外受精发育成的胚胎进行遗传诊断和筛选，一般针对患有高风险遗传疾病者，可以有效避免患有遗传性疾病的胎儿出生。第三代技术的到来不仅拓展了适用对象，还提高了生育质量。第四代为卵浆置换技术（GVT），是一种通过在老化卵子和年轻卵子之间做卵核置换以形成新的卵子再进行移植的技术。它的适用对象包括尚有排卵功能但本身卵子质量不佳或身体不好的女性以及因为年龄、身体或其他原因导致不能得到质量优良的卵子，但又渴望拥有自己的孩子的女性等。该技术的应用可能会引起"谁是孩子妈妈"的伦理和法律问题。目前，很多国家明文禁止将该技术用于临床。

一般情况下，体外受精技术在实施过程中不需要第三方作为供体，所以父亲和母亲都是完全父亲和完全母亲。但是体外受精也存在着四种特殊情况：第一种是在体外受精过程中采用了第三方精子，那么这时母亲仍是完全母亲，父亲则有遗传父亲和养育父亲；第二种是在体外受精过程中采用了第三方卵子和父亲的精子，那么此时父亲是完全父亲，母亲则有遗传母亲和孕育母亲；第三种是在体外受精过程中同时采用第三方精子和卵子（供体精子和供体卵子），那么此时既有遗传父亲和养育父亲，也有遗传母亲和孕育母亲；第四种则是在上述各种情况下，将满足条件的细胞移植入第三方子宫，并在其中孕育成长，这就出现了所谓的"代理母亲"。

试管婴儿技术的发展虽然在一定程度上解决了部分不孕不育症的问题，但是也带来了较多的争议。第一个争议是试管婴儿技术本身的问题。取卵过程中的麻醉和手术风险依然存在，女性促排卵时可能出现卵巢过度刺激综合征，移植多个胚胎导致的多胎妊娠会增加女性孕产风险。第二个争议是婴儿独特身世的问题。借助试管婴儿技术出生的婴儿可能会面临许多挑战，如来自周围人的好奇、关注、误解甚至敌意等，复杂的外部环境更容易诱发他们的情感紊乱和心理疾病。第三个争议是生殖伦理问题。试管婴儿技术的发展催生了许多不法经济行为。在利益的驱使下，不法分子建立了地下精子库、卵子库、胚胎存放冷库，甚至以名人精子库、博士精子库为噱头来诱导精子需求者。法律监管外的技术应用不仅违背了伦理道德，还有可能对母婴健康和人口素质造成负面影响。

试管婴儿技术从产生的那一日起就饱受争议，但它仍在不断向前发展，为千万个想拥有后代的不孕不育夫妇带来了希望。在加强监管的前提下，该技术会为人类带来更多的益处。任何科学技术的开创与发展，都应以服务人类为最终目的，这也是人类社会进步的根本所在。

三、无性生殖技术（又称克隆技术或生物复制）

无性生殖原本是指单细胞生物等简单生命形态的分裂繁殖方式。现代生殖技术中的无性生殖是指采用细胞融接技术将单一供体细胞核移植到去核卵子中，从而创造出与供体细胞在遗传上拥有完全相同机体的生殖方式。这种无须精子与卵子结合，而利用核移植方法复制与亲代在基因上相同后代的技术，又称生物复制。

无性生殖的基本原理是去除或破坏卵细胞的核，再植入供体细胞的核，在一定条件下让卵子根据供体细胞核的整套遗传密码进行细胞分裂,并逐步产生个体。这个新的个体就是无性生殖的产物。1997年2月,英国罗斯林研究所的科学家采用克隆(cloning)技术,将单个绵羊乳腺细胞与一个未受精去核卵进行结合,成功培育出第一只克隆绵羊。紧接着,美国俄勒冈州的科学家公布,他们使用猴子胚胎细胞进行无性生殖,成功培育出了两只猴子。这表明,无性生殖在技术上已经没有了难以逾越的障碍。

人们认可无性生殖技术应用于动植物时能为人类带来较多益处。但是,对于人类的无性生殖,即"克隆人"设想,人们则有较多担忧。许多国家都明令禁止研究"克隆人"。2005年2月18日,第59届联合国大会上通过的一项决议要求,各国禁止有违人类尊严的任何形式的克隆人。除了生殖性克隆,关于治疗性克隆也存在很多争议。治疗性克隆是指通过克隆人的胚胎以获取干细胞,进而用于帕金森病、糖尿病等严重疾病治疗的克隆技术。一些国家支持治疗性克隆,认为其能够促进医学进步。反对者则认为治疗性克隆与生殖性克隆虽只有一步之遥,但如果没有明确严格的立法,特别是如果科学家缺乏道德自觉与社会责任感,就很容易导致克隆人的出现。

四、代孕

代孕(surrogacy)是辅助生殖技术(ART)的衍生技术之一,是指具有生育能力的女性接受他人委托,借助人工授精或体外受精-胚胎移植等技术,为他人妊娠、分娩的行为,可分为完全代孕与部分代孕,或者分为有偿代孕与无偿代孕。完全代孕和部分代孕是根据代理孕母与代孕子女是否有血缘关系划分的。完全代孕,又称妊娠型代孕、借腹型代孕等,是指通过体外受精技术将不孕夫妇的胚胎植入代孕母亲的子宫内,代孕者与孩子无任何亲缘与血缘关系。部分代孕,又称基因型代孕、传统代孕等,是指通过人工授精使不孕男方的精子和代孕者的卵子结合受孕,代孕者是孩子生物学意义上的母亲。有偿代孕和无偿代孕是根据有意向的父母是否支付代理孕母超出合理费用之外的金钱划分的。有偿代孕,又称商业代孕,是指代理孕母为有意向的父母等提供有偿的代孕服务,以此获取约定费用的代孕方式。无偿代孕,又称利他代孕,是指代孕者不以金钱为目的,自愿为他人提供代孕。

由于代孕在伦理和法律方面的复杂性,各个国家在权衡利弊后,基本上都会限制或者禁止代孕行为。代孕引发的问题主要体现在以下四个方面:第一个是传统家庭伦理的颠覆问题。一方面,代孕冲击了传统的家庭观、人伦观,使人们对"谁是母亲"这一伦理问题存有疑惑,这对传统的母亲定义提出了挑战;另一方面,代孕还可能带来代孕子女间近亲结婚的问题。代孕过程中一般会隐去配子捐献者的身份信息,基因物质的多次使用会产生互不相识的"同父异母""同母异父""同母同父"的血亲,埋下近亲结婚的隐患。第二个是代理孕母的人性贬低和剥削问题。反对代孕的意见认为,代孕是将子宫当作工具,"出借"子宫会使妇女沦为生育机器,女性尊严遭到贬低。在现实代孕过程中,代理孕母往往处于弱势地位并遭受欺压。例如,一些中介公司会根据"雇主"对子女的性别偏好强行要求代理孕母堕胎,一些代理孕母可能在代孕过程中遭遇"雇主"的"违约"或"弃养"。第三个是代孕子女的身份问题。代孕不仅从伦理上对传统的"母亲"概念提出了挑战,还容易使代孕子女陷入法律意义上的无国籍或无父母状态。由于当前各国对代孕的容忍程度不同,许多有意向的父母会通过跨国代孕的方式寻求最有利的代孕服务。但是,儿童接受国与出生国关于代孕的法律冲突往往还会导致代孕子女在入籍、落户、亲子关系证明等环节的障碍。第四个是儿童生命权问题。一方面,商业代孕有一定的买卖儿童色彩;另一方面,代孕后的儿童遗弃或虐待事件偶有发生。

第二节 生育控制

生育控制是指通过避孕、终止妊娠、绝育等技术手段对人类生育机能的调节和生育行为的控制。个人生育权利不是绝对自由的,要与社会民族利益和子孙后代权利相一致;社会控制也不是绝对的,要以尊重个人生育权利和真正造福社会为目的。

一、避孕

避孕(contraception)是指在性交时避免女性受孕的措施和行为。从古埃及人用树叶或破布包裹阴茎避孕至今,人类的避孕尝试已有几千年历史。随着社会与医学的进步,避孕手段变得愈加多元化。目前常见的避孕手段包括激素避孕、宫内节育器、屏障避孕法、安全期避孕、体外排精、杀精剂以及绝育手术等。在上述避孕手段中,除了绝育手术为不可逆的避孕手段以外,其余皆为可逆的避孕手段。不过,以上手段只能作为性行为前的避孕手段,而性行为后的避孕则主要依靠紧急避孕药物。

随着社会的发展以及高效、安全、无痛苦的避孕技术和方法的问世,避孕已为越来越多的人所接受,成为许多国家控制人口数量、提高人口质量的有效手段。避孕的积极意义主要体现在以下四个方面:第一,避孕为人类控制自身的再生产提供了主动权,使人类得以改变非理性的生殖方式。第二,对于患有严重遗传性疾病的人或遗传病基因携带者来说,避孕能够避免有缺陷的婴儿的出生,进而促进优生学的发展。第三,避孕技术的进步对女性起到了保护作用,它能够避免人工流产对女性身体的伤害。第四,避孕技术使女性在性关系上获得了较大自由,安全可靠的避孕技术使女性可以独立决定要不要子女、何时要、要几个,也可以使女性在很大程度上脱离生、养子女的辛劳,从而把较多的时间应用于职业生涯之中。这在一定程度上也有利于两性关系的发展。

但是,在伦理层面,避孕也仍然存在着一些争议。第一,避孕技术的使用是否会引起性关系的混乱。避孕可以使性行为同生育过程完全分离,大大减轻了人们对性交结果的担忧,从而改变了性观念,使性关系变得更自由。但这种减压会不会使性关系过分自由,甚至失控?第二,避孕是否会使人们放弃生育。避孕在一定意义上把结婚与生育分离开来,这种分离会不会使人们只享受婚姻带来的性福利而放弃婚姻中的生育行为,最终影响家庭和社会的利益与人种的延续?

二、终止妊娠

终止妊娠就是结束怀孕的意思，是指母体承受胎儿在其体内发育成长的过程的终止。常见的终止妊娠方法包括药物流产术、负压吸引人工流产术、钳刮人工流产术和引产手术。

在一般情况下，负压吸引手术只能在妊娠 10 周以内进行。手术时间越早，手术过程越简单、越安全，术后康复时间越短。妊娠在 10 周以上时，简单的吸宫术就不适用了，需要采用钳刮终止妊娠，手术难度大，出血多，术后恢复也比较慢。妊娠超过了 14 周时，上述两种人工流产方式则都不适用，需要住院接受引产手术，孕妇更痛苦，手术风险更高。

女性选择终止妊娠的原因有很多。多数女性将终止妊娠作为避孕失败后意外妊娠的补救措施。这种意外妊娠往往是由于女性自我保护意识差、性知识浅薄或性交往过程中避孕措施的失败造成的。一部分女性选择终止妊娠是由于产前诊断发现了胎儿的先天性畸形或遗传学疾病，或因孕妇自身疾病不宜继续妊娠。这种妊娠通常是在医生建议下进行的，被称为治疗性人工流产。还有一部分女性选择终止妊娠是由于性犯罪、乱伦等违反法律或道德的行为所导致的，如因强奸导致的女性怀孕等。

尽管终止妊娠在保护孕妇健康、避免异常后代出生及控制人口数量方面具有一定的积极意义，但是它在一定程度上也为女性带来了伤害。一方面，流产手术往往会伴随着一些并发症，近期并发症如心律失常、血压下降、心动过缓、昏厥、抽搐等，远期并发症如不孕症、慢性盆腔炎、月经异常等，再次妊娠时的并发症如晚期流产概率偏高、新生儿溶血症增加等。另一方面，在一些宗教的教义中，或是社会观念中，人工流产是件不光彩的事情。这些负面的观点、思想或言论会给女性带来伤害，使其在流产手术后遭受身体和心理的双重打击。

终止妊娠在社会道德、宗教、生命伦理等方面的争议也比较大，争论的焦点主要集中在胎儿是不是人、有没有出生权等问题上。从生物学的角度来看，受精卵是生命个体的开始，它最终会成长为人，终止妊娠无异于进行犯罪活动。这个观点与宗教思想不谋而合，几乎所有宗教都主张"胎儿是人，具有生存的权利"。但是，从社会学的角度来看，受精卵还不能算是一个社会成员，因而终止妊娠是不应受到强烈谴责的。可见，生命从什么时候开始这一问题，直接关系到终止妊娠技术的合法性。虽然从受精卵阶段到临产前夕，终止妊娠技术都能达到终止妊娠的目的，但它可能被视为合法，可能被视为非法，也可能被认定为谋杀。

不同文化背景的国家对终止妊娠持有不同的态度。一些发展过程中需要控制人口数量的国家允许终止妊娠，但不提倡将其滥用。禁止终止妊娠的国家大体分为三种情况：一是宗教信仰盛行的国家。早期基督教认为，一切人工流产都是错误的、不人道的。1989 年，美国还发生了关于人工流产是否可以合法化的全国大争论。二是鼓励生育的发达国家。这些国家的人口增长缓慢，甚至出现人口的负增长，它们通常采用鼓励生育、禁止人工流产的人口政策。三是期望保护妇女健康和增加劳动力的国家，如德国、比利时、澳大利亚、意大利等。值得注意的是，在禁止终止妊娠的国家和地区，常常出现通过非法人工流产来终止妊娠的现象,许多女性在这个过程中感染甚至死亡,这也对女性健康造成了极大的伤害。

三、绝育

绝育(sterilization)是指通过人工手术使夫或妻在保持正常性生活的情况下断绝生育能力,从而达到不孕目的的生育控制手法。

一般来说,绝育分为男子绝育和女子绝育。男子绝育的方法一般有三种,分别为直视钳穿法、粘堵法、栓堵法。女子绝育手术也有三种,包括输卵管双折切断结扎术、输卵管伞端切除术、腹腔镜双极电凝术。男子在绝育手术后,发生并发症的概率较低,大致在 1%~2%。女子在进行绝育手术之后,相应的性腺轴功能会受到较大影响,各项激素水平的平衡会遭到破坏,容易引发病理改变。因此,女性绝育手术比男性绝育手术的操作更复杂,发生并发症的概率也更高。

人们实施绝育操作通常是出于以下几种目的:一是避孕,无论是出于夫妇个人的考虑,还是出于社会控制人口数量的考量,绝育都可以达到不孕的目的;二是治疗,当妊娠会给一些患病女性(如子宫肌瘤患者等)带来健康风险时,绝育手术可以通过达到不孕的目的来避免这种风险;三是优生,当夫妇双方或一方患有严重的遗传疾病时,绝育可以保证疾病不再遗传给下一代,这样可以在一定程度上提高生命的质量。

在绝大多数国家,自愿绝育都被认为是个人的权利。争论的焦点往往是我们应不应该以优生为目的要求一些夫妻进行绝育。当夫妇一方或双方患有严重的遗传性疾病时,要求他们绝育的确可以减轻家庭和社会的负担,也可以提高人口素质。但是,如何判断哪些疾病属于遗传性疾病呢?怎样的严重程度才算是达到绝育的指征呢?例如,一部分人认为,应该鼓励遗传性智力低下者进行绝育,因为这样的父母难以照料自己的子女,子女们也很难独立生活。另一部分人则提出了反对意见:一方面,生育权利属于人权范畴,不可侵犯;另一方面,智力低下的夫妇没有能力做到"知情同意",不能构成自愿者。

四、特殊群体的生育控制

(一)不适宜生育者的生育权利

当绝育成为一些弱势人群被迫做出的选择时,就会存在很大争议。有些观点认为,当夫妇一方或双方患有严重遗传性疾病或严重智力低下时,绝育可以保证疾病不会再遗传给下一代,这对家庭和社会都有良好的影响。但也有很多人难以接受这种思想,他们认为这种思想缺乏客观公正性,具有强烈的歧视性和针对性。那么,严重遗传性疾病患者或严重智力低下者的生育意愿是否应该受到保护呢?

支持对该群体进行绝育的观点往往从有利、尊重、公正、互助四个方面阐述其理由。首先,以严重智力低下者为例,支持者们认为,由于他们自身的智力缺陷,在生育过程中可能丧失生命,也可能因缺乏抚养下一代的能力而对下一代造成伤害。所以,从有利原则来看,对严重智力低下者实行绝育是符合他们最佳利益的。其次,支持者们认为,虽然智力低下者有着性的生物学欲望,但是他们缺乏养育后代的意识,限制严重智力低下者的生育权利是为了减少他们及其家庭的不幸所采取的一种避孕措施。因此,从尊重原则来看,对智力低下者施行绝育并未侵犯他们生育的权利。再次,支持者们认为,智力低下者人数较多的地区往往资源有限,贫困与落后反过来也会限制当地对智力低下者的支持与照顾。因此,从公正原则来看,对智力严重低下者施行绝育有利于对资源的公正分配。最后,支持者们认为,对严重智力低下者施行绝育,不仅能够解除他们因为生育问题带来的种种家庭不幸,也能够保障社会的利益和社会的团结,符合互助原则。

反对对该群体进行绝育的观点指出,仅仅从社会利益、社会资源和社会成本方面考虑问题是不充分的,需要从智力低下者出发权衡绝育后给自己和家庭带来的收益和损失。并且,绝育所消耗的资源是否少于严重智力低下者生育子女所消耗的资源,这件事情很难把握和计算,也是没有准确结论的。另外,在对严重智力低下者施行绝育时,往往很难做到"知情同意",仅仅取得代理人或监护人的同意是否妥当,也是值得深入探讨的。

(二)单身女性的未婚生育权利

在单身女性的未婚生育问题上,多数国家都持宽容态度。但是,有关单身女性能否利用生殖技术进行生育这一问题,伦理、社会、法学各界始终存有分歧。讨论单身女性的未婚生育权利,本质上是在讨论未婚女性、寡妇、女同性恋者及其他女性独身主义者是否享有通过异源人工授精方式进行生育的权利。

一些国家认为,"每位妇女都享有生育权利"只是一个纯粹的理论性的范畴,它必须以法律许可和对子女利益的维护为前提,生育只能在婚姻关系内或通过自然妊娠方式进行。另一些国家则支持单身女性的未婚生育,认为"每位妇女都应享有生育的权利"。从技术上来说,异源人工授精已经能够实现生育与婚姻的分离。从思想上来说,在自由主义思潮和个性运动的影响下,许多人已经选择了或正在准备选择新生活方式,如独身、同性恋家庭等。从法律上来说,个人权利的实现要以"不伤害他人、有利于良好社会秩序和社会风尚"为前提。如果文化上的争论不能证明单身女性利用生殖技术未婚生育违背了上述法律原则,那么我们就没有充分的、令人信服的理由去干涉这些女性享有生育的权利。

英国 1990 年制定的《人工授精与胚胎法》中指出,只要不育治疗中心同意,单身女性也有接受异源人工授精的权利,前提是她必须充分考虑孩子的未来以及是否承认父亲等问题。美国也有一些由最高法院通过的判例明确了"未婚女子同样享有宪法所规定的生育权",无性交并非生育权的法律障碍。中国吉林省于 2002 年制定了一项允许单身又决定终身不婚的女性通过合法的医学辅助生育技术手段生育子女的法规。虽然这一地方性法规与全国实施的《人类辅助生殖技术规范》存在冲突而不能有效实施,但是依然反映了中国单身女性在利用生殖技术方面的诉求。

第三节　遗传与优生

遗传是生物基本特征之一,是指生物亲代的形态、结构和特点在下一代的重现。优生也就是生优,"优而生之,劣而弃之",是指运用遗传学原理改善人类群体的遗传素质,生育身心健康的后代,以促进人类繁衍体力、智力都优秀的个体。人类遗传与优生始终有着紧密的联系,没有遗传就没有优生,而优生又是推动人类遗传学发展的原动力。

一、概述

现代遗传学的诞生应归功于奥地利生物学家 G. J. 孟德尔(G. J. Mendel,1822—1884),他经过大量生物杂交实验于 1865 年提出了遗传的两个基本定律,即分离定律和自由组合定律。直到 1900 年,他的基本定律才被欧洲几位科学家复证并受到广泛重视。美国生物学家 T. H. 摩尔根(T. H. Morgen,1866—1945)在 1910 年用果蝇进行了大量的杂交实验,发现了连锁与交换现象,揭示了遗传因子分布的新定律——连锁交换律,现代遗传学由此得到了进一步发展。之后,遗传物质脱氧核糖核酸(DNA)等研究又为分子遗传学奠定了基础。20 世纪中期,随着染色体检查技术的不断进步以及一些遗传酶缺陷病的相继发现,医学在人类染色体及其与若干疾病的关系方面取得了较大的研究进展。目前,医学遗传学已发展成为一门重要学科,并产生了很多分支,如人类细胞遗传学、群体遗传学、免疫遗传学和基因工程学等。遗传学发展的目的一方面是针对亲代进行预防和治疗,另一方面是针对后代遗传性病症进行诊断和防治,后者包含着优生学的内容。

"优生学"(eugenics)一词是英国科学家 F. 高尔顿(F. Galton,1822—1911)于 1883 年首次提出的。优生学的建立以两门科学为基础,一是进化论,二是遗传学。优生学主张促进素质优良的人口数的增加,抑制素质不良的人口数的增长,从而提升人类的整体素质。

经过一百多年的发展,优生学已经发展为一门综合性学科,主要形成了演进性优生学(积极优生学)和预防性优生学(消极优生学)两个分支。演进性优生学主要是在遗传技术的基础上研究如何促进体质和智力优秀的人类个体繁衍,以达到改善婴儿出生素质的目的。它以现代医学发展中的新生殖技术(如人工授精、体外受精、克隆技术、胚胎移植、基因工程等)为主要手段。注重孕期卫生、提高产科技术和围产期保健也是积极优生学的重要内容。预防性优生学致力于通过各种措施来防止有严重遗传病和先天性疾病的个体出生,从而降低人群中不良基因遗传下来的概率。我国目前对优生工作所采取的主要措施有遗传咨询、婚前检查、产前诊断等,对那些有严重遗传性疾病、患严重精神分裂症、近亲结婚、超高龄的"不宜生育者"也会采取社会和医学干涉的办法来限制或禁止其结婚、生育。

二、遗传咨询

遗传咨询是预防遗传性疾病、提高人口素质的有效环节之一,是指委托人以及他的家庭向从事医学遗传学的专业人员或咨询师进行的咨询。咨询的主要内容包括遗传性疾病的病因、遗传方式、诊断与防治以及在亲属和后代中再发生的风险率等。专业人员或咨询师需要向委托人以及他的家庭提供有关遗传病的诊断、遗传机制、预防和处理方法等知识，以作为委托人或他的家庭决定是否要后代的依据。

遗传咨询所产生的关系是一种特殊的医患关系：一是所涉及的疾病主要是基因或遗传物质异常的结果；二是做出决定的焦点是某种疾病是否会遗传给一对夫妇未来的后代，概率如何；三是面临的对象不是个人，而是家庭；四是咨询的目的不是治疗疾病，而是根据相关知识，由委托人做出某决定。虽然遗传咨询需要咨询者和被咨询者的良好配合，但医务人员仍是遗传咨询中的主体，是起着关键作用的一方。医务人员需要遵守的原则包括医疗行善原则、尊重与求实原则、坚持保密原则等。

三、婚前检查

婚前检查是实现优生的重要前提，指的是男女双方在结婚登记前进行的全面、系统的健康检查，其内容包括询问病史和体格检查两大部分，目的在于保障男女双方的身体健康，保障婚后的婚姻幸福，防止遗传病延续。尽管很多国家已取消了强制性婚前检查的规定，但这并不代表着男女双方就不需要进行婚前检查。

婚前检查对男女双方都有重要的意义。第一，通过婚前医学检查能够控制疾病的遗传，避免缺陷儿的出生，提高人口素质。第二，通过婚前医学检查，可以发现疾病和一些异常情况，从而达到及早诊断、积极矫治的目的。如在检查中发现有对结婚或生育产生暂时或永久影响的疾病，夫妻可在医生指导下做出对双方和下一代健康都有利的决定和安排。第三，婚前检查有利于双方有效地掌握好受孕的时机和避孕的方法。医生可以根据双方的健康状况、生理条件和生育计划，为他们建议最佳的受孕时机或避孕方法，并指导他们采取有效的措施，掌握科学的技巧。第四，婚前检查不仅是一项健康检查，更重要的是可以向人们传播有关婚育健康的知识，进行健康婚育指导。

四、产前诊断

产前诊断又称宫内诊断或出生前诊断，是指利用一定技术手段对胎儿健康进行检查，以及时了解胎儿发育状态或遗传病患病情况，并决定是否采取选择性流产的检测诊断。产前诊断的目的是实现优生，防止因遗传病患儿出生给家庭和社会带来不幸和负担。

根据诊断内容，可以将产前诊断分为四类。第一类，胚胎性别的产前诊断，主要是对伴性遗传疾病的诊断；第二类，先天畸形的产前诊断，主要是对先天性畸形（如无脑儿脊柱裂、神经管缺陷等）的诊断；第三类，先天性代谢病的产前诊断；第四类，染色体病的产前诊断。总的来说，产前诊断所涉及的疾病比较复杂，对技术的要求也比较高，因此它更适合应用于高风险孕妇或者是产前筛查过程中发现一些风险指标的人群。随着优生知识的普及与深入，这种能够尽早阻断不良遗传因素向后代传递的技术，将越来越受到大众的欢迎与重视。

五、遗传普查

遗传普查是指运用遗传流行病学和统计学的方法,对一定人群进行全面的遗传病调查或对某类遗传疾病的发病人群进行普遍调查。遗传普查的目的是通过确定这一地区人群中的遗传病种类、分布、发病率、遗传方式、遗传异质性、危害程度等情况,计算出各种遗传病的基因频率、携带者频率及突变率,从而为疾病预防措施的制定提供科学依据。对重点遗传性疾病或某些易感性遗传疾病进行普查,既有利于个体健康,也有利于群体疾病预防。

关于遗传普查的争议有很多。有的人主张积极开展遗传普查,并希望未来达到明确所有社会成员基因型和遗传素质的程度。他们认为这是减少和防止遗传病的有效措施,是提高遗传素质的必要途径。有的人则认为广泛开展遗传普查,尤其是DNA测试(即查明基因构成)会带来严重的社会问题。他们认为,先天遗传素质固然重要,但后天因素亦不能被忽视,过分强调基因型会过早将社会成员划分为"优"者和"劣"者,可能导致教育、就业、婚恋等多场景出现不平等的现象,后果不堪设想。

六、基因工程

基因工程又称基因拼接技术和DNA重组技术,是以分子遗传学为理论基础,以分子生物学和微生物学的现代方法为手段,对基因进行操纵或改造的科学工程。其基本原理是将不同来源的基因按照预先设计的蓝图在体外构建出杂种DNA分子,然后将其导入活细胞,以改变生物的遗传特性,进而获得新的品种或表现出新的性状。

基因工程最突出的优点是打破了常规育种难以突破的物种之间的界限,可以使原核生物与真核生物之间、动物与植物之间,甚至人与其他生物之间的遗传信息进行重组和转移。基因治疗技术能够有效医治遗传性疾病、癌症等,对改善人类生命质量、促进人类健康具有积极意义。

基因工程技术的应用目前也存在很多争议。一是不完善的技术可能导致的伤害。从目前的结论来看,基因治疗确实是一种能够根治遗传病的方法。但是,人类的认知水平还在不断提高,目前的技术是否足够成熟、基因治疗有无潜在危险、编辑基因组是否会丢失重要的遗传信息等问题还没有明确答案。二是高昂的治疗费用和卫生资源分配的公平性问题。目前所使用的基因转移细胞都是已经分化的细胞,其生命周期有限,病人需要反复接受治疗,费用十分昂贵。因此,有人质疑是否需要将有限的社会卫生资源花费在昂贵的基因治疗上。三是遗传信息保密的问题。有人认为应该以尊重遗传信息的隐私权为前提,只有在医学上确定其会出现严重疾病时,才可告知。然而,在现实生活中,这个尺度很难把握。四是过度优生带来的伦理问题。基因编辑可能会导致优生学的崛起。如果父母选择编辑胚胎基因、"设计"孩子的特定特征,是否会冲击道德和伦理标准?基因工程的研究不断向前推进,其可能带来的负面影响和社会问题也越来越受到重视。

七、胎儿研究

胎儿研究主要分为两类情况。一类情况是无争议的胎儿研究。例如,利用无损伤性技术检测胎儿健康;在取得充分的动物实验依据后对胎儿进行新的治疗措施的研究;利用死胎及其组织进行子宫外研究等。另一类是存在争议的胎儿研究。例如,利用有损伤性技术检测胎儿情况;在没有得到充分动物实验依据的情况下探索新的治疗措施对胎儿的影响;利用活的胎儿进行子宫外研究等。伦理学家普遍认为后者是不符合社会伦理的,也是不应被允许的。

目前引发较大争议的一个问题是,如何对待子宫外不可存活的胎儿。比如,这个胎儿即将在几个小时内死亡,那么在这几个小时内能否对该胎儿进行研究,以此来获得有益于医学发展和胎儿保健事业的知识。支持者认为,只有通过此类实验,人们才能学会如何维持和改善人类生命,此类实验所研究的胎儿虽然是活的,但是是不可存活的。也就是说,无论是研究还是不研究,此类胎儿都将在几小时后失去一切生命体征。反对者则认为,对不可存活的活胎进行子宫外研究,会导致人类对生命价值的漠视。如果人类忽视活胎的生存权利,那么对于其他临终的病人、不自愿的受试者或不能照顾自己的婴儿、老人、智力低下者等,也会表现出漠不关心。此外,如果研究表明对不可存活的活胎进行研究非常有用,那么受试胎儿会变得供不应求,种种刺激或鼓励胎儿成为受试对象的因素会发挥作用,科学界和医学界会不知不觉地放宽人工流产的标准,社会底层群体就有被诱惑和被压榨的可能。

目前引发较大争议的另一个问题是,如何处置有出生缺陷的新生儿。出生缺陷是指在出生前就已经发生的胎儿形态结构异常、生理功能异常或代谢缺陷所致的异常。形态结构异常表现为先天畸形,如无脑儿、脊柱裂、唇腭裂、四肢异常等;生理功能异常和代谢缺陷常会导致先天性智力低下、聋、哑等。造成出生缺陷的原因有很多,可能是药物因素、物理因素、化学因素、遗传因素等。在这些新生儿中,有的缺陷是目前医学可以救治和矫正的,也有很多严重的缺陷是现有医疗条件无法改变的。有的新生儿虽然可以在现代医学技术的帮助下维持生命,但将完全丧失生活能力和劳动能力。有的新生儿智力严重低下,不可能作为一个有自我意识的人而存活。是否应该利用现代医学技术全力确保这些新生儿存活,迄今未有定论。

第四节 生殖科学进步对社会的影响

生殖科学已经成为影响人类生存和发展的重要学科之一,并在广度和深度上持续探索。世界卫生组织专门建立了人类生殖研究、发展和研究培训特别规划署(HRP),并提出人类生殖必须在国家水平和整体的相互关系基础上进行分析,将计划生育、母亲保健、婴儿和儿童保健、控制性传染疾病列为生殖保健政策和基石。生殖科学的重要性日益为社会和科学界所公认。

一、对社会发展的有利影响

总的来说,任何一个学科的出现都取决于社会发展的需要又转而为社会发展服务。生殖科学也正是应社会发展需要而产生,并不断为社会发展做出贡献。生殖科学技术在人类整个生命的健康维护过程中都发挥着积极的作用,它向人们提供了关于计划生育、不孕不育、优生优育、母婴健康等方面的咨询、教育、预防、治疗等服务。与其他高新医疗技术一样,生殖科学技术发展所带来的社会意义和医学价值是不可否认的。只要社会对其进行有效的控制和管理,并避免其滥用,生殖科学技术将会成为人类的福祉。

(1)生殖科学的进步为不孕不育人群提供了更准确、更安全的医疗诊断和治疗手段。在人口老龄化和社会少子化的今天,先进的生殖技术可以帮助医生快速识别生殖器官的异常和疾病,准确地选择和制定治疗方案,帮助有需要的家庭实现安全孕产或生育控制,促进了家庭的稳定和幸福。

(2)生殖科学的进步也促进了人类对于生殖过程和生殖健康的认识,有助于人口质量的提高。生殖科学的进步能够提高人们的生殖健康意识和自我保健能力,促进优生优育,降低人群中不良基因出现的概率,进而提高人口素质。因此,生殖科学的进步对社会发展和民族繁荣也具有重要的现实意义与深远的历史意义。

(3)生殖科学的进步也促进了性别平等和社会公正。生殖科学的进步提供了更多的生殖选择,保护了更多人的生殖权利,使人们可以更加自主地决定自己的生殖命运,从而促进了性别平等和个体自由。

(4)生殖科学的进步有利于"3P"(population,pollution,poverty)问题的解决。国际上将人口问题、环境污染问题和资源贫困问题列为挑战人类的三个全球性问题。如果人口无限制增长,最终可能导致能源枯竭、环境恶化,最终威胁人类生存。生育控制技术能够减轻人口数量增长带来的压力,给社会发展带来正向影响。

二、生殖科学进步引发的社会问题

生殖科学技术的发展与运用会对文化观念、风俗习惯、伦理道德、法律规范造成较大的影响,甚至会发生碰撞与冲突,从而导致观念纠纷与社会问题。社会需要充分重视伦理和道德层面的讨论,加强监管和管理,以确保生殖技术的正当性、安全性和公平性,最大程度地避免其对社会发展的不利影响。

(一)对婚姻、家庭、亲子和亲属关系的冲击

人类社会经历了长时间的发展,形成了今天的婚姻与家庭模式,确立了当今的婚姻和家庭关系。然而,随着生殖科学的发展,这些婚姻、家庭关系受到了极大的冲击。例如,在辅助生殖技术中提到的所谓的遗传父亲、遗传母亲、养育父亲、养育母亲、孕育母亲、代理母亲等,就冲击了自然生殖过程中"男女经过恋爱、婚姻而成为父亲、母亲"的传统模式。如果

人类的无性生殖、生物复制成为现实,精子与卵子的结合将不再是必要条件,在这种情况下的性行为、夫妻关系、婚姻制度都将重新被定义。生物复制成的个体按卵细胞而论是母子关系,可是按载有遗传基因的核而论则不单纯是母子关系,是不是应以核的来源来判断亲子关系,也还有待讨论。

(二) 对性观念的影响

生殖科学的发展对性观念的影响也是值得探讨的问题。自古以来,性和生育都是相互联系的。生育控制技术的发展使得可以在有性的结合的情况下而不生育,而生殖技术的发展则使人无须性的结合也能生育,这样性和生育便可以分离开来、互不联系了。性和生育分离的后果使我们困惑:这到底是人类的进步还是文明的退化?

(三) 对人类自身认识的影响

人类辅助生殖技术颠覆了传统的遗传学法则:由父母通过性细胞中遗传物质 DNA 的结合而产生后代。生殖技术切断了生儿育女与婚姻之间的联系,甚至切断了子女与父母在生物遗传学上的联系。如果未来克隆技术成为现实,人类从技术上将实现"永生"。生老病死的规律会被打破,人的生命也将被重新定义,人类基本的价值观将会受到巨大的冲击。人类是否应该为了自身需求而颠覆自然法则? 人与自然应当保持怎样的联系? 这些都是不得不深入思考的问题。

(四) 对人类社会阶层的影响

人类社会发展是有规律可循的,它应该不断走向更高的生产力水平、更小的阶层差距、更和谐的社会关系。优生学的发展以提高整个人类的遗传素质为目标,这本无可厚非。但是,在生殖技术发展过程中,如果有人企图通过基因编辑技术等手段有目的地制造"统治阶级"或"超人",或是有目的地制造"被统治阶级"或"低级的操作工",甚至对后者有选择性地掺入顺从、听话等基因,这是否会导致阶级的对立和人类社会的退化呢?

参考文献

[1] 曹开宾,邱世昌,樊民胜. 医学伦理学教程[M]. 上海:上海医科大学出版社,1992.

[2] 何伦,王小玲. 医学人文学概论[M]. 南京:东南大学出版社,2002.

[3] 胡继春,张子龙,杜光. 医学社会学[M]. 武汉:华中科技大学出版社,2013.

[4] 李钧,谭宗梅,宋伟,等. 医学社会学[M]. 南昌:江西高校出版社,2013.

[5] 余提. 各国代孕法律之比较研究[M]. 北京:中国政法大学出版社,1992.

[6] 考克汉姆. 医疗与社会:我们时代的病与痛[M]. 高永平,杨渤彦,译. 北京:中国人民大学出版社,2014.

第八章

死亡文化

　　死亡本身是一种客观自然现象,但是死亡的方式以及由死亡所引起的种种问题则是社会文化现象。随着科学技术和生产力的发展以及社会的进步,人们关于死亡的观念发生了根本性的变化,也开始关注如何提高患者的生活质量、维护患者的死亡尊严以及保障医疗资源的合理使用等。从死亡的统计和界定,到姑息治疗的推广和临终关怀的实践,从对自杀的分析、预测和防范,到关于安乐死的研究和讨论,这些既是医学的重要内容,又与社会学、伦理学、法学、心理学等有着密切的联系。因此,科学地研究人类的死亡及死亡文化也是医学社会学的一项重要任务。

第一节　死亡概述

一、死亡的社会学统计

　　想要了解死亡,首先需要了解死亡的统计指标,如粗死亡率、死因别死亡率、分性别年龄死亡率、病死率、孕产妇死亡率、新生儿死亡率等。

　　粗死亡率(crude death rate,CDR),简称死亡率,指某地某年平均每千人中的死亡数,反映当地居民的死亡总水平。粗死亡率=(该地单位时间内死亡人数/该地单位时间内平均人口数)×1 000‰,CDR 的合理范围为 6‰~20‰,高于 20‰即属于高死亡率。

　　死因别死亡率(cause-specific death rate)是指一年内因某种原因(如疾病)死亡的人数与年平均人口数之比,通常以 10 万分比表示,即每 10 万人中的死亡人数。计算公式如下:死因死亡率=(该地该年因某种原因死亡的人数/该地该年年均人口数)×100 000。

　　分性别年龄死亡率包括男性分年龄死亡率和女性分年龄死亡率。即某地区某时期内某一年龄段的男性(女性)死亡人数与该年龄段男性(女性)平均人数之比。分性别年龄死亡率=[单位时间内男(女)某年龄(组)死亡人数/同期男(女)同年龄(组)平均人口数]×1 000‰。

　　病死率(case fatality rate)是指一定时期内因患某种疾病死亡的人数占患病人总数的比例。一定时期对于病程较长的疾病可以是一年,病程短的可以是月、天。病死率=(某时

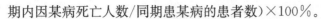

期内因某病死亡人数/同期患某病的患者数)×100％。

孕产妇死亡率即每一万例活产或每十万例活产中孕产妇的死亡数。从妊娠开始到产后42天内,因各种原因(除意外事故外)造成的孕产妇死亡均计在内。由于其比例较小,因而分母多以万或十万计。孕产妇死亡率=(该地一定时期内孕产妇死亡数/该地同期内所有的妊娠人数)×10 000‰。

新生儿死亡率指年内产后28天或一个月以内死亡的新生儿数与活产数之比,一般以千分率表示。新生儿死亡率=(某地单位时间内未满28天或1个月的婴儿死亡人数/该地同期活产婴儿数)×1 000‰。

二、死亡率的变动规律

观察和对比各国人口死亡率的变动,从中发现异同,是能够找出人口死亡率变动的一般趋势的。对各国人口死亡率的统计资料进行分析可以发现,发达国家人口死亡率的历史变动充分反映了死亡率变动的一般趋势,发展中国家人口死亡率的变动则反映了这个趋势中的某一个阶段,但最终会走向这个趋势的最后阶段。

发达国家的死亡率大致经历了三个阶段的变化。

第一个阶段是高死亡率阶段。这一阶段经历的时间最久,从人类产生一直持续到18世纪欧洲爆发产业革命。该阶段的死亡率高达40‰、45‰甚至50‰,这是一个由非正常死因或死亡外因决定死亡率水平的时期。战争、部落间的厮杀格斗、恶性传染病、饥荒和其他种种严重的自然灾害,都是造成高死亡率的外因。

第二个阶段是总死亡率持续走低阶段,时间大致是19世纪到20世纪60年代。18世纪西欧爆发了产业革命,随后经济蓬勃发展、医学兴起,外因对死亡的影响逐渐减弱,并由死亡的主因变成了次因。总死亡率逐渐下降的新时期到来,高死亡率时代从此结束。值得注意的是,这一时期的欧美发达国家爆发了第二次人口革命,生育率逐渐从高水平降落到了低水平。于是,欧美地区很快迎来了低出生、低死亡、低增长的人口再生产模式,并一直延续了很长时间。

从20世纪60年代中期开始,发达国家的总死亡率水平进入了第三个阶段——总死亡率回升阶段。联合国的统计资料显示,发达国家1960—1965年的年平均死亡率降低到了9‰,此后便开始出现回升,1965—1970年回升到9.1‰,1970—1975年升至9.2‰,1975—1980年升至9.4‰,1980—1985年升至9.6‰。人口年龄结构变动、人口出现老龄化是这一时期总死亡率回升的主要原因。老年人口的死亡率大大高于其他年龄组,当总人口中的老年人口比例越来越高时,总死亡率就会出现上升趋势。

三、影响死亡率变动的因素

(一)技术因素

世界医疗发展史表明,医疗卫生条件的改善是降低人口死亡率的重要社会因素。鼠疫

（又称黑死病）曾经在欧洲及世界各地导致了数以亿计的人口死亡,但随着人类卫生条件的改善和对传染病认识的加深,鼠疫被控制在了一定范围,其导致的人口死亡率也随之下降。第二次世界大战以后,发展中国家纷纷宣布独立,卫生事业也取得了快速发展,人口的死亡率也出现了明显下降。

（二）自然因素

1. 性别

两性人口的死亡率存在差异是一种普遍现象。这种差异的形成既有生物学因素的影响,也有社会环境因素的影响。生物学因素是造成两性死亡率差异的自然基础,其赋予女性较强的存活能力,使女性寿命比男性更长、人口死亡率比男性更低。一般来说,女性在死亡率方面的优势集中体现在5～9岁和25岁以后的成年期和老年期。不过,不同环境下的男女寿命也不尽相同,后天环境还是会起到重要作用。

2. 年龄

一方面,随着医学科学的发展以及生活质量的提高,儿童的死亡率较以往大幅度下降,进而对人口死亡率的降低做出了巨大的贡献。另一方面,许多国家的人口老龄化进程正在迅速加快,老年人口比例不断上升,体弱、易病、死亡率高的老年群体特征也使人口死亡率出现了上涨。

3. 环境

人口学历来重视环境对人口健康与人口死亡的影响。环境对人口死亡率的影响主要体现在两个方面。一方面是环境污染对人口死亡率的影响。人类粗放的生活和生产方式造成了各种环境污染,如重金属污染、"三致"物质、环境激素、放射性污染、病原微生物等,这些环境或物质对人类健康造成了不同程度的危害,增加了人口死亡率。另一方面是全球环境变化对人口死亡率的负面影响。例如,温室效应导致全球变暖、海平面上升,随后出现的气候异常和自然灾害频发会使农业遭受巨大损失,接下来出现的食物短缺问题会威胁人类健康,增加人口死亡率。

（三）经济因素

1. 社会经济发展水平

人口死亡率不仅是一个国家或地区重要的人口自然变动指标,还是衡量和评价社会经济发展状况的客观尺度。反过来,社会经济状况的优劣,也会给死亡率的变化造成不同的影响。一般来说,社会经济发展水平越高,人口死亡率越低。

2. 城乡差别

一般来说,城镇地区在经济发展、文化教育和医疗卫生等方面都具有一定的资源优势。所以,城镇地区的人口死亡率通常会低于农村地区。随着生产力的进一步发展,城乡之间的社会经济水平会逐渐接近,在人口死亡率方面的差距也会逐渐缩小。

3. 收入与职业

不同的收入水平会导致营养状况、居住环境、医疗服务利用情况等的不同,进而间接影响人口健康和人口死亡率。同理,不同的职业类别也会面临不同的工作环境、职业伤害风险、心理压力、收入水平等,进而间接影响人口健康和人口死亡率。许多国家的研究表明,社会经济地位越高的人群,死亡率会越低。

(四) 社会因素

1. 婚姻状况

婚姻状况在一定程度上反映了个体对生活方式的选择,是影响死亡率的重要社会因素。结婚是人生的一件大事,结婚的意义不仅在于组成家庭、进行人口再生产和维护社会安定,对健康的维护、疾病的预防、死亡率的降低也具有重大的意义。疾病心理学的研究结果显示,随着年龄的增长,未婚者的孤独感会逐渐增加,患病率和死亡率也会相对较高。

2. 受教育水平

受教育水平反映了社会成员的科学文化知识掌握情况,是衡量人口素质的重要指标。受教育程度较高的人通常更容易接触到与健康相关的知识和信息,对生命发展规律的认识也更深刻。受教育程度较高的人更有可能采取健康的生活方式,从而降低心血管疾病、癌症和其他慢性疾病的发生风险。受教育程度较高的人也更有可能积极应对压力和困境,通常具有更好的心理健康水平,从而减少相关的死亡风险。

3. 生活方式

生活方式涉及衣、食、住、行、劳动工作、休息娱乐、社会交往、待人接物等多方面内容。健康的生活方式可以显著延长寿命,降低人口死亡率。例如,均衡营养的饮食习惯有助于降低心血管疾病、糖尿病和某些癌症的患病风险,从而降低死亡率;定期参与适度的体育活动可以降低心血管疾病、肥胖、糖尿病和某些癌症的患病风险;戒烟可以显著降低心脏病、中风、肺癌、慢性阻塞性肺病等疾病的患病风险;限制饮酒量可以降低心脏病、肝病、某些癌症和意外伤害的风险;维持健康的体重范围对降低心血管疾病、糖尿病和某些癌症的风险至关重要;定期接受健康检查,控制血压、血脂和血糖水平,以及管理慢性疾病可以降低死亡风险,提高生命质量。

四、死亡的标准

(一) 医学上的死亡三阶段

所谓死亡就是指生命终止,生存停止,人的本质特征消亡。死亡的实质是人的自我意识的消失,严格来说,死亡也是生命过程的一部分。

医学上把死亡分为三个阶段:一是濒死期,这是死亡过程的开始阶段,也称临终状态。其主要特点是脑干以上的神经中枢功能丧失或深度抑制,表现为反应迟钝、意识模糊或消失。二是临床死亡期,这是濒死进一步发展的阶段。在这个阶段,宏观上的整体生命活动已经停止,但微观上的组织代谢过程仍在进行,主要症状包括各种反射消失、心脏停搏和呼吸停止。三是生物学死亡期,是死亡的最后阶段。生物学死亡期神经系统和各个重要器官

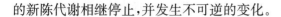

的新陈代谢相继停止,并发生不可逆的变化。

(二)脑死亡及其标准

脑死亡是指包括脑干功能在内的全脑功能不可逆地、永久地丧失。这一理论的科学依据在于,人的生命是依靠以脑为中心的中枢神经系统维持的,神经细胞一旦受损就是不可逆的。因此,当脑内神经细胞死亡时,作为生命控制中心的全脑功能就会陷入一种瘫痪状态。简单来说,一旦确认脑死亡,全部机能的丧失就只是时间问题。

目前,世界上公认的脑死亡标准是 1968 年美国哈佛医学院特设委员会设定的死亡标准,即哈佛标准。具体描述为:①不可逆深度昏迷,病人完全丧失了对外部刺激和身体内部需求的所有感受能力;②自主呼吸停止,人工呼吸时间停止 3 分钟仍无自主呼吸恢复的迹象;③脑干反射消失,瞳孔对光反射、角膜反射、眼运动反射均消失,吐咽、喷嚏、发音、软腭反射等由脑干支配的反射一律消失;④脑电波平直或等电位。如果符合上述标准,并在 24 小时或 72 小时内反复多次检查,结果一致者,即可被宣告死亡。但是,服用过镇静剂、低温(低于 32 ℃)或其他代谢原因导致的可逆转昏迷除外。判断婴幼儿的脑死亡时也需要更加谨慎。

(三)确定脑死亡标准的意义

第一,体现人类文明的进步。以前,人们一直以"心肺死亡",即心脏停止跳动和呼吸停止,作为死亡的判别标准。现在,依靠一些高级的技术、器材、药物也可以维持人的生命表征,心肺死亡在理论上已经不对人体整体死亡构成威胁。因此,人们自然而然地开始思考传统的"心肺死亡"是否还适合作为死亡的判断标准,科学家们的研究目标也开始指向了人脑。大脑是意识的载体,是我们区别于动物的根本所在,使我们能动地改造世界,是我们之所以被称为人的本质。以"脑死亡"作为诊断标准,标志着人类文明又向前迈了一步。

第二,有助于加深对人的本质与价值的认识。人与动物的本质区别在于,人是具有独立意识的个体。如果一个人永久地失去了意识,没有了感觉知觉与情感体验,那么这个人的真正生命也就完结了,他的生存价值也随之消失。脑死亡标准能够帮助我们从意识功能来深刻理解人存在的本质。

第三,有助于科学地维护人的生命权。人的生命权包括生存的权利和死亡的权利。呼吸和心跳停止并不能判断病人必然死亡,因为抢救治疗有可能使病人"死"而复生。因此,在病人脑死亡之前,应对其进行全力抢救,这维护了病人的生存权利。一旦大脑处于不可逆转的昏迷状态,人的死亡就在所难免了。当病人出现脑死亡时,终止抢救、宣布死亡,维护其死亡的权利,也就再无遗憾。

第四,有利于合理利用有限的人力和物力资源,减少不必要的医疗开支。在一些病人的生命末端,医院或家属往往会盲目地要求运用体外呼吸机等高新医疗技术延长一种已经脑死亡的、无意识的"植物性"生命状态。这会严重浪费宝贵的医药卫生资源,增加家庭和社会的医疗成本。以脑死亡作为死亡标准,能够在很大程度上克服这种弊端。

第五,能推动器官移植技术的发展。按照传统的"心肺死亡"标准,医护人员往往是在病人的呼吸、心脏都停止后再进行器官的摘除、移植。但是,由于呼吸循环的停止容易导致各器官的热缺血损害,这种器官移植的成功率往往并不高。在这种死亡判断标准下,即使有人愿意死后捐献器官,在心脏停止后的一段时间抢救,也会极大影响捐献器官的质量。如果以脑死亡作为死亡的标准,医生就可以通过现代医疗技术使脑死亡病人的心、肺及其他器官免于衰竭,进而提高器官移植的成功率。

第六,有利于安乐死的理论实践。以脑死亡作为死亡标准时,脑死亡的病人就有了成为安乐死对象的可能。对病人来说,安乐死能够结束无意义的生命等待。对病人家属来说,安乐死能够减轻因照顾病人而产生的精力和金钱损耗。对社会来说,安乐死减少了医疗资源的浪费。总之,"脑死亡"标准的确立能够推动安乐死的理论实践。

第七,有利于增进人文社会科学的思考。脑死亡标准的确立及其在实践中的运用必然要求修正现行的民事诉讼、刑事诉讼、行政诉讼、人寿保险、遗产继承、纳税等标准,也会不可避免地对当前的文化、伦理、习俗、观念等造成冲击。这会增进人文社会科学的思考和研究,推动人文社会科学的进步。

第二节　姑息治疗

一、姑息治疗概述

姑息治疗也称舒缓医学或缓和医疗,是癌症控制方面的重要治疗手段。世界卫生组织对姑息治疗的定义是:姑息治疗医学是对那些对治愈性治疗不反应的病人完全的主动的治疗和护理,控制其疼痛及有关症状,并对其心理、社会和精神问题予以重视。

姑息治疗不等于"放弃治疗",而是通过积极的干预手段改善患者的生活质量,使患者更舒适、更有尊严地走向生命的终点。姑息治疗也不等于临终关怀。姑息治疗的提供没有严格的时间限制,癌症患者可以随时获得姑息治疗,包括在接受化疗或放疗等癌症药物治疗期间;临终关怀仅在治疗不再为患者带来益处时才开始,是疾病的终末阶段,通常以六个月或更短时间为限,并在患者去世时结束。姑息治疗侧重于对疼痛、压力和其他严重疾病症状的控制;临终关怀侧重于临终时的症状管理。

美国临床肿瘤学会(ASCO)在2016年更新其《姑息治疗服务指南和建议》时指出,晚期癌症住院患者和门诊患者应在病程早期接受专门的姑息治疗服务,同时进行积极治疗。姑息治疗服务的主要内容包括以下几个方面:第一,与患者及家属建立良好关系;第二,对症状、心理痛苦及功能状态的管理;第三,帮助患者及家属正确理解疾病及预后;第四,解释治疗的目标;第五,评估并满足应对的需求(如提供尊严疗法);第六,协助制定医疗决策;第七,与其他照护者相互协调;第八,必要时转诊至其他医疗机构。

姑息治疗最重要的任务是缓解恶性肿瘤本身以及因治疗恶性肿瘤带来的并发症和副作用,使患者能够减轻身体疼痛,卸下心理压力,达到身体、心理、精神、社会等多方位的良好状态。除了疼痛以外,可以通过姑息治疗得到舒缓的症状包括:恶心、食欲不振、营养不良、腹泻或便秘等消化问题;由关节疼痛、肌肉疼痛和僵硬、癌症转移或药物引起的不动(移动困难);失眠(难以入睡或保持睡眠);记忆与认知障碍;疲劳等。

姑息治疗的目的可以概括为以下四点:第一,改善和提升患者的生存质量;第二,支持患者以坚韧的心态克服治疗中的困难;第三,帮助患者平和地走向生命终结;第四,帮助患者家属走出伤痛,尽快恢复社会功能。

姑息治疗的核心原则也是理论研究和临床实践中必须时刻注意的准则,包括以下四点:其一,患者的自主权,即尊重患者的选择;其二,行善,即做善事,治疗的根本出发点是有益于患者的生存质量;其三,非侵袭性,即在治疗过程中采取伤害最小的方法;其四,公平性,即公平地使用有限的资源。上述几项核心原则以尊重生命为基础,将死亡视作自然发生的事件,期望患者能够配合医生的治疗措施,平静地接受这一最终不可避免的结果,反映了姑息治疗的伦理学属性。

二、姑息治疗的发展情况

(一)姑息治疗在全球的发展

姑息治疗起源于公元 4 世纪古罗马拜占庭帝国的临终关怀医院。1940 年,英国和美国的医师开始使用止痛药治疗病人,并提出了对终末期疾病的新认识,即把死亡看作生命的自然结束,给予病人人道主义的医疗照顾。世界上首家开展姑息治疗的现代化临终关怀医院于 1967 年在英国伦敦建成,随后世界各国纷纷建立起姑息治疗机构。20 世纪末,美国已建成的姑息治疗机构多达 3 000 余家,英国有 700 多家,日本有 86 家。

除了上述实践外,有关姑息治疗的理论工作也在逐步展开。1982 年,WHO 提出了姑息治疗的定义和原则,并在全世界推广 WHO 癌症三阶梯止痛原则。1993 年,英国和加拿大学者编写了第一部姑息医学教科书,为姑息医学这门年轻学科的发展奠定了坚实的理论基础。1994 年,美国公共卫生署出版了《癌痛治疗临床实践指南》。1996 年,欧洲肿瘤学会出版了《癌症疼痛手册》。2003 年,国际乳腺癌会议提出将"最大耐受性治疗"转变为"最小有效性治疗",将提高生存质量的理念全面融入恶性肿瘤综合治疗中。

如今,WHO 还在不断提倡在全球范围内推广姑息治疗,越来越多的国家和地区制定了法律和政策来支持姑息治疗的发展和实施。医学院和医疗培训机构开始加强对姑息治疗的教育和培训,姑息治疗领域的研究越来越多,公众对姑息治疗的意识和需求也在不断增加,社会团体和患者组织在姑息治疗的推广和倡导方面发挥着重要作用。

(二)姑息治疗在我国的发展

我国的恶性肿瘤姑息治疗事业始于 20 世纪 80 年代。1985 年,李同度教授在广州召开的全国肿瘤防治经验交流会上做了"晚期癌症患者的收治是个社会问题"的报告。1987 年,我国第一个以收治晚期恶性肿瘤患者为主的医疗机构——中国癌症基金会安徽肿瘤康复医院成立,标志着恶性肿瘤姑息治疗在我国的全面起步。1994 年 8 月,中国抗癌协会癌症康复与姑息治疗专业委员会正式成立,随后,多个省市级癌症康复姑息治疗专业委员会相继成立,极大地推动了我国姑息治疗医学的发展。20 世纪 90 年代初,我国开始进行 WHO癌症三阶梯止痛治疗的推广工作。此后,多个国家级的癌痛治疗指南随之出版,多学科协作治疗难治性疼痛等临床研究也取得了丰硕成果。

总的来说,与发达国家相比,我国的姑息治疗医学发展仍然相对滞后。但是,我国政府目前已经开始重视这项治疗,并将其纳入了国家的医疗发展规划中。医疗机构正逐渐建立专门的姑息治疗团队,医学院和医疗培训机构也开始加强对姑息治疗的教育和培训,一些研究机构和医院积极开展了姑息治疗的相关研究,社会团体和非营利组织正在积极倡导姑息治疗的重要性,一些公众媒体也开始对姑息治疗进行宣传。

三、姑息治疗的发展障碍

很多国家和地区的姑息治疗发展相对滞后,主要是存在两个方面的发展障碍。

一方面,人们对姑息治疗仍然存在认识误区。对许多人来说,姑息治疗还是一个陌生的概念,甚至有许多人认为姑息治疗就是放弃治疗。很多病人认为姑息疗法和居家休养没有什么差别,因此非常抗拒走进姑息治疗诊室,也拒绝为姑息治疗服务买单。实际上,姑息治疗并不是放弃治疗,而是一种根据病情和患者身体状况选择的适合患者的治疗方式。虽然它不是一种根治疾病的方法,但依然可以起到一定的积极作用。医学本身不仅要关注疾病,还要关注生命,要运用一种全方位的方法,来减轻患者躯体的痛苦,为患者提供心理支持,从整体上给患者提供全面的照顾。我们也不应认为疾病若治愈不好就要放弃治疗,对患者全身心的照顾也是医学本质的体现。

另一方面,姑息治疗的发展受到很多现实要素的制约。其一,姑息治疗在发展过程中,可能存在文化观念、患方期望等方面的障碍。不同文化对待末期患者的态度存在差异。在一些文化中,延长生命被认为是至关重要的,而姑息治疗可能被视为放弃希望或不道德。这种文化观念和信仰可能导致姑息治疗的推广受阻。患者和家属的期望也会影响姑息治疗的发展。患者和家属对于治疗的期望往往是影响决策的关键因素。如果他们将治疗成功定义为延长寿命,而不是提高生活质量,那么姑息治疗可能被忽视或被看作失败的选择。其二,姑息治疗在发展过程中,可能受到社会经济因素和医疗资源的制约。姑息治疗可能需要较高的花费和更多的资源,包括医疗设备、专业人员和支持服务等。在资源匮乏和贫困地区,医院缺少相应的硬件设施以及专业的姑息治疗人才,推广姑息治疗可能会面临挑战。同时,医生和医疗机构形成专业观念、完成专业培训也还需要较长的时间。在巨大的诊疗压力下,普通医疗机构也很难投入更多的人力和物力来提供全面的姑息治疗服务。

第三节　临终关怀

临终病人一般是指所患疾病在目前医疗条件和医疗水平下已经没有治愈希望、病情不断恶化且预期存活时间不超过 6 个月的病人。随着人文学科对死亡的深入探讨，以及社会对心理健康的关注，人们逐渐开始思考如何能够正确、积极、坦然地面对死亡。于是，对临终病人提供良好的关怀照顾，便成为一种社会需求。

一、临终关怀概述

临终关怀一词源自英文"hospice"，原意为招待所、济贫院、小旅馆。中世纪的欧洲使用"hospice"来称呼那些设立在修道院附近以供朝圣者和旅行者休息的场所。当住在"hospice"的人重病缠身、濒临死亡时，会得到教士和修女的照顾，即便是死亡后也会得到善后处理。后来，"hospice care"引申为帮助濒临死亡的人，意译为临终关怀。

临终关怀的实施通常由专业团队完成，团队成员包括医生、护理人员、心理咨询师、社会工作者、宗教人士等。临终关怀的对象是在现代医疗水平下确认无法治愈的人，主要包括：晚期恶性肿瘤患者；患有脑卒中后遗症，有偏瘫、大小便失禁或严重并发症者；患有老衰或多种慢性疾病，全身情况极度衰竭者；患有骨折不愈，长期卧床不起、发生大面积压疮或其他严重并发症者；患有严重心肺疾病失代偿期，病情反复发作治疗无望者；植物人；意外伤害不可逆转者；多器官衰竭病情危重者等。

临终关怀主要是对临终患者和家属采取姑息性和支持性的医护措施，包括五个方面的工作内容：第一，为病人制定合理的治疗方案以控制病情，减轻身体疼痛；第二，向病人提供细致舒适的照护；第三，安抚病人，帮助其正确地认识死亡，减少其对死亡的恐惧和焦虑；第四，帮助患者与其家属之间进行沟通，纾解他们的怨恨、难过与不舍；第五，为有需要的患者提供资金等方面的社会支持。

现代意义上的临终关怀是针对临终患者死亡过程的诸多问题和苦难，对其提供医疗、护理、心理、伦理和社会等各个方面的照护的医学人道事业，目的在于提高临终患者的生命质量，使患者在舒适和安宁中走完人生的最后旅程，并使患者家属得到慰藉和居丧照顾。这与上述所说的姑息治疗具有重要区别。姑息治疗是以缓解症状为主的阶段性疗法，倾向于舒缓、镇痛，让病人减少痛苦，可以在病人被确诊没有治愈希望后的任何时候展开。临终关怀属于姑息治疗的最后一个阶段，进入这个阶段的患者，从疾病无法根治转为身体衰竭状态，相应地，缓解症状为主的治疗转为临终前的关怀照护。

二、临终关怀的全球发展

自 1967 年伦敦建立了全球第一家临终关怀医院以来，英国的临终关怀事业就一直处于世界领先水平。英国的临终关怀发展有以下几个特点：第一，服务的标准化程度高。英国对晚期病人的诊断、转院、意见征询等有严格的规范和操作流程，服务体系非常健全。第二，资金来源充足。英国实施的是公费医疗制度，临终关怀患者所产生的大部分医疗费用由国民医疗体系报销。同时，英国的慈善事业也一直为世人称赞，慈善团体每年为临终关怀事业捐献大量的资金，这对临终关怀的发展起到了促进作用。第三，宣传普及化。英国的临终关怀事业宣传得十分到位，通过学校的课程教育和社区的志愿活动，有超过三成的人口能够直接或间接地了解、接触、参与临终关怀活动。

美国在1978年就成立了国家临终关怀组织（NHO），后更名为国家临终关怀和姑息治疗组织（NHPCO）。1982年以后，临终关怀被纳入了医疗保险的给付项目列表。1995年，美国的一项重要研究发现，临终关怀能够比常规医疗服务节省45％的开支。此后，美国的临终关怀事业一路迅速发展，主要呈现出以下两个特点：第一，医生的判断与患者、患者家属的沟通相结合。在美国，医生给出临终关怀的专业见解时，也会充分尊重患者及家属的意愿，不做强制性建议，并允许随时更改方案。第二，健全的服务团队和详细的分工。在美国，一个临终关怀团队通常由3名护士、1名家庭健康助手、1名全职社会工作者、1名兼职宗教人士、若干名兼职志愿者和兼职医生构成，他们可以为大约30名患者提供服务。

德国从立法和长期护理保险制度建立两个方面推进了临终关怀事业的发展。德国于1994年颁布了《长期护理保险法案》，并于1995年1月开始实施，这项制度为临终关怀事业的发展解决了费用来源问题。在德国，无论是在机构接受临终关怀服务，还是选择家庭模式的临终关怀服务，长期护理保险制度都可覆盖大部分费用，临终关怀不再是一个奢侈的、遥不可及的服务项目。2005年，德国政府又出台了《临终关怀法》，为临终关怀事业的发展提供了法律依据。该法主要规定了医生对临终人员的状况认定、临终人员在清醒时的最后决定权、临终人员的支配权、临终人员住院费用的支付等内容。

我国临终关怀事业的发展虽然只有短短几十年，但已取得了较大进展。自1988年天津医学院临终关怀研究中心成立以来，我国的临终关怀事业大体经历了以下三个发展阶段。

（1）理论引进和研究起步阶段。这一阶段大体是从1988年到1991年3月。多数临终关怀的研究者认为，1988年7月天津医学院临终关怀研究中心的正式成立标志着我国临终关怀事业的起步。实际上，现代临终关怀理论被系统引进我国的时间应以1988年5月为始。在天津举办的首次临终关怀讲座上，莱尔博士和黄中天博士受邀作了关于临终关怀的学术报告。

（2）宣传普及和专业培训阶段。天津医学院临终关怀研究中心自成立以来，就积极地扛起了面向全国宣传普及的大旗。该研究中心向医药学界和社会大众积极宣传临终关怀知识并培训临终关怀专业骨干。1991年3月，临终关怀研究中心召开了"首次全国临终关怀学术研讨会暨讲习班"。在此以后，该中心又相继举办了五期临终关怀讲习班（包括两期"中美临终心理关怀研习班"和"中英临终关怀研习班"、一期"'93年北京临终关怀国际研习班"）。2005年，第六次全国临终关怀学术研讨会在北京召开，共有约2000名临终关怀相关的研究和从业人员参会，并选举了新一届专业委员会。以上宣传、培训和研讨工作促成了临终关怀事业在我国的初步发展。

（3）临终关怀教学、研究、实践的全面发展阶段。自我国临终关怀学科建设和学术研究拉开序幕后，临终关怀的相关课程也走进了医科院校的课堂，成为医学、护理、卫生等专业的选修课程。同时，学界也对临终关怀开展了许多有益研究。比如：李义庭提出了临终关怀的"PDS模式"，即"一个中心、三个方位、九个结合"体系；施永兴提出"家庭病床—老年护理病床—安宁病床"的"三床联动"模式；施榕针对农村老龄化问题提出了临终关怀的"施氏模式"[①]。这些研究都对临终关怀的发展和实践起到了重要的推动作用。

当然，与英、美、德等国相比，我国的临终关怀事业还有巨大的发展空间，专业机构数量不足、覆盖地区和人群有限、从业人员知识欠缺、未能纳入医保给付、社会认可度低等问题依然存在。

三、社会工作者在临终关怀工作中的角色

在临终关怀服务团队中，社会工作者是必不可少的成员之一。社会工作者是指在社会服务机构中从事专门性社会服务工作的专业技术人员，简称"社工"。他们秉持着利他主义价值观，以科学的知识为基础，运用专业的方法，帮助有需要的困难群体，解决其生活困境问题，协助个人与社会环境更好地相互适应。在临终关怀的过程中，社会工作者一方面为临终患者及其家属疏解心理压力、提供情绪支持、帮助丧亲家庭走出伤痛，另一方面努力满足患者的临终需求，链接资源，调整社会支持系统，使患者与环境和谐共存。

具体来说，社会工作者在临终关怀过程中扮演着以下角色：

（1）病人的服务者。这是社会工作者最重要的角色。社会工作者可以综合采取个案、小组、社区等工作方法，充分运用同理心、倾听等专业技巧，为临终病人提供心理上的疏导，充分共情他们临终时的恐惧、绝望、后悔、不舍等复杂心理变化，使他们最后的生命状态变得平和而安心。

（2）家属的支持者。社会工作者还为临终病人家属提供心灵上的安慰，鼓励他们互相沟通，表达内心真正的情绪，减轻他们因照料病人产生的心理压力。在病人离去后，社会工作者为家属提供心理安慰和情绪支持，以帮助他们尽快恢复社会功能，回到正常的社会生活中。

（3）资源链接者。社会工作者会详细了解患者的临终需求，并通过整合或链接社会资源尽量满足这些需求。社会工作者也会积极帮助患者家庭拓展和利用社会关系网络，创造家庭需要的经济资源或良好的社会环境。

（4）团队内部的协调者。临终关怀服务是由专业团队来提供的，团队成员会有不同的职业背景、价值观或行为习惯。当团队出现分歧和矛盾时，社会工作者需要承担起协调者的责任，促进成员之间的沟通，使整个团队能为患者及其家庭提供更高质量的临终关怀服务。

---

① 陆杰华，伍海诚.老龄化背景下中国特色临终关怀体系建构的若干思考[J].新视野，2017（1）：75.

（5）医患之间的桥梁。当医患之间出现矛盾或纠纷时，社会工作者应当积极地作为第三方介入，促进双方的沟通。这既可以帮助临终患者及其家庭向医院准确传达其问题和需求，也可以把有关诊疗和护理的详细信息以温和的方式传递给患者及家庭。

第四节　自　杀

法国社会学家涂尔干在 1897 年出版的《自杀论》中将自杀分成了四类：利己性、利他性、失范性、宿命论性。随着医学的发展，各种疾病的死亡率逐年下降。但是，全球的自杀率却居高不下，成为当代人类十大死因之一。在青少年人群中，自杀是排名前三位的死因之一。世界卫生组织的报告指出，全球每年约有 80 万人死于自杀，相当于每 40 秒就有一人选择了结自己的生命。自杀现象越来越引起社会的强烈关注。

一、自杀的界定与类型

自杀是有意并主动终止自己生命的行为。也就是说，自杀是一种蓄意终止自己的生命，有目的、有计划的自我毁灭性行为。从广义上来说，那些间接地、逐渐地进行自我毁灭的行为，也是一种自杀。

根据常见的自杀原因，可将自杀分为病态自杀、病后自杀、解脱性自杀、绝望自杀、反抗自杀、威胁性自杀、不明原因自杀等。近年的研究认为，单纯从自杀原因进行分类不能明确反映后果。有的自杀有明显的原因和强烈的自杀愿望，但由于种种原因并未自杀成功；而有的自杀并无明显原因和强烈的愿望，却最终自杀成功。所以，现有研究一般是按照自杀的结果将其分为自杀意念、自杀未遂和自杀死亡。自杀意念是指有自杀的想法，但尚未采取行动，这是预防自杀的最佳时机。自杀未遂是指不仅有自杀企图，还有自杀行为，只是因为种种原因没有自杀成功。这里既包括有强烈自杀愿望而方法不当的情况，也包括无强烈自杀愿望而未采取断然手段的情况。自杀死亡，多数是指有强烈自杀愿望致使自杀成功，也有少数并没有强烈自杀企图，但由于种种原因却造成了死亡。

二、自杀的原因

（一）疾病因素

疾病是导致自杀的一个非常重要的因素，一般包括精神疾病与躯体疾病。精神疾病病人的自杀率一般要高于正常人数倍，与自杀密切相关的精神疾病主要有以下几种：①抑郁症。抑郁症最常见的症状是情绪低落、消极自责，抑郁症患者的自杀率比正常人高出 30 多倍。此外，在自杀未遂的人群中，有 35％～70％的人被诊断为抑郁性疾病。②精神分裂症。精神分裂症是患病率最高的精神疾病。在精神分裂症患者中，除了因情绪抑郁导致的自杀外,还有在思维障碍支配下导致的自杀、精神衰退后的自杀和缓解期对疾病悲观而导致的自杀等。③慢性酒精中毒。慢性酒精中毒在西方早已是一个突出的社会问题,有酒瘾以及慢性酒精中毒者的自杀率会比正常人高。④智能低下和人格障碍者的自杀率也会高出一般人群。

躯体疾病也是导致自杀的重要因素。一部分人是由于难以忍受长期的病痛折磨而选择自杀,一部分人是对不治之症感到绝望而选择自杀,一部分人是为了摆脱躯体疾病带来的羞耻感和愧疚而选择自杀,还有一部分人是因为治疗过程中出现了药源性抑郁而导致了自杀。导致自杀的常见躯体疾病包括癌症、慢性传染病(如肺结核、肝炎等)、反复发作的疾病(如癫痫等)、外伤后遗留严重残疾、脑外伤后遗症等。

(二)心理因素

1. "自杀人格"问题

虽然学界不赞成给任何个体贴上"自杀人格"的标签,但在关于自杀者心理特征的研究中发现,一些性格特质确实容易引发自杀,如抑郁性格、孤僻性格、猜疑性格、犹豫性格、淡漠性格、冲动性格、幼稚人格、病态人格等。

2. 自杀动机问题

自杀未遂者的回忆、死亡者的遗书等反映了自杀的常见动机:为了摆脱痛苦和逃避现实;为了精神上的超脱与升华;为了个人的荣誉与尊严;极端或消极的反抗形式;一种威胁手段;作为获取同情的一种方法;个人的其他动机。

3. 精神创伤

精神创伤既包括直接的精神创伤,也包括间接的精神创伤;既包括急性的精神创伤,也包括慢性的精神创伤;既包括剧烈的精神创伤,也包括持久的精神创伤。精神创伤导致自杀的情况并不多,但是一些人在遭受严重的精神创伤后,会出现精神崩溃而绝望自杀的情况。一些精神创伤还会带来无法摆脱的心理障碍,甚至构成精神疾病(如心因性抑郁症),这也是导致自杀的原因之一。

(三)社会因素

1. 社会环境

政治环境稳定、社会法制健全、社会治安良好,这都是降低自杀率的重要社会条件。城乡生活节奏和竞争压力的不同,会导致自杀率的不同。知识分子的自杀率比其他职业要高。种族和宗教信仰也会对自杀率产生影响。

2. 经济状况

处于低社会阶层的人通常收入有限,物质资源相对匮乏,居住条件不佳。他们往往难于支付教育和医疗费用,还要时不时担心失业情况的发生。低收入导致的一系列困难增加了他们的生活压力,也使他们的自杀率高于一般人群。

3. 文化传统

不同的文化传统下,人们对死亡有着不同的理解。一些特殊的文化传统可能会引起自杀行为,如僧侣自焚、武士剖腹、自杀式恐怖活动等。

4. 婚恋失意

失恋或者离婚对于男女来说,都是重大的生活变故,有时会造成严重的精神创伤,也是自杀的常见原因。

5. 社会关系

个人与社会是相互依存的关系,个人服务于社会,也从社会中得到各种支持。如果个体与社会的关系出现阻碍或处于失调状态,当一定的诱因出现时个人可能会产生自杀行为。

三、自杀的社会影响

自杀率是衡量社会安定程度的重要指标,社会的安定和生活的安稳能够为降低自杀率创造条件;低自杀率反过来也会对社会的安定和国民幸福指数的提高具有促进作用。对于任何国家和社会来说,自杀都有着广泛的影响,主要表现在以下几个方面:

(一)对经济发展的影响

自杀者中的大多数人是合格的社会劳动生产者,其中不乏一些人具有较高的受教育水平和收入水平。据统计,在很多国家和地区,16~30岁群体是自杀的高危人群,而这一年龄组也正是创造社会财富的主力军。因此,自杀会对社会经济发展所需的劳动生产力或人力资源产生负面的影响。

(二)对社会治安的影响

作为一种非正常死亡,在对自杀者进行死亡原因分析时通常会涉及一系列的刑事法律问题。社会需要花费大量的人力、物力和财力来判断死者的他杀、被迫自杀、被虐待自杀或畏罪自杀等可能性。自杀者亲属之间、自杀者亲属与单位之间容易产生复杂的民事纠纷。在一些农村地区,自杀往往还会牵连出一系列的诉讼问题。这些都会对社会治安产生负面的影响。

(三)对家庭的影响

自杀对家庭的影响主要表现在:其一,自杀为一个家庭带来了较大的经济损失,若自杀者为家庭的核心成员,则对家庭的影响更大;其二,自杀对亲友造成了精神创伤,使亲友要承受失去亲人的痛苦;其三,自杀会为家庭成员带来心理上的压力和舆论上的责难。

(四)对医疗资源的影响

对自杀者进行抢救,是急诊室的常见任务。一些急诊病房的统计数据显示,自杀未遂者占该病室病床的10%。紧急抢救中会耗费大量的人力、物力资源,抢救成功后的治疗、康复和护理依然需要投入不少的医疗资源。此外,自杀还会加重家庭的医疗费用负担,增加

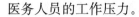

医务人员的工作压力。

（五）其他间接影响

自杀还会对社会产生一系列间接的消极影响。例如，自杀死亡可能导致家庭的解体，自杀者的子女在今后的成长、教育、工作、婚恋过程中都会或多或少地受到影响。

四、自杀的预测与预防

（一）自杀的预测

首先，应在高危人群中进行预测。高危人群的自杀率比一般群体要高，其中包括不同范围的人群，大范围人群如男性、未婚、中年以后的人群等，小范围人群如离婚、丧偶、独居、待业人群等。其次，应对自杀未遂人群进行预测。有过自杀行为的人很容易再次自杀，且成功率较高。他们是带有明显信号的高危人群。据统计，自杀未遂者次年自杀率为1‰，最终自杀率为2%～12%。再次，可对精神分裂症病人进行预测。精神分裂症病人可能因抑郁症状而自杀，也可能在精神缓解后因对疾病的恐惧和悲观而自杀，对其进行诊断和病情预测是非常必要的。近年来，酒瘾、慢性酒精中毒也成为引起自杀的重要原因，对这部分人群进行自杀预测也非常有价值。

（二）自杀的预防

1. 培养健全的人格

很多自杀是由于自身缺乏健全的人格引起的，我们不仅要注意对这类人进行矫正，还要加强防范，注意在儿童期、青少年发育期培养坚强、开朗、乐观、热情、稳重等健全的性格。这是适应环境、战胜困难、防止自杀最重要的基础。

2. 普及预防自杀的知识

自杀行为一般都具有先兆，如果家庭成员和周围群体能够充分掌握这方面的知识，就有可能及时发现自杀苗头，防止自杀行为出现。较为常见的自杀先兆知识包括：自杀者常常事先暴露消极思想和自杀愿望；自杀是有明显诱因的，深处矛盾和困惑中的人应得到关注；自杀也受遗传因素影响，亲属中有过自杀行为的人应得到关注；自杀可以是多次发生的，对自杀未遂者不能掉以轻心。

3. 精神疾病的早发现与早治疗

很多自杀的发生都是与精神疾病密切联系的。抑郁症、精神分裂症、慢性酒精中毒、神经性抑郁症等都是引起自杀的常见原因。无论是哪种精神疾病，都必须得到充分的重视，做到早发现、早治疗。

4. 高危人群的防范

对有自杀行为者进行统计分析时，能够发现一些人群特征。将有这些特征的人群列为高危人群进行重点关注，也是预防自杀的有效路径之一。这些人群特征主要包括：①中年以后的男性;②具有慢性消耗性疾病者,长期受躯体上和精神上折磨者;③离婚、丧偶、独居者;④失业、待业、经济拮据者;⑤患有抑郁症和具有抑郁症状的精神疾病者;⑥曾经有过自杀言语和自杀企图者、自杀未遂者。当个体同时出现以上多项特征时,则自杀的风险更大。

5. 广泛开展心理咨询

自杀者在自杀之前往往容易产生不同程度的心理障碍,这种障碍如果得不到及时消除,便可能会导致自杀。如果他们能够及时进行心理咨询,消除或缓和心理障碍,度过这一困难期,便有可能不会发生自杀。因此,心理咨询是预防精神疾病的重要方法,也是预防精神病人自杀的重要手段。

6. 危机干预

这是一种针对性较强的预防措施。很多国家在各个城市建立了"自杀预防中心",并开设热线电话,随时向企图自杀者提供心理咨询服务,消除他们当下的自杀念头,帮助他们走出困境。

第五节　安 乐 死

一、安乐死思想的发展脉络

人类有关安乐死的思想由来已久。公元前2000多年的古巴比伦王国颁布的《汉谟拉比法典》里记述着"如果一个医生看见他的病人不能被治愈,他就不必关心那病人,因为那病人将死去"。这可能是安乐死最古老的理论依据。安乐死一词源于希腊语"euthanasia",意为"无痛苦的、幸福的死亡"。在古希腊,人们允许病人结束自己的生命,有时还会有外人帮忙。

到了中世纪,关于安乐死的争议开始出现,反对力量主要来自宗教。例如,基督徒绝对禁止结束病人的生命。大多数宗教认为,人的生命是神赐予的,死亡也应该由神来决定,只有君主才有权利代表神终止生命。但整体来说,当时安乐死及其争议还是相对比较沉寂的。

17世纪初的哲学家弗朗西斯·培根(Francis Bacon)认为,延长寿命是医学的崇高目的,但安乐死也是医学的必要领域。19世纪中叶,W. 蒙克(W. Munk)把安乐死看作减轻死者不幸的特殊医疗措施。20世纪30年代,欧美各国开始积极提倡安乐死。英国于1935年成立自愿安乐死合法化委员会,现代安乐死运动正式展开。美国于1938年成立同样的委员会,争取安乐死合法化。

第二次世界大战期间,希特勒以安乐死的名义杀死了高达数百万人的慢性病患者、精神病患者、非雅利安人。这使人们对安乐死十分敌视,将它视为杀人手段。在相当长的一段时间里,世界各国都在回避讨论有关安乐死的话题。

20世纪60年代末70年代初,在病人及家属的要求下,安乐死再一次被提出,这也给社会学、法学和伦理学提出了新的课题。到了 20 世纪 70 年代后期,法国、丹麦、挪威、西班牙、瑞典、比利时、意大利、日本等国也都出现了类似英国自愿安乐死合法化委员会的协会,许多人加入这样的组织中,为一些痛苦的病人和家庭争取安乐死的权利。1984 年,荷兰正式提出安乐死准则。2001 年,荷兰通过了"安乐死"法案,成为世界上第一个"安乐死"合法的国家。2002 年 4 月 17 日,比利时正式通过安乐死的立法。在瑞士和美国俄勒冈州、华盛顿州,消极安乐死是合法的。澳大利亚安乐死则在合法 9 个月后转为非法。我国安乐死合法化仍在讨论和争议中。

二、安乐死的界定

(一)概念

安乐死是指对那些患有不治之症、死亡已经临近而且极端痛苦的病人,停止人工干预以缩短其痛苦的死亡过程,或为了终止疼痛折磨而使用可能加速死亡的药物或其他方式实现其结束生命愿望的一种临终处置。

(二)实施对象

安乐死的主要实施对象包括:患有晚期恶性肿瘤、失去治愈机会者;重要生命器官严重衰竭并且不可逆转者;因疾病或意外伤害致使大脑功能丧失者;先天严重缺陷新生儿(如无脑儿);患有严重精神病症,本人已无正常感觉、知觉、认知等,经长期治疗已无可能恢复正常者;先天性智力丧失、无独立生活能力并无可能恢复正常者;阿尔茨海默病病人和高龄的重病或伤残者。安乐死实施对象的范围应根据医学科学的发展而不断进行调整,当一些病症的治疗技术取得进步时,安乐死的实施对象范围将会缩小。

(三)相关概念讨论

1. 安死术

安死术又被称为"无痛苦致死术",是一种实施死亡的手段,早期源于自杀,后逐渐用于处死死囚。与旨在解除临终病人痛苦的安乐死相比,安死术既可以作为安乐死的致死方式,也可以用以自杀和谋杀,希特勒曾经利用安死术杀死数百万人。只有在理论上严格区分安乐死与安死术,才能防止不法之徒利用安乐死故意杀人。

2. "受嘱托杀人"

"受嘱托杀人"是指接受他人的请求而将人杀死,是严重违法行为。例如,医生接受一些非"晚期"、非"致死"病人的委托,或是应一些心态不正常的患一般疾患的病人的要求,用安死术将其杀死。这种严重违反法律和伦理的行为与安乐死有着本质的区别。

3. "生命的权利"与"生存的权利"

有关"生命的权利"一直存在两种观点。一种观点认为,生命的权利等于生存的权利,人类生命活动是争取生存的活动,是不能转让和放弃的。因此,这种观点认为安乐死是违法的,是丧失人的尊严的。另一种观点认为,"生命的权利"应该包括"生存的权利"和"死亡的权利"两方面内容,而"死亡的权利"又是宪法中规定的公民的"自由权利"的一部分。早在 1976 年,东京举行的全球首届安乐死国际会议上就有关于要求"尊重生的意志"和"尊重死的权力"的宣言,为安乐死的讨论创造了一定的空间。

三、安乐死的分类

(一)被动安乐死与主动安乐死

安乐死从一般意义上可以分为被动安乐死与主动安乐死。被动安乐死又称消极安乐死,是指当遭受病痛折磨的危重病人被确诊不可逆转时,采取的终止延长其生命、听任其自然死亡的处置措施。它的对象主要是已垂死、长期昏迷或者已经无法救治的病人,主要做法是停止使用抢救措施而仅给予适当的维持治疗或者撤除所有的治疗和抢救措施。这些措施的目的是不强行挽留,让生命自然发展。有关被动安乐死的争议性较小,因为这一处置只是把维生系统或抢救生命的医疗行为去掉,并不明显触犯法律。

主动安乐死又称积极安乐死,是指在无法挽救病人生命的情况下,由医务人员或其他人员采取的主动结束病人生命或加速病人死亡的处置措施。狭义的安乐死主要是指这种情况,它的对象不一定是垂死病人,通常是已经生病很久,剩余存活时间未知,但也许不会存活太久的病人。例如,当被医生宣告可能只有三个月、半年或一年寿命时,虽然没有立即死亡的危险,但健康状况已不可恢复,因此病人希望能从久病的痛苦中解脱。世界各国、学术各界关于安乐死的争论主要集中于此。

(二)自愿安乐死与非自愿安乐死

自愿安乐死是指当病人在失去自主意识前口头或书面(含遗嘱)主动表达过意愿的安乐死。如果撇开观念、道德等讨论,对于协助自愿安乐死的人而言,其意义是协助他人自杀。因此各国在讨论尊严死或安乐死应不应该合法化时,也会对这一问题产生争议。

患者意愿的表达可分为两种情况。第一种情况是患者在病危的时候自己提出安乐死意愿。这种情况的前提是要保证患者当时意识清楚,如果患者已经昏迷或意识模糊,无法明确表达意愿,则不被法律接受。第二种情况是虽然患者已无法清楚表达意愿,但曾经预立遗嘱,甚至指定了代理人。在一些安乐死合法化的国家,预立遗嘱是可以代替当事者的意愿的。

非自愿安乐死是指对婴儿、脑死病人、精神病人、智力严重低下者、昏迷不醒的病人等无行为能力者,经其监护人或者亲属的请求而实施的安乐死。非自愿安乐死的对象未曾表达过安乐死的意愿,但监护人或家属往往存在护理上或经济上的困难。

值得注意的是,植物人的情况与脑死亡不同,对其实施非自愿安乐死一般等同于谋杀。植物人虽然没有意识、知觉、思维,也不能自主移动、进食及大小便,但是仍有自主呼吸和心跳,因此植物人不属于脑死亡。目前尚无医学研究或技术可以让重度昏迷的植物人苏醒,但也曾出现极少的例外。有些家庭会一直期待奇迹出现,有些家庭则无法承担长时间的护理费用和护理责任而希望对病人实施安乐死。法律上通常认为,这种情况下的病人是无法表达自己意愿的,对其实施非自愿安乐死,等同于在一个人不知情的状态下被结束生命,因此是谋杀的一种。

四、有关安乐死的文化考量

(一)主张安乐死合法化的主要观点

从世界范围来看,越来越多的人赞成安乐死,支持者的比例呈上升趋势。主张将安乐死合法化的观点主要有以下几种:

第一,安乐死的合法化有利于解除病人痛苦、维护病人尊严。安乐死能够使临终病人从继续治疗的痛苦中解脱出来,尊重了病人"结束生命"的意愿,捍卫了"生命权利"中的"死亡权利"。第二,安乐死的合法化有利于减轻病人家属的负担。家属对病人有照料的义务,也有支付医疗费用的责任。但是,照顾这类病人也使家属承受着极大的精神痛苦、身体疲劳和经济压力。安乐死的实施能够使他们从这些痛苦和困难之中解脱出来,早日回归正常生活。第三,安乐死的合法化有利于医疗资源的合理分配。医疗资源是有限的,实行安乐死能够避免医疗资源的浪费,能将有限的医疗资源合理运用到有需要的地方。第四,安乐死的合法化有利于器官移植技术的发展。安乐死的合法化不仅可以减轻临终病人的痛苦,也能够在器官状态较好时完成摘除和移植,有利于捐献器官的数量增长和器官移植技术的进一步发展。

(二)反对安乐死合法化的主要观点

反对安乐死的观点同样是从社会伦理、法律、文化视角提出的。主要观点包括:第一,医学或医生对绝症的判断可能不完全准确,而生命是不可逆的,因此必须慎重;第二,不排除病人有自然改善和恢复的机会;第三,延长治疗时间有可能发现治愈病人的新药、新技术或新方法;第四,医学不应放弃对绝症的探索;第五,医生或医院担任致死的角色会严重颠覆以往的救死扶伤形象;第六,不能排除有人利用安乐死钻空子进行谋杀。

五、有关安乐死的必要研究和探讨

安乐死的提出已经有相当长的历史了,世界各国的法学界、伦理学界和社会学界都十分重视对安乐死的研究和探讨。安乐死的实践也正在一些国家有条件地、严格地、谨慎地进行。

(一)研究并制定与安乐死有关的医学标准

1. 死亡标准

当前,一部分国家接受了心肺功能停止与脑死亡并存的死亡标准。其余国家如果准备将来接受安乐死这一新事物,那么应该从制定新的死亡标准着手,这是推行安乐死的前提。

2. 病种标准

为了防止人们任意扩大安乐死范围而违背安乐死的初衷,也为了防止一些居心不良的人以及毫无责任心的家属利用安乐死伤害病人,我们必须确定可以接受安乐死的病种标准以及每个病种的病程标准和症状标准。当然,这些病种、病程和症状标准并不是一成不变的,它将根据医学实践情况的变化不断被修订。

3. 诊断及判断标准

在实际的医疗过程中,由于诊疗条件有限、诊疗水平不高或医务人员责任心不强,误诊现象时有发生。为了让安乐死这一新事物真正符合法学标准和伦理学的精神,必须在现有条件下对实施安乐死的病种进行认真研究,并确定相应的诊断标准和判断标准。在医疗资源和医疗水平有限的国家和地区,还必须将执行安乐死的权利限制在一部分经鉴定符合条件的医院内进行。

(二)研究并建立安乐死的法定程序

安乐死的实施需要以严格的法定程序为保障,按照时间顺序应该包括以下几个步骤。

1. 提出申请

三种人可以具备申请安乐死的资格。

(1)病人本人。病人本人是安乐死的第一序位申请人,可以口头形式申请,也可以遗嘱的形式书面申请,但都必须得到公证才具有效力。医务人员与审查机构在接收和审批申请时,需要考虑病人生病后的心理,避免因其受情感挫折、一时冲动而申请的情况。

(2)病人家属。包括病人有行为能力的配偶、父母、子女及有抚养或赡养义务的祖父母、外祖父母、兄弟姐妹、孙子女等。在病人自身无行为能力的情况下,家庭成员可以提出安乐死申请,但家属的身份与申请也需经过公证方能生效。

(3)病人的监护人。在病人自身无行为能力且没有家属的情况下,可以由监护人提出安乐死申请,监护人身份及其提出的申请同样需要经过公证。

2. 审查决定

医院应建立专门的安乐死审查委员会负责审查安乐死的申请。委员会应由医院负责人、专家和法律顾问组成。

3. 死亡执行

执行人应当是经过专业培训的医务人员或委员会指定人员,执行过程中家属或监护人以及委员会的成员必须在场。执行完毕后工作人员及操作者应签字存档。

4. 司法监督

安乐死的实施必须纳入司法监督的轨道,最后要由司法人员进行审查。

5. 建立档案

医院应建立完善的安乐死档案制度,完整地保存有关安乐死病人的全部资料、委员会的讨论记录以及相关的法规制度资料等。

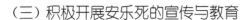

（三）积极开展安乐死的宣传与教育

作为一种特殊的死亡方式,安乐死是解除病人痛苦的一种有效手段,也是关系到医学、法学、伦理学、社会学等多个学科的复杂、敏感问题。只有让人们了解生老病死的自然规律,理解生命的真正意义,接受死亡的客观存在,才有可能为推行安乐死的合法化扫除思想认识上的障碍。要通过开展安乐死的宣传和教育,端正大众对安乐死的认识,使大众树立正确的人生观和价值观,了解安乐死的积极意义。

参考文献

[1] 杜鹏,王永梅.中国老年临终关怀服务的实践与制度探索[J].中国特色社会主义研究,2015(5):95-101.

[2] 辜琮瑜.最后一堂生死课[M].北京:世界图书出版北京公司,2011.

[3] 桂欣钰,杨晶,杨丹,等.中国本土舒缓医学的发展现状和前景[J].医学与哲学(B),2016,37(12):83-87.

[4] 胡继春,张子龙,杜光.医学社会学[M].武汉:华中科技大学出版社,2013.

[5] 何伦,王小玲.医学人文学概论[M].南京:东南大学出版社,2002.

[6] 李惠.试论生命权与安乐死权[J].上海大学学报(社会科学版),2008(6):131-136.

[7] 林苗苗,田克敏.浅谈脑死亡及其立法问题[J].理论前沿,2007(6):42-43.

[8] 刘巍,刘嘉寅.肿瘤支持/姑息治疗的回顾与展望[J].医学研究与教育,2018,35(3):55-58.

[9] 陆杰华,伍海诚.老龄化背景下中国特色临终关怀体系建构的若干思考[J].新视野,2017(1):74-80.

[10] 吕菁菁,罗志彬.晚期原发性肝癌的姑息治疗[J].重庆医学,2016,45(15):2142-2144.

[11] 沈才路,白静慧.早期姑息治疗在肺癌治疗中的积极作用[J].现代肿瘤医学,2019,27(4):699-703.

[12] 王存德,龚泉,张利娟,等.恶性肿瘤姑息治疗的进展[J].中国肿瘤,2012,21(3):206-210.

[13] 于世英.癌症姑息与支持治疗[J].中国疼痛医学杂志,2012,18(10):577.

[14] 曾春燕,刘婵娟.伦理学视阈下中国安乐死社会意愿现状及合法化路径探究[J].浙江社会科学,2017(3):148-152.

[15] 张桂蓉.人口社会学[M].武汉:武汉大学出版社,2009.

第 九 章

器官移植与社会文化

器官移植是现代医学科学发展最快的学科之一,随着外科手术、免疫抑制剂、器官和细胞分离保存技术以及抑制免疫学基础的迅速发展,人体器官移植技术已经成为脏器功能衰竭末期的有效、常规性治疗手段。

现如今,除了头颅和脊髓以外,人的全身组织和器官均可以移植,这让许多患有不治之症的人有了重获新生的希望。各国的器官移植体系正在不断建立并逐渐趋向成熟。

但是,作为一项现代医学技术,器官移植过程中仍然存在一些社会性的难题和问题。一方面,由于这项技术需要向供体方索取器官,所以可能会引发一系列社会文化的冲突和社会价值的思考;另一方面,由于器官移植牵涉利益问题,可能会使不法分子有更多可乘之机。因此,政府和社会应重新思考器官移植的实践模式及其社会反馈机制。

第一节　器官移植概述

一、定义

器官移植是指在医学领域以拯救人类生命、改善人类生存质量为目的,用手术的方法摘取身体某一器官或利用人造器官并将其置于同一个体或同种另一个体,或不同种个体的相同部位或不同部位的医疗手段。被摘除器官的身体称为供体,接受器官的身体称为受体,被移植的器官称为移植物。

二、分类及依据

器官移植的种类很多,除了肾脏、肝脏、心脏等重要器官的移植以外,广泛的器官移植还包括组织移植和细胞移植。人工器官作为人体器官的替代品在解决器官来源短缺问题方面也发挥着重要作用。根据不同的标准,可以对器官移植进行如下分类。

（1）根据供、受者遗传基因的差异程度,器官移植可以分为同质移植、同种移植和异种移植。同质移植是指供体与受体虽非同一个体,但两者的遗传基因完全相同,受体接受来自同系(同基因)供者移植物后不发生免疫排斥反应的移植;同种移植是指供、受体虽同属但遗传基因不相同的个体间的移植;异种移植是指不同属(如猪与人)之间的移植。其中,异种移植时需要在术后采用合适的免疫抑制措施,避免受者对异种移植物产生强烈排斥反应。

(2)根据器官植入部位的差异,器官移植可以分为原位移植、异位移植、旁原位移植和辅助性移植。原位移植是指将供体的器官移植到受体原来解剖位置的移植方式;异位移植是指将器官植入与其原始解剖位置不同的位置的移植方式;旁原位移植是指将器官移植到贴近受体同名器官的位置,但通常不切除原来器官的移植方式;辅助性移植是指为了保留受体原有器官的功能,在器官植入受体时不切除受者同名器官,供、受体的两个器官并存的移植方式。

(3)根据移植技术的不同,器官移植可以分为吻合血管移植、带蒂移植、游离移植和输注移植。吻合血管移植又称血管重建移植,是指被移植组织或器官从供区切取下来时血管已完全断离,移植时需将该组织或器官的血管与受区的血管吻合,建立起有效的血液循环,使该组织或器官即刻恢复供血的移植方式;带蒂移植是指移植物大部分已断离,还剩有一部分血管和神经的蒂与供者保持有效联系,其在移植过程中始终保持有效供血,直到移植物在移植部位建立了新的血循环后再切断蒂部的移植方式;游离移植是指移植物与供者完全分离,移植时不进行血管吻合,移植后移植物血供的建立依靠受者周缘的组织形成新生血管并逐渐长入移植物的移植方式;输注移植是指将移植物制备成有活力的细胞或组织悬液,通过各种途径输入或注射到受者体内的移植方式。

(4)根据供体来源的不同,器官移植供体可分为尸体供者、活体供者、边缘性供者和"多米诺"器官移植供者。尸体供者是指器官的供体为死亡的个体,经本人生前合法授权或者家属同意后捐献器官;活体供者是指捐赠器官的供体为活着的个体;边缘性供者是指不符合常规器官移植标准的供体,比如年龄较大、有疾病史等,其作为器官来源时需要谨慎使用;"多米诺"器官移植供者是指器官移植的受体又作为另一位受体的供体,也就是前者接受器官移植时切取的器官,同时再移植给另外一位病人。

(5)根据移植物性质的不同,器官移植可以分为细胞移植、组织移植、多器官联合移植、器官簇移植和复合组织移植。细胞移植是指将有活力的细胞移植到另一个部位或个体的移植方式,包括多种类型的细胞群移植和单一类型细胞移植;组织移植是指通过手术操作把身体的某一部分组织转移到另一部位,或把某一个体的组织转移到另一个体,以应对由于先天性或后天性因素引起的畸形或组织缺损的移植方式;多器官联合移植,如肝肺、肝胰、肝心和心肺等联合移植;器官簇移植是指几个器官保持着固有的解剖关系的多脏器移植;复合组织移植是指包含皮肤、肌肉与骨骼等两种或两种以上组织的移植物的移植。

(6)根据器官是否可再生,器官移植可以分为可再生器官移植和不可再生器官移植。可再生器官移植如血液、皮肤、骨髓等的移植;不可再生器官移植如肾脏、肝脏、心脏等器官的移植。后者的技术难度远远大于前者,它所面临的社会文化、社会价值问题也更为复杂。

可再生器官移植会涉及器官的资源分配以及采集过程中的知情、同意等问题。除了这些问题以外,不可再生器官移植还涉及供体(即器官捐献者)的问题,因为器官具有不可再生性,所以其所涉及的资源分配和采集过程中的知情、同意问题也更为严峻。

(7) 根据供体与受体之间的关系,可将器官移植分为自体移植、同基因异体移植、同种异体移植、异种异体移植。自体移植是指将身体的某些器官或组织移植到同一个人的另一个部位的移植方式,较常见的是皮肤的自体移植;同基因异体移植是指在基因相同的供体与受体之间的移植方式,如同基因双胞胎之间的器官移植;同种异体移植是指将供体的器官或组织移植到同种类的另一受体身上的移植方式;异种异体移植是指在不同生物种类的个体之间进行的器官移植方式,例如将动物的器官或组织移植到人的身上。在以上几种类型中,自体移植的潜在风险最小,受体对供体器官和组织的排斥性越强,移植的风险就越大,所引起的问题也就越多。自体移植一般不会引发资源分配的公平问题,也不用考虑供体方面的社会文化问题,而异体移植就需要考虑这些问题。特别是在进行异种异体移植时,一方面会涉及资源分配的公平问题;另一方面,异种移植还会涉及复杂的伦理问题,如是否会违反动物保护的规定、受者及大众能否接受动物器官的植入等。

三、器官移植的历史发展

(一) 幻想传说时期

人类关于器官移植的幻想古已有之。在西方,《创世纪》中有上帝用亚当的肋骨创造夏娃的故事。在东方,《列子》中有神医扁鹊给鲁、赵两位病人做心脏交换手术后,二人均痊愈回家的传说。考古学也证实了在古埃及、希腊、南北美洲、罗马、印度和中国均有关于牙齿移植的零星记录。文艺复兴时期,科斯马斯(Cosmas)和戴门(Damain)将一个已死去的黑人的下肢移植给一个患有下肢癌的白人。18 世纪,一些外科医生开始进行某些组织和器官移植的动物实验。不过,从技术上来看,当时的器官移植并不缝合血管,只是将器官切成小块或薄片植入体内,并不是真正的器官移植,而是属于"种植"。在这个时期,伴随着社会文化的进步、意识形态的更新以及社会对医学要求的提高,一些思想活跃的知识分子产生了用好器官替换坏器官的设想。但由于外科技术发展较为滞后,人们对人体器官的结构功能认识也比较有限,因此,这一时期还难以实现真正的器官移植,该设想也只能是一种幻想。

(二) 实验探索时期

20 世纪初,在美国工作的医生 A. 卡雷尔(A. Carrel)首次报告并使用了"三线缝合法"的血管吻合技术,解决了器官移植中重建供血的技术问题,攻下了器官移植的第一大难关,为真正的器官移植奠定了基础。他应用此项技术做了大量的动物实验,在猫和狗身上成功地移植了血管及整个器官,包括心脏、脾脏、肾脏、卵巢、各种内分泌腺、肢体、头部及颈部。在此之后,逐渐有人尝试使用移植器官来治疗人类疾病。苏联医师沃奥诺夫(Voronov)于

1936 年首次为一例汞中毒的女病人进行了肾移植手术,供肾取自一个死于脑炎的男病人,但这位女病人于手术后 48 小时死亡。1951 年起,美国波士顿的戴维·休姆(David Hume)做了一系列人体的肾移植手术,但患者均未实现长期存活。19 世纪下半叶,全身麻醉和无菌操作两项医疗技术的出现,使外科手术具备了操作前提。再加上之前发明的血管吻合技术,器官移植在外科技术上具有了更多的可能性。同时,工业革命进一步促进了科学的发展,人们对健康的要求不再满足于一般的生命维持,而是逐渐开始注重生命质量的提高和寿命的延长。外科治疗也不再满足于单一的部分脏器切除,人们希望能够换上一个新的健康的器官,达到根治疾病的目的。器官移植技术因此得到了进一步的发展。但是,由于研究者们对同种异体器官移植的免疫和排斥反应等缺乏认识,在移植术后未能对病人及时使用免疫抑制药物,因此所有同种异体器官移植的受者均未能长期存活。整个器官移植的研究逐渐进入了瓶颈期。

(三) 临床应用时期

1954 年,美国医生约瑟夫·E. 莫雷(Joseph E. Murray)首次成功地在一对同卵双生子间进行了肾移植手术,术后病人的状况得到了显著改善,并存活了 8 年。这是世界上第一例将生者作为供体的肾移植手术。它不仅开辟了器官移植的新时代,也让研究者们意识到了器官移植中的免疫学问题,并对此展开了大量的研究。

随着肾脏移植的成功,其他器官的移植也先后进入了临床应用期。1956 年,唐奈·托马斯成功地进行了第一例骨髓移植手术。1963 年,美国的詹姆斯·哈迪(James Hardy)报告了第一例肺移植,病人在接受移植后 18 天死亡。同年,美国医生威廉·沃德尔(William Waddell)和托马斯·E. 斯塔佐(Thomas E. Starzl)实施了世界上第一例肝移植手术,病人在术后 22 天死亡。随着抗排斥药物的不断改进,到 20 世纪 90 年代,肝移植的成功率仅次于肾移植。1989 年,澳大利亚的一家医院成功地从一位母亲的肝脏上切除一半移植到其一岁的儿子体内,这是史上第一例活体肝脏移植手术。1966 年,美国明尼苏达大学实施了世界上首例胰脏移植手术。到 20 世纪末,胰脏的移植技术已经比较成熟。1967 年,南非医生克里斯蒂安·巴纳德(Christiaan Barnard)实施了世界上首例心脏移植手术,病人存活了 18 天。但是,由于心脏这一器官在人们心中的道德和人文属性,这次移植手术在社会上引起了广泛而激烈的文化、伦理争论。20 世纪 70 年代,骨髓移植开始发展,该类移植要解决的首要问题是找到人类白细胞抗原(HLA)相容的骨髓捐献者。当前,世界多国都设有各种类型的 HLA 骨髓捐献者登记处。1971 年,阿根廷布宜诺斯艾利斯的一位妇女接受了卵巢移植手术,并在此后怀上了孩子,这也是史上第一例卵巢移植手术。1981 年,美国斯坦福大学实施了世界上首例多器官移植手术,即将死者的心和肺同时移植到另一个病人身上。自此,多器官移植的尝试一直在进行中。

我国的器官移植始于 20 世纪 60 年代,由泌尿外科专家吴阶平院士开了先河。1974年,第一例肾移植手术取得了成功;1977 年,第一例肝移植手术成功完成;1978 年,第一例心脏移植手术取得成功。20 世纪 80 年代之后,我国又陆续开展了肝、心、肺、胰腺、胰岛、睾丸、胸膜等器官的移植及相关器官的联合移植,其中胚胎器官移植技术处于国际领先地位,肾移植技术达到国际先进水平。2013 年的数据显示,中国已经成为年均器官移植数量仅次于美国的世界第二器官移植大国。

(四) 器官移植技术的发展原因

器官移植技术的快速发展主要得益于两个方面。

一方面是医学技术自身的发展。血管吻合技术的过关、保存供移植用器官活力的方法的创制、免疫抑制剂的应用等让器官移植成为可能。移植前对供、受体进行 ABO 血型抗原和 HLA 的交叉配合等也使器官移植的临床应用得到了快速发展。除此之外,不断提高的各种现代化监测手段、逐渐积累的临床实践经验以及其他基础方面的研究等也在一定程度上推动了器官移植的发展。

另一方面是社会的不断进步以及大众对器官移植的理解和支持。1968 年,美国通过了脑死亡的哈佛标准,确定脑死亡即为个体死亡,打破了将心跳、呼吸停止作为死亡标准的传统观念,为供体器官的取得争取了宝贵时间。随着观念的更新,自愿捐献(包括死后捐献)器官逐渐被大众所接受,这在很大程度上缓解了器官移植供体来源紧缺的问题。另外,一些国家还为器官移植研究提供了资金赞助,给予临床应用经济补贴。现代交通工具的发展为远距离获取器官提供了保障。电脑科学的发展为全国性乃至国际性的器官储备登记和调配提供了技术上的支持。

第二节　受体选择的社会原则

一、受体的选择者

基于人的生命平等权,任何人都有接受同等治疗的权利,任何人也都应该有均等的机会成为器官移植的受体。然而,由于当前可供移植的器官严重短缺,必须筛选出最合适的器官移植受体以实现资源的有效利用。在确定谁是受体之前,必须先确定谁是受体的选择者。也就是说,由谁来决定受体。

如果单从医学角度考虑,受体的选择者应为医务工作者。但是,伦理学家对医务工作者能否公正地选择受体持怀疑态度,认为任由医务工作者根据医学标准选择受体,更容易导致混乱无序和选择权滥用,影响社会的公平性。他们建议由医务工作者和伦理学家共同商讨,从医学和社会伦理学的视角制定器官移植受体选择的规则,然后根据规则来确定谁是器官移植的受体。

实际上,当可移植的新鲜器官出现时,必须尽快进行移植手术,否则器官可能会因为变质而失去移植的价值。因而,在实践过程中,没有办法对受体的选择问题进行长时间的讨论。在这种情况下,所有文化的、伦理的考虑都极有可能侵犯病人的生命平等权。因此,有些人主张,在选择受体时可以按两个步骤操作:第一,根据医学标准确定有移植可能的病人。第二,让这些有移植可能的病人进行抽签,通过抽签决定谁是器官移植的受体。但这种选择方法并没有避开原有的种种问题,反而可能会带来新的争议。

二、选择受体的医学标准

医学标准具有较强的客观性,一般不涉及道德评价。医学标准实际上是指器官移植的适应证和禁忌证,主要评估受者是否有可能得到成功治疗,而不涉及其是否值得治疗的问题。具体来讲,医学标准包括如下几个方面:

(一)原发疾病

一般说来,当身体各个器官的病变达到引起该器官功能衰竭的程度时即可进行器官移植。在实际临床工作中,选择受体病人时要考虑其原发疾病是否适合进行器官移植。比如,肾移植手术多倾向于选择患有慢性肾小球肾炎、肾盂肾炎的病人。一些病人(如糖尿病性肾病患者)即使在移植手术成功后,新的肾脏同样可能出现相似疾病的复发,那么考虑移植时就需要比较慎重。

(二)健康状况及并发症

器官移植手术要求,除需移植的器官外,其他脏器的功能都须保持良好状态。若其他器官受到的损害较为严重,那么在考虑移植手术时应慎重。例如,由慢性肾小球肾炎引起功能衰竭的病人,除了一般的尿毒症症状外,若伴有肝功能损害、溃疡病等,则不宜移植。因为肾移植手术后,需要长期服用免疫抑制剂,这些药物大多有肝毒性,会严重损害肝功能,甚至导致患者肝功能衰竭乃至死亡。而移植后大量激素的应用也会引起溃疡病患者消化道大出血。此外,有全身活动性感染、恶性肿瘤、顽固性心力衰竭、慢性呼吸衰竭、严重血管性疾病、凝血机制障碍和精神病等情况的患者也不宜做移植手术。

(三)年龄

在筛选受者时还需要考虑受者的年龄,不同的年龄会影响器官移植的效果。研究表明,4~15岁儿童移植后的存活率已与青年受者相差无几,但药物会在一定程度上影响儿童的生长发育,因此在移植前必须向家长充分说明。以肾移植手术为例,年龄大的病人,尤其是45岁以上的病人,其存活率明显低于透析病人,60岁以上病人接受移植的存活效果更差,死于心血管并发症者较多。因此,年龄大的病人,特别是超过了60岁的病人应列为相对禁忌证。

(四)免疫相容性选择

染色体9(C9)上的ABO和染色体6(C6)上的HLA是人体器官移植中两个至关重要的遗传学系统。当一个病人自愿做移植手术时,受体在移植前必须与供者做免疫相容性配合。

1. ABO 血型相配

人类的血型有很多种，每一种血型都是由遗传因子决定的，最常见的血型是 ABO 血型。移植前的 ABO 血型相配是必要准备，一般要求 ABO 血型相同或相配合。当血型不相配合的病人做同种器官移植（特别是肾移植）手术时，绝大多数受者会在术后迅速发生超急性排斥反应。个别脏器（如肝移植）在 ABO 血型不相配时也可实施移植手术，但效果会比相同血型差。

2. HLA 配型

HLA 是人类的主要组织相容性复合体（MHC）的表达产物，该系统是人体目前所知的最复杂的多态系统。HLA 配型是指供者与受者 HLA 位点配合的情况，它与移植器官长期存活的效果相关。若 HLA 各位点完全相同（如同卵双生兄弟的器官移植），则移植物即使不用免疫抑制剂也可长期存活。但由于 HLA 具有复杂多态性，在人群中很难找到完全相配的 HLA 位点。因此，病人在器官移植后会不可避免地出现排斥反应。在做受体选择时，与供者 HLA 位点相配较多者应优先考虑移植。

3. 交叉配合及淋巴毒试验

交叉配合是指受、供者间的血清与淋巴细胞的相互交叉反应。淋巴毒试验是指受者的血清与供者的淋巴细胞的配合。淋巴毒试验在临床是必需的，其结果若为阳性则表明受体在移植手术后很有可能会发生超急性排斥反应。

医学标准会随着医学的发展和医务人员技能的提高而发生变化，器官移植适应证的范围也将会逐渐变宽。

三、选择受体的社会标准

选择受体的社会标准是在有器官移植适应证、无禁忌证的病人中决定谁先做移植手术的问题。一方面，由于可供移植的器官极度紧缺，不可能满足所有病人的需求。另一方面，器官移植手术风险较大，会对术后生活造成一定影响，这也对病人及其家庭提出了一定要求。所以，在选择移植手术受体时，也需要考虑一定的社会标准。

（一）病人的自我意愿

一般来说，所有没有禁忌证的终末期肾病病人都可接受移植。并且从长期来看，这类病人做血液透析所花费的费用是高于肾移植手术的。因此，如果医疗费用能得到保证，大多数病人是有意愿做肾移植手术的。在未进行移植登记的病人中，有些是因为自己不愿意、不理解，有些是因为家属不同意、不理解，有些是因为经济困难。在做受体选择时，要求强烈的病人可以优先考虑移植。

（二）病人的心理承受能力

病人的心理承受能力一般指病人住院手术期间与医护人员密切配合以及遵守医院各种规章制度的能力，还包括战胜疾病的信念以及移植器官再次失去功能的思想准备等。在选择受体时，应对心理承受能力较强的病人给予一定的优先考虑。

（三）病人的社会支持能力

病人的社会支持能力是指与治疗有关的日常生活条件，包括家庭环境，以及病人能够获取他人（亲人、同事）多大程度的支持等。如果病人家庭和睦，家中亲人体贴入微、生活规律、护理得当，病人能够得到单位领导和同事的关心、理解和妥当安排，那么这种病人也应给予一定的优先考虑。

（四）病人的行为方式

一个人的行为方式直接关系到他自身的健康和病后的治疗。不良行为方式引起的健康损害，个人是有责任的，如长期酗酒致使肝功能损坏、长期吸烟导致肺部癌变等。不仅如此，不良的行为方式还会损害社会利益和他人健康。由于器官资源的严重短缺，结合社会标准和医学标准，限制具有不良行为方式的人作为器官移植的受体，或许能得到伦理学上的理解和支持。

（五）病人的经济条件

原则上来说，无论贫穷还是富有，每个病人都应该享有同等的治疗权利。但是，器官移植的昂贵费用使许多经济能力有限的病人望而却步。移植费用不仅包括昂贵的手术费用，还包括术后的化验监测、终身服药以及发生排斥反应时重新住院的费用等。高昂的移植费用会不可避免地给一些家庭或群体造成困难，甚至引起社会关注。那些经济困难的患者家庭为了健康和生存，不得不通过募捐、求助亲戚朋友、变卖房产或家具等各种途径来筹集器官移植的费用。因此，在选择受体时，也应考虑病人的经济情况，对待靠募捐和借款筹集费用的病人，要多一些支持和理解。

（六）病人对他人和社会的意义

病人健康与否，并不只和自己相关。当病人是抚养小孩的母亲、赡养老父母的儿子、照顾卧床妻子的丈夫时，病人的健康对于整个家庭来说是十分重要的。在一定的条件下，可以考虑给这些人优先做器官移植手术。有观点认为，对社会贡献大的人理应得到报偿，可以优先做移植手术。例如，一个大学教授要比一个实验员优先，一个辛勤工作的工人比一个刚出生的婴儿优先。但是，对人的社会价值进行判断是相对困难的，有时甚至充满了主观性。鉴于这种观点的功利性较强，该标准受到社会各方面的质疑。

第三节　器官移植的社会影响及社会问题

一、器官移植的社会影响

（一）推动了科学的发展

器官移植的不断尝试推动了科学的发展，新的技术及标准不断被投入使用，新的理论也不断出现并得到讨论。例如，器官移植过程中对排斥反应机制的研究极大地促进了人类组织相容性抗原系统的发展，并明确了同种组织在遗传上的差异。通过医学研究者对排斥反应治疗的探索，免疫治疗学和免疫调节学日趋成熟，庞大的免疫抑制药物研制生产系统也随即产生。在探索器官移植的过程中，生物工程学、遗传学、免疫学、外科学及其他一些学科都得到了较大的发展。

（二）产生了新的社会需求

器官移植对医务人员和医疗服务都提出了新的需求。器官移植手术既需要经验丰富的专业移植工作者，也同样需要掌握移植相关知识的普通医务人员。当移植后的病人发生急性排斥反应时，普通医务人员应迅速做出诊断并进行紧急处理，以免造成不可挽回的损失。因此，充实教学内容与大纲、让医学生和普通医务人员掌握一定的移植学基本知识对于提高移植病人特别是边远地区移植病人的长期存活率是极为重要的。

器官移植对药物也有较大的需求。免疫抑制剂价格高昂是制约器官移植发展的重要因素之一。病人在器官移植手术后需要终身服用免疫抑制剂。虽然目前已有效果较好的免疫抑制剂投入临床，但普通收入人群依然无法负担高昂的药品费用。大量的移植病人期盼医药部门生产出高质低价的免疫抑制剂，这也是各国器官移植发展的必然要求。

（三）带来了文化观念上的变化

器官移植技术的发展也不断改变着人们的思想观念和文化习俗。在西方，器官移植技术发展较早，人对尸体的价值观改变也较早。人们普遍接受了利用尸体为器官移植和医学科学服务的观念，绝大多数西方人也愿意在死后捐献器官或遗体。在东方，受传统观念的影响，人们过去对尸体普遍心怀敬畏，往往认为死后要留全尸，不太愿意将自己或家人的器官捐献出去。但是，随着器官移植技术的进一步发展，人们的思想观念也在逐渐发生变化。自中国 2015 年全面开启公民器官捐献后，逝后自愿器官捐献数量逐年增长。越来越多的年轻人认为，当生命不可挽救时，自愿、无偿捐献器官可以让生命以另外一种方式延续。中国的器官捐献数量目前列居亚洲第一、世界第二。"终活"风潮 2009 年开始在日本社会流行，许多日本人认为要在生前淡定、积极、开放地考虑身后事，能够以己之身帮助其他人及医学发展是最具价值、最有名分的"死法"之一。同时,受到少子化、老龄化、小型家庭化等影响,在愿意捐献器官与遗体的日本人当中,"无墓可入""无亲族可商量"的也不在少数。

(四) 对法律提出了新的要求

器官移植技术的发展促使发达国家在较早阶段进行了立法或改革。早在 1968 年,美国就制定了《统一组织捐献法》。该法既扩大了供体器官的来源,又体现了自愿捐献的伦理原则,还创新性地实施了有条件的捐献信贷制度。许多欧洲国家在法律上承认器官捐献的推定同意标准。推定同意是指,只要没有来自死者本人或家庭成员关于拒绝器官捐献的明确表示,就被认为是同意捐献。目前,绝大多数发展中国家都有管理器官移植的法律,但这些法律通常只涉及对器官买卖行为的处罚,这是不充分的。在器官移植的立法中应尽可能清晰地明确以下问题:证实脑死亡的判断标准;关于活体捐赠和死后捐赠的本人同意原则、家庭同意原则和推定同意原则;对可能的捐赠者和接受者的登记系统管理;对活体和死后器官捐赠的研究工作及相关机构的管理;对器官买卖的处罚。

2003 年 8 月 22 日,深圳市第三届人大常委会表决通过了《深圳经济特区人体器官捐献移植条例》,我国内地第一部关于人体器官捐献移植的法规就此诞生。2007 年 3 月 21 日,国务院第 171 次常务会议通过了《人体器官移植条例》,该条例于 2007 年 5 月 1 日起正式实施。我国目前还未在法律上认可脑死亡定义,这使我国器官移植的发展受到了很大制约。

(五) 促使宗教教义做出了相应修改

一般宗教认为个体是造物主创造的,是不能随意改变的,有些宗教还明确禁止了对尸体器官的利用。但是随着器官移植技术的发展,一些宗教开始对教义做出相应的修改,使之有利于器官移植并鼓励器官捐献。虽然经典教义中没有涉及器官捐献的表述,但基督教对器官移植的看法总体是比较开明的,基督教学者和信徒们都从耶稣基督的教诲中得出了支持器官捐献的结论。美国明尼苏达州伯利恒大学神学院的校长派博曾表示,"虽然身体用于科学解剖在视觉影像上似乎毫无尊严,但实际上这是一个非常美丽、有尊严的过程。将身体捐给科学研究时,基督徒可以将耶稣在十字架上的受难作为榜样,为着更大的善而牺牲身体"。天主教公开称器官捐献为"赐给生命的""自我的礼物"等。中东地区的伊斯兰教也对器官捐献给予了赞赏。

二、器官移植带来的社会问题

从器官移植的历史发展脉络中可以清晰地看到,现在的器官移植技术已经从简单的输血发展到了几乎所有的身体器官都可以移植,这给那些身患绝症的病人带来了生的希望。但是,器官移植技术仍然面临许多挑战,器官移植也随之带来了一些新的伦理和社会问题。

(一) 给病人带来沉重的经济负担

器官移植会给病人带来沉重的经济负担。接受器官移植手术的病人一般面临以下三方面的主要支出。一是患者的住院费用,包括检查费、床位费、手术费、治疗费以及护理药费等。如果手术中需要使用特殊仪器设备,如人工肺(ECMO)等,可能出现"开机6万元,每小时5000元"的惊人费用标准。二是器官获取的费用,包括器官摘取、处理、保存以及运输等费用。例如,用来保存器官的威斯康星[大学]液(University of Wisconsin solution),一袋售价几千元,每次需要使用多袋。三是术后治疗的费用。患者术后往往需要入住重症监护病房(ICU)进行观察,ICU的费用标准每天2 000~20 000元不等。患者术后还要接受一系列的抗排斥治疗,抗排斥治疗的药物每年至少需要3万~4万元。在中国,肾脏移植的患者通常要花费40余万元,肺移植的患者要花费约60万元,如果器官移植患者术后感染或出现排斥反应,医疗费用或超百万。

(二) 病人术后生活质量尚无保证

虽然大多数病人的术后生活质量较生病期间有了明显改善,但与正常人相比,其生活质量还有待提高。器官移植技术本身具有复杂性,受者必须承受巨大的手术风险并接受手术带来的副作用。患者术后早期容易发生感染性并发症和与手术技术相关的并发症,因此这一阶段的生活和活动是很受限制的。在家庭生活方面,一些移植病人可能因为性功能减退而影响性生活。在工作方面,仍有一部分病人在精力、体力方面状态较差,只能恢复部分工作。在社会交往方面,很多患者仍需心理方面的调整,社交频率和社交范围都不如从前。器官移植患者术后需要常规应用免疫抑制药物进行治疗,但目前的免疫抑制剂还很难做到无毒高效,所带来的副作用往往使病人的抵抗力低于常人,各种感染的风险明显增大。

(三) 睾丸和卵巢移植的伦理问题

器官移植在治疗无睾症等雄性激素缺乏疾病方面取得了良好的效果。成功的睾丸移植可使患者在术后恢复射精及性功能。但是,当这些移植后的群体面临生育问题时,人们往往陷入伦理困惑和文化冲突中。从组织细胞学原理来说,移植了睾丸的受体所产生的精子,其基因型等同于供者。因此,受体将来所生育的子女将继承供者的遗传基因。那么由此引发的一系列伦理、道德问题该如何看待与回复?孩子的归属、辈分定位、遗产继承权等成为伦理学上无法解决的难题,这不仅会给病人和家庭带来心理压力,还会产生社会问题。卵巢移植也存在同样的难题。这些问题对人们的传统社会准则提出了新的挑战。

(四) 关于脑神经移植的伦理讨论

国内外已有较多关于利用胎脑组织移植治疗帕金森病的报道。近来少数地方发现,利用胎脑组织移植技术治疗低能儿也有一定效果。目前的脑部移植手术只是一些细胞和神经因子的移植,还不是真正的脑神经移植,尚不构成特殊伦理学问题。但是,科学的发展永无止境,这些病例报道至少说明脑移植不是完全没有可能的。如果未来脑神经移植手术成为可能,那么会产生什么样的社会伦理学问题呢?由于神经系统直接与精神活动相关,脑神经移植所涉及的伦理问题比内脏器官移植等要多得多。例如,受者能否接受供者留存的记忆和思维方式,受者能否使用这些记忆或思维方式,术后受大脑支配的身体属于供方还是受方,等等。

（五）器官资源的公平分配难题

当前的器官资源还较为短缺,这必然涉及器官资源分配的公平性问题。由于器官的来源有限,可移植的供体一直处于极度短缺状态,医学、经济、权力、社会、情感以及各种因素都会影响器官的最终分配。谁应该先获得移植物成为社会中颇具争议的一个问题。这一争议的实质是我们应该用何种方式来判断谁应该获得移植物。如前文所述,目前对受体的选择需要参照一系列的医学标准和社会标准,很难做到绝对的公平分配。

三、有关建立器官市场的争议

对于器官买卖,国际上的看法是相似的,认为这在伦理学上难以接受,应该被严格禁止。西方学者对器官买卖进行了长达数十年的驳斥,西方国家也几乎都制定了严格的法律来禁止器官买卖。驳斥器官来源市场化的理由主要有以下几点:

（1）器官买卖有损人的健康和生命。器官市场的交易是商业性质的,它的首要目的是赚钱。为了获取更多的利益,一些不具备条件与技术的医疗机构也会参与到手术过程中,供者和受者的安全都很难得到保障。同时,为了获利,中间人或医务人员有可能放宽对供者的选择标准,供者本人也有可能掩盖自己的病史,乙肝、艾滋病等疾病将通过移植器官传给受者。另外,由于贫困的压力和金钱的诱惑,供者很难做到真正的知情、同意,他们往往忽略手术风险对健康和生命安全的影响。最后,器官市场化可能会导致违法行为的增加,不法分子有可能通过犯罪手段取得器官以牟取暴利,这将威胁社会成员的生命安全。

（2）中间商差价、贪污或贿赂成本等会加重对供、受双方的剥削,特别是对穷人的剥削。器官市场化必然导致贫富两极分化。富人购买器官,享受高新技术带来的益处;而穷人只能卖器官,不能享受该技术的益处。穷人卖器官是为了摆脱穷困,但卖器官对身体以及劳动能力的损害会使之陷入更加贫困的境地。在印度,中间人、医院、医务人员等在交易中的分成都很高,贪污、贿赂之风盛行,受者要支付极高的价格才能获得器官,而供者往往只能拿到受者支付费用的 10% 甚至更低。有些受者会出于同情心,私下里再给供者一笔钱。供、受者双方受到的剥削都相当严重。

（3）器官买卖会反过来制约器官移植的发展。器官买卖会降低亲属供者的捐献热情,也会降低社会开拓尸体器官来源的热情。例如,当器官能够通过市场进行买卖时,原本配型良好的亲属供者可能会拒绝捐献,而受者也可能因为经济状况良好而选择在市场上购买。

（4）器官买卖与许多宗教的教义都存在冲突。比如伊斯兰教禁止买卖人体器官,认为这是冒犯造物主与玷污人类尊严的行为。还有一些宗教认为,出卖自己的器官和出卖自己肉体的卖淫行为本质上没有差别,都是人类贪婪自私的极端表现。

然而,在印度、中东和菲律宾的一些地方形成了器官买卖的交易市场,这与西方国家主张的禁止器官买卖观点形成了严重对立。1989 年 8 月,在加拿大首都渥太华召开的第一届国际器官移植社会学术会议上,来自印度和中东的学者表述了他们支持建立器官市场的原因。此后,有关建立器官市场合法性的争议持续了数十年。印度和中东学者支持建立器官市场的主要观点如下:

(1)建立器官市场能够刺激器官供应

有些国家尸肾移植尚未开展,亲属肾源很少,透析设备也较为稀缺。如果不建立器官市场以刺激器官供应,这些国家的绝大多数病人将因得不到治疗而失去生命。

(2)器官市场有通过法律措施优化的空间

虽然现在的器官市场存在阴暗面,但任何系统都有不妥之处,不能只将目前暴露出的丑闻归咎于器官市场本身,而应该通过法律措施纠正错误、消除问题。

(3)器官买卖并没有影响其他器官来源

在市场交易的推动下,印度的器官移植总量正在不断增加。同时,印度的亲属供肾数量近些年来一直保持稳定,并没有减少。

(4)器官买卖会造成两极分化的说法并不妥当

虽然器官的卖出方一般都比较贫穷,但接受方也大多为中产或工薪阶层,因而器官市场化会造成两极分化的说法缺乏实证。

(5)器官市场是可被社会接受的

在印度,器官买卖已被社会和专业人士普遍接受,并且得到了包括研究所、政府机构和基金的资助。这说明,社会是能够接受将器官买卖作为供移植器官来源路径的。

(6)接受器官市场这一事实并加以调控远比使之非法更明智

如果法律禁止器官买卖行为,则很有可能会使器官市场转入地下。失去监管的地下黑市会使买卖双方蒙受更大的损失。

第四节　器官来源的社会考察

一、器官的可能来源

移植器官的来源有多个渠道,不同的来源涉及不同的伦理、法律和社会问题。围绕器官来源进行充分的讨论和反思,是解决移植器官紧缺问题的重要前提。

(一)尸体器官供者

尸体器官一直以来都是移植器官的重要来源。虽然目前各国在尸体器官使用方面存在着较大的差异,但随着社会的发展,尸体器官的比重将逐渐增加。

尸体器官的获取方式主要分为自愿捐献、法定捐献和有偿捐献。

1. 自愿捐献

自愿捐献也称推定不同意(presumed unconsent)或"登记入册法"(opting in law),是指死者生前或死后其家属明确表示愿意捐献遗体或脏器的捐献方式。如果本人生前或其家庭未做特殊声明或未登记表示愿意捐献器官，则都被认为是不同意捐献。在思想较为先进的西方国家，大众的器官捐献意识很高，当他们被问及死后是否愿意捐献自己的器官去救助他人时，90％的人会选择同意。对于已登记入册者，当其死亡时，医生可以根据其生前意愿摘取器官；对于未登记者，医院应征求死者家属意愿。自愿捐献强调自愿和知情同意，但需要死者及其家属对器官捐献有一定的积极性和主动性，因此，尸体器官的获取率并不高。

2. 法定捐献

法定捐献也称推定同意（presumed consent）或"登记出册法"（opting out law），是指只要没有来自本人或其家庭的拒绝器官捐献声明或登记，就可以被认定为愿意捐献的捐献方式。法定捐献具有一定的强制性，能够大大提高尸体器官的获取率。澳大利亚、比利时、新加坡等国先后采取该法。

3. 有偿捐献

虽然很多西方国家在法律上禁止器官买卖，在伦理上也不接受这一行为。但是，一些国家正在试图通过财政手段鼓励器官捐献。例如，给自愿捐献遗体或器官的死者家属减免部分治疗费用，以抚恤金形式向死者家属支付一定数量的钱，或是为死者家属减免一定数量的地方税等。一些人认为，这些方式有可能破坏利他主义价值观，损害人类尊严，进而给器官移植带来负面影响。所以，目前关于有偿捐献仍存在较大争议。

（二）活体器官供者

从活体摘取器官首先要遵循两个原则。一是不能危及供者的生命，二是不会对供者未来的生活造成较大的影响。所以，最早取自活体的器官是肾脏，因为切除一只肾脏不会对供者造成过大伤害。随着医疗技术的不断发展，活体捐献器官渐渐多元化，部分肝脏、部分胰脏的活体器官移植手术开始出现。但总的来说，活体供者所涉及的问题大多与供肾相关。按供、受者的血缘关系，可将活体供肾分为亲属活体供肾和非亲属活体供肾，它们的医学效果和所涉及的伦理学问题是存在差异的。

1. 亲属活体供肾

是指具有直接血缘关系的亲属之间的肾脏捐献。这种移植组织配合良好，术后排斥情况较少，受体存活率高。例如，当同卵双生之间进行移植时，由于组织抗原相同，很少会出现排异的情况。随着尸肾移植技术水平的提高，有人开始质疑活体供肾，认为没有必要冒着伤害供者的风险追求活体供肾。

2. 非亲属活体供肾

是指没有血缘关系的活体之间的肾脏捐献。由于供、受体之间不存在血缘关系，移植组织配合程度较差，因而移植效果并不比尸肾移植好，关于这类供肾方式的争论也较多。根据动机的不同，非亲属活体供者可以分为以下几种：（1）情感性供者。供、受双方虽然没有血缘关系，但在情感上相关，如配偶、养父母或养子女及朋友等。（2）利他动机供者。供、受双方没有血缘关系，受者往往不知道供者身份，供者纯粹出于利他主义动机进行捐献，并不期待得到物质回报。（3）有偿捐献供者。是指供者或其家庭能够获得一定回报的捐献方式。有偿捐献供者并不同于器官买卖中的卖方,其获得的回报不一定是金钱,可能是治疗费用或税金的减免,也可能是教育或医疗保健方面的资助。

(三)异种器官供体

将动物器官移植给人类以治疗人类的疾病,一直是移植学努力发展的方向之一。20世纪60年代,医学家们做了很多相关的实验,但移植后的排斥反应都过大,器官遭到了免疫系统的破坏。20世纪90年代以后,由于免疫抑制剂的出现,异种器官移植又重新出现在大众视野。

研究证实,异种移植时,物种差异越大,排斥反应也越大,免疫抑制也就越困难。到目前为止,还没有一种切实可行的手段能够控制强烈的排斥反应,因此异种移植尚处于实验阶段。异种移植所涉及的伦理及社会问题主要集中在两个方面。一是在实验和治疗中动物的使用问题,例如动物是否有生存权,使用动物器官是否违背自然法则,等等。二是如何将这种实验方法引入临床实践。到目前为止,异种移植还没有完全成功过,人们不禁要问,为病人实行这种希望不大的手术到底有无价值?异种移植所涉及的社会或伦理问题还包括,如何做到供体的知情和同意,接受异种移植后的病人在自然和社会环境中如何保证生命质量,等等。

(四)人工器官

到了20世纪末,人工器官的研制取得了较大进展。其中,人工肾和人工心脏的研制比较成功,人工肝脏和人工胰腺的研究也正在进行。人工肾的研究历史最长,成绩最令人满意,应用也最广泛。但是,由于人工肾体积庞大且复杂,目前的人工肾还不能被置入人体内,并不能真正被称为"器官"。另外,更换人工肾的病人仍需要定期透析,生活质量不高,还有发生并发症的可能。人工心脏及心肺机的研究进展仅次于人工肾。心肺机的应用比较广泛,是心胸外科的基本设备,主要用于心脏手术的体外循环、肺移植的辅助呼吸、急性呼吸衰竭的辅助治疗等。人工心脏分为辅助人工心脏和完全人工心脏两种。目前投入使用的人工心脏可以使用约10年,但费用非常昂贵,产生的辐射对人体有一定的伤害。人工肝脏的研究进展较为缓慢,因为肝脏功能较为复杂。人工胰腺的研究进展更慢,当前的研究成果主要是一些胰岛素缓释器械。

除了上述的人造机械器官以外,人造有机器官的研究和实验也在进行中。一种方式是利用干细胞技术,先在体外克隆人体器官,然后用于临床移植。首先,将病人的体细胞移植到去核的卵母细胞内,经过一定的处理后使其发育成囊胚,然后利用囊胚建立胚胎干细胞,进而在体外进行诱导分化成特定的组织或器官,最后再将这些组织或器官移植到病人身上。从理论上来说,干细胞技术的应用能够从根本上解决同种异体器官移植过程中的免疫排斥反应问题,同时还能较好地解决组织器官的来源问题。另一种人造有机器官是通过改造动物基因实现的。将人类的基因植入动物体内,使动物长出人体所需要的、又与人体相匹配的器官来。例如,通过上述方式使老鼠的后背长出人的耳朵。当然,这种实验所带来的社会文化伦理问题会更加严峻。

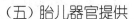

（五）胎儿器官提供

胎儿器官移植一般是将不能成活或被淘汰的活胎或死胎作为器官供体。胎儿供体有着成人尸体及动物供体难以比拟的生物学优势，一些带有出生缺陷的新生儿、引产和流产的胎儿，在客观上为供体胎儿化提供了可能。然而，胎儿作为供体也存在着一系列的伦理问题，诸如胎儿是否等同于人，胎儿是否拥有生存权，谁有权代表胎儿决定其作为供体，如何防止胎儿供体的滥用，等等。

二、器官来源严重短缺的现状

随着器官移植技术的快速发展及其在临床上的广泛应用，移植器官来源不足的问题充分显露了出来，并成为制约器官移植技术进一步发展的最大障碍。

世界卫生组织（WHO）2023年公布的统计数据显示，全球每年大约有200万人需要器官移植，阻碍这些患者的最大难题不是技术问题，而是器官供体的严重短缺，目前全球平均器官供需比不足1：20。2018年，印度约有16万名患者正在等待器官移植，而可供捐赠的器官仅有12 000个，供需差别巨大。2021年，在欧洲委员会成员国中，平均每个国家有41 000名新患者登记在等候名单上，且每15分钟就有一名新患者被添加到移植等待名单中。2021年，平均每个成员国有36 000名患者接受了移植手术，但每个成员国平均每天仍有20名患者在等待器官移植期间死亡。早在20世纪80年代，美国的一些州就因可移植器官严重短缺而发布了名为"Required-Request Law"的法律，要求医院管理人员在病人死亡时询问其家属是否同意捐献器官或组织。但是，这项举措并未取得理想的效果，目前美国仍有超过10万人在等待接受器官移植，且每10分钟就有一个新人被添加到移植等待名单中。2022年，美国共进行了42 000多例移植手术，但每天依然有17人在等待器官移植的过程中死去。

以最常见的肾移植为例，按肾功能衰竭每年每百万人口中有100人左右的年发病率计算，我国每年新产生的肾功能衰竭病人数在14万人以上，而我国目前的年肾移植数只有不足6 000例次，也就意味着每年只有约4%的病人能够接受肾移植。在韩国，2018年的肾移植病例数仅为2 108例。韩国肾移植的等待人数从2009年的8 488人增加到2018年的22 620人，增加了约1.7倍；平均等待时间也从2009年的4.4年增加到2018年的5.6年，增加了约0.3倍。这表明，韩国的肾脏器官短缺状况正在加剧。

1999年，特科特（Turcotte）曾对包括中国在内的44个国家的50个移植中心做了器官移植的相关调查。在问到医疗费用、宗教以及文化习俗是不是造成尸体器官获取障碍的主要因素时，32%的国家认为三者都不是主要障碍，25%的国家认为经费是主要障碍，43%的国家认为宗教是主要障碍，52%的国家认为文化习俗是主要障碍。其中，认为三者都不是主要障碍的一般为发达国家，东方或发展中国家虽然存在着经费和宗教障碍，但主要障碍还是文化习俗障碍。

一般来说，国家的经济发展水平影响着国民捐献意愿和器官来源数量。虽然发达国家的器官来源也还不能满足手术需要,但是相对来说可供移植的器官总量较多,尤其是尸体供者较多。发展中国家的可移植器官异常短缺,尸体器官所占比例也较少。宗教和文化对器官来源的影响也不可小觑,印度和埃及几乎无尸体器官来源,马来西亚、日本等国的尸体器官来源极少,中国则呈现出另一种特色。2021 年,马来西亚死亡肾脏来源共 15 例,每百万人口的移植数量为 0.46 人;活体肾脏移植数量为 63 例,每百万人口的移植数量为 1.92人。日本虽然是发达国家,但是受东方文化习俗影响更深,国民普遍对尸体心怀敬畏,尸体器官来源同样有限。2022 年日本死亡肾脏移植数量为 198 例,每百万人口的移植人数为1.58 人;活体肾脏移植数量为 1 458 例,每百万人口的移植人数为 11.61 人。日本的尸肾只占器官来源的 12%,这与其他发达国家的情况有着巨大的差异。中国的情况与日本相反,尸体器官占比较高,活体供肾移植却格外少。2022 年,中国死亡肾脏移植数量为 10 187 例,每百万人口的移植数量为 6.99 人;活体肾脏移植数量为 2 525 例,每百万人口的移植数量为 1.73 人。在中国,活体供者少的主要原因可能是供者对术后医疗保健服务欠缺、个人经济收入减少等的担忧。同时,中国的传统观念、宗教信仰、风俗习惯、社会主流价值观、社会支持力度等也都对器官捐献造成了阻碍。

三、缓解器官短缺的社会措施

如上所述,器官短缺仍旧是阻碍诸多国家器官移植技术发展的主要障碍。增加器官来源,发掘潜在的尸体供者,是促进临床移植发展的当务之急。为了缓解器官短缺的现状,可以采取如下社会措施。

(一)加强教育,更新观念

加强教育、更新观念包括两个方面内容。

一方面,要改变大众对器官捐献的看法,鼓励器官捐献。应积极普及器官移植方面的文化知识,改变传统的思想观念,使人们认识到利用死者器官治病救人是一种社会与医学的进步。教育的同时要充分照顾人们的心理承受能力,坚持自愿捐赠、知情同意的原则。只有人们真正解放思想观念,才能从根本上解决器官来源不足的问题,才能提高器官移植的质量。

另一方面,要提升医务人员的专业能力以保证器官的获取。影响专业人员器官获取率的因素包括不适当的医疗措施、没有征求死者亲属的同意、验尸官的拒绝、没有检验所有可能的供者是否脑死亡、医生的犹豫不决、移植人员参与过迟、移植医生没有同时获取多个器官等,这些因素都可以通过对医护人员的培训来克服。美国宾夕法尼亚州的调查显示,由于医护人员的失误而丧失了可能供者的比率为 25%～34%,由此可见对医护人员进行培训的重要性。

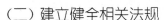

（二）建立健全相关法规

1. 实行推定同意法规

在世界范围内，凡是实行该法规的国家，其器官获取率都较高且增长速度较快。如比利时自 1986 年实行该法规后，尸肾获取率增加了 86%，其他尸体器官获取率增加了 183%。值得注意的是，在发展中国家，传统的思想观念与文化习俗仍然是器官移植的重要阻碍。没有思想上的共识，单纯依靠实施相关法规，在实际的操作过程中可能会遇到较大的阻力，给器官移植带来消极影响。这也是目前一部分发达国家尚未实施相关法规的重要原因之一。

2. 加速"脑死亡"标准的立法

"脑死亡"概念是由美国哈佛医学院的特设委员会于 1968 年首次提出的，目前已被西方发达国家和许多发展中国家接受并法制化。该概念强调广泛和不可逆性的中枢神经死亡，具体表现为意识及自我意识丧失，但呼吸和心跳功能可以通过人工维持系统加以维持。法律上承认"脑死亡"标准后，医生便可以在一个仍有"呼吸和心跳"的死者身上摘取器官。由于脑死亡病人的器官没有缺血损害，移植效果可以得到很大改善，非常有利于器官移植技术的后期发展。

（三）给予政策上的引导与鼓励

虽然很多国家从法律上禁止买卖器官，但政府可以尝试通过一系列财政政策来鼓励器官捐献。具体政策措施可以包括给予供者家属救济金或抚恤费、减免供方家庭部分所得税、帮助供方支付部分或全部住院费及殡葬费、以信用保险形式保证死者家属未来的优先移植权、资助供方家庭部分教育费用等。许多国家地区在不同程度地尝试这些方式，但目前仍未被大众普遍接受，主要争议在于是否会纵容利他主义价值观和导致人格的沦丧。不过，在器官来源如此短缺的情况下，如何运用财政政策鼓励捐献是非常值得探讨的。

（四）完善器官获取措施

1. 适当放宽对供者的条件限制

在确保安全性的前提下，适当放宽供者条件，可以使一些过去被认为不能利用的供体得到充分的利用。比如，年龄较大或患有糖尿病、高血压等疾病的供者，只要肾功能正常，就可以考虑利用。一般认为，单肾移植手术并不影响 55 岁以下供者的长期存活率，但会对 60 岁以上供者的长期存活率造成一定影响。

2. 为器官摘取及分配提供技术保障

互联网技术和现代交通技术等可以大大提高供、受组织者的工作效率，使摘取后的器官突破单位或地域的限制。虽然这类技术不能直接增加器官供应的数量，但能高效、精准地将摘取后的器官分配给配型最好的受者。器官配型效果良好、受者存活率提高，再移植人数减少，同样能在一定程度上减少器官的需求量。

3. 以适当的方式开展常规征询

开展常规征询是增加尸体器官来源的重要举措。当有潜在供者时,专业人员要及早参与征求病人家属同意的过程,来增加病人家属同意的机会。不过,这项工作对医务人员的能力和技巧要求也较高。工作人员不仅要对器官移植技术和潜在供者的器官情况有充分的了解,也要对病人家属痛失亲人的愤怒情绪、抵触行为等做出合理应对。

(五) 建立器官分配制度

谁能获得器官的使用权?通过什么方式分配给患者比较公平?是生命受到严重威胁者优先,还是配型程度最高者优先,或是有权有钱者优先?这些问题的答案不仅影响着受者的健康和生命,也影响着普通社会成员的捐献意愿。很多国家都主张遵循公平、公正和公开的原则对申请器官移植的患者进行排序,但是能给出统一具体排序标准的国家并不多。总的来说,病人的排序主要取决于该国家或社会的基本价值观,其次要在兼顾外部制约要素的基础上遵循诸多国际医学共识。可供参考的原则包括:区域优先原则、病情危重优先原则、组织配型优先原则、儿童匹配优先原则、血型相同优先原则、器官捐献者直系亲属优先原则、稀有机会优先原则、等待顺序优先原则等。

(六) 发展多种器官来源

因为人类的器官移植受到多种因素的制约,所以移植器官一直处于严重短缺状态,这种状况反过来又会制约器官移植的发展。为了器官移植技术的发展,人类必须大力开发多种器官来源。首先,在一些有宗教信仰、有特殊死亡文化或经济发展相对落后的国家,依然可以鼓励配型良好的亲属间进行供肾移植,这样可以避免对尸体器官的依赖,也可以解决免疫抑制剂费用高昂的问题。其次,由于免疫抑制治疗的药物和手段已有较大发展,医学上有可能抑制住强烈的异种排斥反应,所以近年来异种器官移植受到了研究者们的广泛关注。如果能够达到预期目标,那么人类器官短缺的困境将在很大程度上得到解决。另外,人工机械器官、人造有机器官的发展前景也比较乐观。人类胚胎干细胞研究如果取得突破性进展,则可能会完全解决器官来源短缺的问题,进而使人类器官移植的现状得到根本改善。

参考文献

[1] 何伦,王小玲. 医学人文学概论[M]. 南京:东南大学出版社,2002.

[2] 胡继春,张子龙,杜光. 医学社会学[M]. 武汉:华中科技大学出版社,2013.

[3] 刘云章,边林,赵金萍,等. 医学伦理学理论与实践[M]. 石家庄:河北人民出版社,2014.

[4] 徐丛剑,严非. 医学社会学[M]. 上海:复旦大学出版社,2020.

[5] 余成普. 生命的延续:器官移植的全球语境与地方实践[M]. 北京:中国社会科学出版社,2017.

第 十 章

智慧医疗与医疗大数据

第一节　智慧医疗与医疗公平

一、智慧医疗模式下的主要应用

随着互联网、大数据、人工智能等技术在医疗领域的广泛应用,传统医疗正朝着现代化、自动化的智慧医疗模式转变。智慧医疗不是数字化医疗设备的简单集合,而是把当代计算机技术、通信技术和信息处理技术运用于整个医疗过程的一种新型现代化医疗模式。它不但能提高医院及医务人员的工作效率,减少工作中的差错,而且还可以在一定程度上解决区域间医疗资源分配不均衡的问题。

从病人视角来看,智慧医疗模式下的主要应用包括远程医疗、电子病历、可穿戴医疗设备、移动医疗以及其他典型技术在医疗领域的应用。

(一)远程医疗

远程医疗(telemedicine)是指以计算机技术、通信技术为依托,充分发挥大医院或专科医疗中心的技术与设备优势,对医疗条件较差的边远地区、海岛或舰船上的伤病员进行的远距离医疗服务,具体服务项目包括远程病理诊断、远程医学影像诊断、远程门诊、远程会诊、远程监护和远程教学等。

远程医疗能够通过数据、文字、语音、图像等资料的传输,实现专家与病人、专家与医务人员的异地面对面交流,有助于减少运送病人所需的时间和成本,有助于良好地管理和分配偏远地区的紧急医疗任务,有助于突破地理范围限制共享医疗信息,有助于为偏远地区医务人员提供更好的医学教育。远程医疗对于解决我国医疗发展不充分、医疗资源分布不均衡、基层医疗服务能力不充足等问题具有重要意义。

(二)电子病历

电子病历也称计算机化的病案系统或基于计算机的病人记录,是在传统病历基础上,记录医生与病人的交互过程以及病情发展情况的电子化病情档案,包括病案首页、检验结果、住院记录、手术记录、医嘱等信息。

电子病历是信息技术和网络技术在医疗领域的主要应用之一,是医院病历现代化管理的必要组成。相对传统病历,电子病历有以下几点优势:可以使医护人员在获取病人信息时不受时间或地点的限制,降低医疗成本,实现信息共享,提高医疗服务的效率和质量;可以有效防止病历丢失,方便实现异地诊疗,方便开展跨时段的病情比较;可以结合医疗知识库的应用,通过校验、告警、提示等手段,有效减少医疗差错。

(三)可穿戴医疗设备

可穿戴医疗设备是指可以直接穿戴在身上的便携式医疗或健康电子设备,可以在软件支持下感知、记录、分析、调控、干预甚至治疗疾病或维持健康状态。

可穿戴医疗设备在医疗卫生领域主要应用于健康监测、疾病治疗、远程康复等方面,可以实时采集呼吸频率、心率、脉率、体温、血糖、血氧、血压等人体体征数据,让生命体态数据化。常见的可穿戴医疗设备包括连续血糖检测仪、心电图检测仪、脉搏血氧仪、血压检测仪、助听器、药物输送仪、除颤仪等。可穿戴医疗设备可以按照不同的标准进行分类:按采集模式可分为定时采集设备、需要时采集设备、不间断采集设备;按设备形态可分为头带、项链、眼镜、衣服、腰带、手环、脚环等;按设备功能可分为健康监测设备、筛查设备、诊断设备、治疗设备、康复设备、干预设备等。

可穿戴医疗设备以其便携性、智能性、实时性等优势,在医疗健康领域展现出了强大的潜能,对于生活质量提高、生活方式改善等具有重要的作用。

(四)移动医疗

移动医疗(mobile health,Mhealth)是指通过使用个人数字助理(PDA)、移动电话、卫星通信等移动通信技术来提供的医疗信息和医疗服务。具体到患者使用环节,主要体现为移动终端设备中的医疗健康类 app 或公众号;具体到医护人员使用环节,可以体现为工作过程中使用的移动终端设备或医疗服务系统。

移动医疗的应用场景主要包括:病人使用医药服务类 app 下单购买药物;大众使用健康 app 进行健康监测;病人使用诊疗类 app 进行在线问诊;病人使用医院 app 或公众号进行智能导诊、自助挂号、个人健康档案保存、检查检验结果查询;护理人员通过医院的移动终端设备进行无线查房、移动护理、药品管理和分发、病人条形码识别;医护人员通过医院 app 实现对病人的无线语音、网络呼叫、视频会议和视频监控;等等。还有一些专门的服务网站,可以为医务人员提供医学计算工具,帮助医务人员查询用药指南、药品说明书等。

移动医疗可以优化病人的就诊流程和医生的服务流程,进而提高医疗效率。移动医疗也可以帮助人们足不出户地向医生进行健康咨询并获得相关建议,比线下就诊更节省时间和金钱,能够有效降低医疗成本。移动医疗还有助于医护人员快速、精准地获取病人信息,确保对病人实施及时、正确的诊治,减少医疗差错。

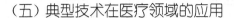

（五）典型技术在医疗领域的应用

智能机器人是一种高度灵活的自动化机器系统，具备与人类相似的感知能力、规划能力、动作能力和协同能力。智能机器人可以通过自身感知能力、自主学习能力、分析判断能力实现各种复杂操作，因此在医疗领域得到了广泛应用。常见的医疗领域智能机器人如 Veebot 自动静脉抽血机器人、"达·芬奇"手术机器人、康复机器人、医疗设备运输无人机等。Veebot 自动静脉抽血机器人采用红外线和超声波成像技术，专门用于替代护士给患者打针抽血，准确率在 83% 以上。"达·芬奇"手术机器人多用于为病人提供微创手术，它的机械手灵敏稳定，可以触及人手难以接触的位置，其灵活性、精准性、稳定性都是人手无法比拟的。康复机器人能够协助患者执行康复任务，或取代、协助人体实现某些功能，目前已被广泛应用到康复护理、假肢和康复治疗等方面，如 CADEN-7 和 ARMin 等。医疗设备运输无人机能够将药品、血清和一些小型医疗器械等运送到偏远地区或人力无法到达的位置，在一定程度上提高医疗服务的效率，保障人们的生命健康权。

虚拟现实技术（virtual reality，VR）是一种可以创建和体验虚拟世界的计算机仿真系统。用户可以借助特殊的输入输出设备，与虚拟世界中的物体进行自然交互，通过视觉、听觉、嗅觉获得与真实世界相同的感受。虚拟现实技术在多个医疗场景中发挥着重要作用。例如，在医学教育方面，采用 VR 技术可以改变传统的二维平面教学模式，通过可视化场景生动立体地向学生展示知识点；在解剖学实操方面，采用 VR 技术虚拟人体结构，能够在节约实验试剂和器材成本的前提下帮助学生反复操作练习、加深印象；在缓解病人疼痛方面，可以根据病人的兴趣和偏好模拟真实环境，经过 VR 眼镜以微投影的方式传达给病人来帮助其转移注意力、从痛苦中分心；在治疗心理疾病方面，VR 技术可以让患有恐高症、焦虑症等的病人在虚拟环境中体验自己恐惧的、不敢面对的事物以克服恐惧；在康复训练方面，患者可以通过 VR 技术模拟健康肢体的运动来锻炼受损肢体，幻肢症患者还可以通过 VR 技术刺激大脑的特殊区域以恢复该区域功能、缓解疼痛。

二、智慧医疗环境下的医疗公平

公平是指不同社会成员之间利益获取的平等性。医疗公平是指根据生命权的要求，按照合理的或大家都能接受的道德原则，给予每个人应得的医疗卫生服务。基本医疗卫生服务均等化是保障公民基本健康权利、提高民众健康水平的基础性战略，是医疗公平的集中体现。然而，受到各方面因素的影响，医疗卫生服务往往会在城乡间、地区间、不同收入群体间、代际形成不小的差距，医疗卫生服务的均等化始终是各国不断努力的方向。在此背景下，智慧医疗的发展能够有效缩小城乡间、地区间、不同收入群体间和代际的资源差距，减轻农村、偏远地区低收入群体或老年人群体的看病压力，为实现医疗公平这一目标发挥作用。

（一）医疗卫生服务的双重属性

医疗卫生服务同时具有私人产品属性和公共产品属性，私人产品属性是医疗卫生服务的经济属性,公共产品属性是医疗卫生服务的社会属性。

医疗卫生服务的私人产品属性。私人产品意味着医疗卫生服务可通过市场交换方式供给消费者,消费者可以选择购买或不购买,并且能够排他性地提供给某些人而不提供给其他人。医疗卫生服务的私人产品属性主要体现在以下三个方面:第一,个体的选择和使用。个体可以将医疗卫生服务视作一种商品,并根据自己的需求和意愿选择和使用。个体可以根据自己的健康状况、经济能力和个人喜好选择医生、医院以及医疗方案,从而满足个体的个性化需求。第二,个人支付和费用承担。医疗卫生服务的私人属性意味着,个体需要支付医疗费用作为对医疗服务的补偿,这些费用包括挂号费、诊断费、治疗费用等。个体的支付能力对于能否获得所需的医疗服务起到重要作用,较高的费用可能会限制一些人的医疗选择。第三,市场竞争和效率追求。面对市场中的需求,供给者之间会围绕效率和质量展开竞争,以吸引更多的个体选择自己的商品或服务。医疗服务的私人属性也会促使医疗机构和医生通过提供高质量、高效率的医疗服务来获得更多的患者和利润。这种市场竞争有助于推动医疗卫生服务的发展和创新。

医疗卫生服务的公共产品属性。公共产品属性意味着供给一人使用后,其他人仍然可以享受到同样的效益,并且无法排他性地提供给某些人而不提供给其他人。因此,医疗卫生服务的利用不仅仅是个体的消费行为,更关乎整个社会的健康与福祉。政府和社会应共同关注和管理医疗卫生服务,确保其公平分配、高质量供给,并通过政策和措施促进社会的整体健康水平提升。医疗卫生服务的公共产品属性主要体现在以下三个方面:第一,医疗卫生服务对个体和社会的健康具有广泛而普遍的影响。当一个人接受医疗服务并改善了健康状况时,不仅提升了个人的健康水平,还对社会产生了积极的外部性影响,如减少传染病传播、提高劳动生产力等。第二,公共生产和公共供给在医疗卫生服务中占比较高。医疗卫生服务的生产成本并不是由医疗机构和患者个人完全分担的,医疗卫生服务的供给也并非由私立医院完全提供,在公立医院提供医疗服务的过程中,政府以财政拨款的方式分担了很大部分的生产成本。第三,社会对医疗卫生服务的公平性和合理性有着更高的要求。与其他产品或服务相比,医疗服务具有一定的特殊性。医疗服务涉及人的生命权、健康权、身体所有权、平等医疗权等多项人权,器官移植、安乐死、试管婴儿等医疗服务在伦理道德方面存在着巨大的争议,医疗服务的供给方和需求方之间存在严重的信息差。因此,在公平性和合理性方面,社会对医疗卫生服务有着更高的要求。

医疗卫生服务的双重属性意味着,在医疗领域中,既有市场机制的作用,也有公共利益的考量。市场机制在服务的供给和需求关系中起到促进效率提升和质量提高的作用。同时,政府也需要时刻考虑公共利益,确保医疗资源的公平分配和社会整体健康水平的提升。

(二)医疗卫生服务的均等化难题

基本医疗服务均等化是指全体公民都能公平、可及地获得大致均等的基本医疗卫生服务,其目标是要将基本医疗卫生服务的差距控制在社会可承受的范围内,保障每一个社会成员的生命质量与身体健康,保证社会公平公正。然而,私人产品属性决定了医疗卫生服务在均等化方面存在着巨大障碍。在很多国家,受到历史和现实的多种因素影响,城乡间、地区间的医疗资源配置呈现出巨大的差异,不同收入群体可负担的医疗费用、不同年龄群体可获得的医疗服务也都差距巨大,基本医疗卫生服务均等化始终是困扰大多数国家的医疗难题之一。

医疗卫生资源的城乡及地区差异。医疗卫生服务的私人属性意味着,医疗服务提供者希望以更低的成本、更高的效率创造更多的利润,而个体则需要支付医疗费用作为对医疗服务的补偿。与农村地区相比,城市单位面积的人口密度更高,同一规模医疗机构可覆盖的服务范围更大,生产效率和利润率也就更高。同理,与欠发达地区相比,经济发达地区的财政支出水平和人均收入水平更高,购买医疗服务、支付医疗费用的能力更强,同一规模医疗机构能够创造的利润更高,同一水平医生能够获得的报酬也更多。于是,越来越多的医疗资源和人才向城市地区、发达地区集中,城乡之间、地区之间在人力、物力、财力方面的差距越来越大,农村居民、欠发达地区居民能够享有的医疗服务越来越有限。

不同收入群体的负担能力差距。医疗卫生服务的私人属性意味着,个体可以在市场上根据自己的需求和偏好选择医疗服务,并通过个人支付来获得所需的医疗服务。因此,在获得医疗卫生服务的过程中,个体的选择和支付能力起到重要的作用。高收入群体往往对健康的重视程度更高,也有能力支付更多的医疗费用,因此能够获得更高质量的医疗卫生服务。低收入群体往往在疾病预防、日常保健方面的意识较为淡薄,能够获取的医疗卫生知识也更有限,由于支付能力有限,他们患病时很少主动寻求最优的医疗卫生服务,经常出现"小病能忍则忍,不到迫不得已不去医院不吃药"的状况,甚至陷入不得不放弃治疗的境遇。

医疗服务需求和获取能力的代际差异。代际差异是指年轻一代与老一代人之间的差异,又称代差或代沟。从人口特征上来看,老年人群体通常比年轻群体受教育程度更低、收入水平更低、自评健康水平更低、自理和外出活动能力更差。这些特征影响了老年人在医疗方面的表现,他们患病率更高、医疗服务需求更旺盛,但是他们的医疗保健知识储备水平更低、接受医疗健康信息的能力更弱、外出就医困难更多、医疗费用压力更大。

(三)智慧医疗环境下的医疗公平实现

公共产品属性对医疗卫生服务均等化和医疗公平提出了必然要求。实现基本医疗卫生服务的均等化,不仅可以提升居民的健康水平和生活质量,对社会稳定和经济健康发展也具有非常重要的意义。智慧医疗环境下,信息技术和智能化技术将患者、医务人员、医疗设备、医疗机构紧密地联系起来,不仅提升了医疗服务的效率和质量,还可以在一定程度上打破城乡、地域、收入水平、代际的界限,以更公平的方式向社会成员提供便利、可及的医疗服务。

缩小城乡之间、地区之间的医疗卫生服务差距。智慧医疗环境下的许多应用能在很大程度上优化医疗资源配置,缩小城乡之间、地区之间的医疗卫生服务差距。农村或欠发达地区的患者可以利用远程医疗技术,打破时间、地域的限制,获得优质的医疗服务;远程医疗技术和虚拟现实技术的使用,可以弥补欠发达地区的资源劣势,以较低的成本开展医学教育或医务人员的继续教育;移动医疗的发展能够减轻偏远地区患者的外出就医负担;可穿戴医疗设备的使用能够将农村或偏远地区患者的健康数据第一时间传送给异地的医疗机构或家人。

缩小不同收入群体之间的医疗卫生服务差距。智慧医疗环境下的卫生服务正在逐渐走向均等化、便捷化、普惠化,患者(特别是低收入患者)的时间和经济成本正在降低。人们可以通过健康 app 或健康类网站等,以低成本的方式便利地获得与疾病预防、治疗、保健相关的知识,不同收入群体之间的信息差会缩小。电子病历的使用促进了医疗机构之间的信息互联互通,有利于减少重复检查和过度医疗。远程医疗技术、智能机器人等的使用,减轻了低收入群体异地就诊、手术的经济压力。在线健康咨询、网络问诊等方式避免了挂号、交通、误工等费用支出,能够帮助低收入群体降低时间和经济成本。

缩小代际的医疗卫生服务差距。在智慧医疗环境下,服务的可及性得到提升,老年人获取医疗服务的途径更多,老年人的医疗需求能够得到更好的满足。远程医疗技术、移动医疗产品可以让老人足不出户地获得必要的医疗服务,在一定程度上解决了老年人外出就医不便的困难。同时,远程医疗服务、移动医疗 app、电子病历等的使用也能在很大程度上为老年人节约就诊的时间和经济成本。老年人可以利用健康类 app 获得更多的医疗保健信息,可以利用可穿戴医疗设备对身体的健康状况进行全面监测。总体来说,在智慧医疗环境下,老年人与年轻人在获得医疗卫生服务方面的差距会越来越小,代际的医疗公平有望被实现。不过,也有许多研究认为,老年人在受教育水平和信息素养方面与年轻人有着不小的差距,数字技术、智能技术的使用给老年人的医疗服务利用带来了障碍。

第二节 医疗大数据与信息安全

医疗大数据的应用为传统医疗带来了新的发展动力,在提高临床决策准确性、实现个性化医疗等方面发挥了巨大作用,更好地满足了社会大众的多样化健康需求。但是,医疗大数据也带来了许多问题和挑战,用户的隐私安全和信息本身的安全都是医疗大数据应用中亟待解决的问题。

一、医疗大数据的定义及资源分类

大数据(big data)又称巨量资料。麦肯锡全球研究对大数据的定义是:一种规模大到在获取、存储、管理、分析方面大大超出了传统数据库软件工具能力范围的数据集合。大数据通过对事物整体的把握,改变以往追求少量个体的精确度、执着于事物因果关系的思维方式,提供了一种看待世界的新方法。医疗大数据是大数据的一种,是指医生为病人诊治过程中产生的数据总和,包括病人的基本数据、诊疗数据、电子病历、医学影像数据、医疗设备和仪器数据、经济数据等。医疗大数据的来源主要包括电子健康档案库、电子病历数据库和全员人口个案数据库等。

医疗大数据主要可以分为领域内数据资源、领域相关数据资源、学科相关数据资源和网络媒体数据资源四种。其中,医疗领域内数据资源主要包括电子病历数据、医学影像数据、临床检验数据和医患行为数据,领域相关数据资源主要包括医保数据、医学文献、制药行业数据和医药销售数据,学科相关数据资源主要包括生命科学相关数据、人口学相关数据和环境科学相关数据,网络媒体数据资源主要包括网站数据资源和社交媒体数据资源。

(一)领域内数据资源

电子病历数据。电子病历是指以电子化方式管理的有关个人健康状态和医疗保健的信息。电子病历记录了病人在医院诊断治疗的全过程,包含病程记录、检查检验结果、医嘱、手术记录、护理记录等信息。有效利用电子病历数据,可以从以下几个方面改进医疗服务:为医护人员提供完整的、实时的、快捷的病人信息,有助于提高医疗服务的效率;通过电子化的信息传输和共享,优化医院内部的工作流程,提高工作效率;结合医疗知识库的应用,通过校验、告警、提示等手段,可以有效减少医疗差错,提高医疗服务质量;通过医疗信息共享,支持病人在医疗机构之间的连续医疗;为医疗管理、科研、教学、公共卫生提供数据源。

医学影像数据。医学影像数据来自不同的影像检查,如 X 射线、CT、磁共振成像(MRI)、超声等,检查的方法和参数不同,影像数据的格式和类型也各不相同。网络及计算机技术可以把日常产生的海量医学影像以数字化的方式保存起来,减少调阅困难,避免影像丢失。图像分析和识别技术可以对图像内容进行更精确的分析、索引、摘要、分类和检索,并进一步挖掘隐藏的信息。云平台的建立,还可以实现跨平台、多终端、个人计算机(PC)和移动设备的全面融合,彻底实现影像无纸化、无光盘化、无胶片化。这种全新的医学影像数据利用模式,不仅实现了对不同影像设备信息化数据的统一存储和管理,也提高了诊疗的质量和效率,丰富了医生的协作工作场景。

临床检验数据。临床检验是指通过目视观察、物理、化学、仪器或分子生物学方法等,检测病人的血液、体液、分泌物、排泄物和脱落物等标本,进而为临床、为病人提供有价值的实验资料的医疗活动。准确且有价值的临床检验数据可以帮助患者在治疗前了解自己的病情,减轻医生对患者做心理疏通和病情讲解的工作量;可以帮助医生对病情及发展方向做出正确的判断和预测,进而为患者制定恰当的治疗方案。此外,动态反映治疗效果的临床检验数据,还有利于减少过度医疗及药物不良反应对患者的消极影响。

医患行为数据。医患行为数据是一种散存在医疗领域内的数据资源,属于用户行为数据。在分析和挖掘这类数据前,通常要先进行数据抽取和数据清洗。一方面,医患行为数据在商业领域被广泛用于分析和判断用户兴趣或偏好,进而有利于精准广告投放和数据营销。另一方面,将医患行为数据与人口、环境、地域等多源跨库数据相结合,能够分析影响医患关系的各种因素及因素间的关联,从而在不同环节上提出改善方案。

(二)领域相关数据资源

医保数据。医保数据是指在医保业务过程中产生的数据,包括个人基本信息、医疗机构选择、门诊及住院给付情况、账户缴费及余额情况等。医保数据具有海量性、易变性、异构性、共享性等特点,目前正呈几何式增长。大数据技术可以实现对医保数据由大到小、由粗到细的层级挖掘,能够及时发现医保经办、服务和基金运行过程中存在的问题,为医疗服务机构、医保中心、公共卫生管理部门、医药产品公司提供有针对性的服务。

医学文献。医学文献是指与医学有关的具有参考价值的资料。广义的医学文献是指一切有关医学信息的记录,包括文字、图形、符号、声频、视频等。狭义的医学文献是指用于流通的医学资料,包括期刊、图书、科技报告、学位论文等。以往的文献查找和整理工作主要依靠人工,不仅费时费力,而且效率不高。而现在,利用文本挖掘工具,不仅能快速地对文章进行引文分析,还能实现摘要统计、参考文献重排、链接其他研究文章以及与谷歌地图进行数据融合等。

制药行业数据。一方面,与一般行业相比,制药行业的数据来源是非常广泛的,包括但不仅限于药物研发数据、原材料及配方数据、专利数据、财务数据、生产管理数据等。另一方面,与一般行业相比,制药行业的数据分类又是非常细致的。例如,药物分为化学制药、生物制药和中药等,化学药又分为仿制药和创新药,中药又分为传统中药和现代中药,生物药又涉及抗体、疫苗、血液制品、细胞治疗、基因治疗等。制药行业数据的上述特点给数据分析带来了极大的挑战,数据分析人员既需要熟悉制药行业的业务流程,也需要理解相关指标术语,还需要懂得必要的制药技术原理。

医药销售数据。医药销售数据既包括医院、药店、药品交易会等传统销售渠道生成的数据,也包括互联网技术发展以后的网络平台医药销售数据。对医药企业来说,销售阶段的市场覆盖率、占有率、销售额、毛利、销售增长率、应收、费用、现金流周期等都是至关重要的销售数据。医药市场的销售数据分析主要可以从药品整体销售情况、不同品类销售情况、药品质量等方面进行。企业可以利用医药销售的大数据库,了解市场信息,明确产品定位;可以通过挖掘消费者档案数据,分析顾客的消费行为及趋向,更有针对性地提供服务;可以分析医药交易数据,掌握产品的市场口碑,制定或调整营销方案和营销策略。

(三)学科相关数据资源

生命科学相关数据。生命科学的基础研究对医疗实践方法的创新产生了重要的影响,人类基因组计划便是其中的典型代表。基因测序是一种新型基因检测技术,能够从血液或唾液中分析测定基因全序列,一方面可以预测罹患某些疾病的可能性,另一方面可以锁定个人病变基因用于提示治疗。例如,苹果公司前总裁乔布斯患癌后,研究人员利用大数据技术对乔布斯的基因数据进行了分析,开发出针对其特定基因组成的个性化药物,帮助乔布斯延续了八年寿命,这也是大数据技术在个性化医疗领域的典型应用。

人口学相关数据。医学以人为研究对象,人口学是研究人口发展及人口与社会、经济、生态环境等诸现象间相互关系的规律性与数量关系的学科,因此,人口学的相关数据对医疗领域的研究有着重要的意义。人口学中的常用指标,如人均预期寿命、婴儿死亡率、孕产妇死亡率等都可以为医学研究所用,人口学关注的病死率变化、死因分析等也是医学研究的重要课题。

环境科学相关数据。环境科学是一门研究人类和环境的发展规律,调控人类与环境间的相互作用关系的科学。其主要研究内容包括人类活动与自然生态之间的关系、环境变化对人类生存的影响、全球范围内环境演化规律、区域内环境污染的防治技术与管理措施等。有效利用环境资源的相关数据，能够对医学领域的某些疾病进行预警或归因分析，也能够从环境视角尝试解决一些公共卫生问题。

（四）网络媒体数据资源

网站数据资源。互联网在一定程度上打破了医疗资源的地域限制，存储了大量的医疗相关数据资源。人们一方面作为消费者在互联网上获取各种健康相关的信息，另一方面作为生产者通过在互联网上对医疗信息的搜索、点击、浏览、评论、转发等生成了新的医疗相关数据。网站数据资源包括但不限于：各类官方网站公布的医疗行业数据、网站公开显示的科普类医疗信息、社会成员进行网上操作所生成的反映医疗需求的数据等。值得注意的是，由于互联网具有开放性特征，网络信息生产者的水平参差不齐，网站上的医疗信息有时真假难辨，这也同时给互联网数据分析带来了一定的困难。

社交媒体数据资源。社交媒体是人们彼此间用来分享意见、见解、经验、观点的工具和平台，是数字化人脉关系的一种互联网应用，主要包括社交网站、微博、微信、视频分享平台等。社交媒体具有人数众多、自发传播的特点。社交媒体为医患双方提供了很好的沟通场域。一方面，医生可以通过公众号、短视频等分享医学知识、共享医疗经验。另一方面，医生也可以通过移动医疗 app 等与患者实时互动，了解患者及家属的需求，提供必要的医疗服务。同时，社交媒体也为医护人员的行业内交流提供了很好的平台。

二、医疗大数据的基本特征

医疗大数据拥有大数据的普遍特点，即"4 V"特点：数据规模大（volume）、数据类型多（variety）、处理速度快（velocity）、价值密度低（value）。

（1）数据规模大。数据规模大是大数据的最大特征。一个 CT 图像的大小约为150 MB，一个标准病理图的大小接近 5 GB。在达到一定规模的医院中，无数患者的基本信息、影像信息、健康档案、住院病历等诊疗信息汇聚在一起，就形成了一组庞大的数据。要对如此庞杂的数据进行采集、储存和计算，仅仅依靠人力处理是远远不够的。

（2）数据类型多。数据的类型包括文本、音频、视频、图片、地理位置信息等，数据类型越多，处理数据的技术要求就越高。医疗服务中产生的数据在类型和结构上都相当复杂，既有结构化的数据（如 MySQL、Oracle 等数据库的数据），又有处理起来相对复杂的非结构化数据（如 PACS 影像、B 超等医疗项目中产生的多媒体数据）。这些数据的存储和应用较为复杂，给传统的数据处理技术带来了巨大挑战。

（3）处理速度快。处理速度快是指数据从生成到消耗，时间窗口非常小，可用于生成决策的时间非常短，对数据的处理速度要求较高。医疗数据是近些年来增长速度最快的数据类型之一，而且仍在以 48％的年增长率继续增长。因此，医疗行业中有大量的在线或实时数据分析处理需求。同时，患者的病情在不断发展，医生的诊疗在不断变化，医疗技术在不

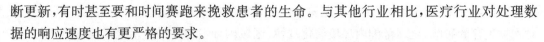

断更新,有时甚至要和时间赛跑来挽救患者的生命。与其他行业相比,医疗行业对处理数据的响应速度也有更严格的要求。

(4)价值密度低。价值密度低是指数据的价值相对于数据总量来说很少,需要经过大量处理才能发现并有效利用其中的价值。医疗行业的数据量过于庞大,不仅包含了很多无用信息,还有相当多的数据之间存在着重复、孤立、分散等问题。对医疗数据的分析和处理是具有一定难度的,也需要消耗较多的资源。如何高效过滤无用数据,对有价值的医疗数据进行"提纯",成为目前大数据背景下待解决的难题。

除以上特点外,医疗大数据还具有医疗行业独有的特征。

(1)不完整性。医疗数据中常常存在残缺和偏差的问题,无法精准、全面地记录所有的医疗信息,出现这种特征的原因主要有两个:第一,医疗数据的录入常由人工完成,人工记录的过程往往是简略的、不规则的,所以留下的医疗信息具有不确定性和不全面性。第二,医疗数据的储存环节和处理环节常常相互脱节,分析这些数据的难度较高,发掘出高价值医疗信息的难度也较大。

(2)冗杂性。在全部的医疗数据中,重复的、低价值的甚至相互矛盾的数据非常多,这是由两方面原因造成的。一方面,医疗数据的增速相当快,数据总量非常大,因此其中的无用数据绝对值也相当大。另一方面,医疗行业一般遵循审慎原则,需要采集的数据相对全面,也相对繁多,其中产生实际价值的数据相对较少。

(3)时序性。患者的疾病及所接受的医疗服务会随着时间推移而线性发展。因此,疾病及医疗服务所体现出的医疗信息也同样具有时序性。

三、医疗大数据的主要分析方法

医疗大数据分析是指对大型医科类数据集的研究过程,与其他行业的大型数据集分析方法有一定的共同之处,通常包括预测性分析、可视化分析、大数据挖掘分析、语义引擎分析、数据质量和数据管理分析五个方面。

(1)预测性分析。预测性分析是医疗大数据分析中最普遍的研究方式,也是最能够产生实际价值的应用形式。预测性分析主要包括三个步骤:挖掘现有医疗数据中有价值的知识与规律;使用科学建模的方法建立科学性的研究模型;将新数据输入模型以预测未来的情况。

(2)可视化分析。对分析团队和普通用户来说,可视化分析是最基本的数据分析形式。数据的可视化也是对分析工具的最基本要求之一。通过可视化分析,可以将纯粹的医疗数据集合转换为图表、信息图、动画等可以直观感受和轻松理解的形式。这样的转换能够提升医患双方关于数据的沟通效率,也更利于社会大众等对医疗数据的理解和接受。

(3)大数据挖掘分析。数据挖掘算法是大数据分析的理论核心。大数据挖掘分析的三个主要步骤是:建立科学的数据挖掘算法;让计算机应用这种算法对数据进行分析;发掘出隐藏于数据当中的有价值的信息。构建算法的过程类似于让计算机可视化数据。常用的数据挖掘方法有:分类、聚类、关联规则、预测、描述和可视化、决策树、复杂数据类型挖掘

（文本、图像、音频、视频）等。大数据挖掘分析的最终目的是从大型数据集中提取有用信息。

（4）语义引擎分析。语义（semantic）指的是数据符号的含义。语义技术就是帮助机器理解并自动处理、集成数据中的可用信息的技术，应用这种技术构建的引擎即为语义引擎。语义引擎一方面能够对网络数据中的符号进行语义层次上的标注，另一方面可以对网络用户的查询表达进行语义处理。当人类语言能够被计算机识别为具有较强逻辑的表现形式时，计算机将进行广泛有效的语义推理，并将更加全面和精准的检索结果反映给用户。语义引擎分析能够极大地提高信息服务的质量，优化用户体验甚至拓展新型业务。

（5）数据质量和数据管理分析。该分析方法旨在优化数据质量，实现对数据的有效管理，最终提升分析结果的价值和真实性。具体步骤包括：建立科学模式化的操作流程；对原始信息进行检验；对错误信息进行反馈与矫正；等等。

四、医疗大数据的典型应用

（一）临床大数据应用

临床大数据是指在临床医学中所获取的所有数据的集合。医院是临床医学的应用主体，也是产生临床数据的主要机构。目前，许多医院的临床信息系统已经建立完成，医院中的信息化应用如病理管理系统、手术麻醉管理系统、重症监护系统、医学影像传输与存储系统等正在逐步推广，临床数据的规模正在快速扩大，临床数据的大规模应用已经拥有良好基础。不仅如此，很多国家和地区还在努力构建区域性的医疗信息共享网络，力求链接多家医疗机构的临床数据以进行大数据研究与应用。临床决策支持系统、患者"自我治疗"和临床患者行为管理是目前较为典型的临床大数据应用场景。

临床决策支持系统是指通过共享成功实践案例，帮助医师间互相借鉴成功经验，对临床决策提供支持的计算机系统。临床治疗十分考验医生的知识储备和实践经验，每个案例的实际情况不同，每个医生的主观判断也不同，往往很难给出完美的医疗方案。一方面，临床决策支持系统可以对成功医疗案例和研究结果进行整合和共享，构建出方便医生随时检索、调阅或上传的临床医学知识库。另一方面，大数据技术可以在传统数据分析方法的基础上，对系统中的临床数据资源进行更高阶的分析和整理，挖掘出更多的隐性高价值信息，给出更加合理的诊断依据和医疗方案。这样，更多医生能够在系统中参考境况相似的实践案例，从而完善自己的医疗方案。

患者"自我治疗"是指患者们将病情和临床诊疗记录在专属社交平台上进行共享，方便相同病症者依靠大数据技术找到适合自己的治疗思路的信息共享方式，主要适用于慢性病患者的治疗、患者药物的副作用评估等。患者"自我治疗"在一定程度上化解了临床医疗数据的数字化难题。患者专属的医疗平台能够引导患者打消信息共享的顾虑，使临床大数据的应用更加高效。在经过患者授权后，共享平台还能够向医学科研人员或医药企业共享匿名化的个人医疗数据，从而推动临床试验的发展，助力新药物的研发。

临床患者行为管理是指通过整合与分析患者生活环境、行为习惯等信息数据,提供符合患者特点或症状的医疗服务、提升医疗效果的数据利用方式。运用大数据技术所构建的科学分析模型,能够有针对性地帮助患者优化或调整药品选择和医疗方案,从而有效提升临床治疗的效果。

(二)药学大数据应用

药学是随着临床医学的进步一同发展起来的,因此,药物数据往往与医学数据相互交融。药物数据的分析和应用也大多建立在临床数据研究的基础之上。药学大数据应用是以临床大数据研究为基础,从药物使用的视角切入,致力于提升医疗效果的大数据应用方式,其作用包括全面挖掘药物特性、促进新药物的研发、提供择药策略、辅助临床治疗等。药学大数据的典型应用场景包括新药研发、药学文献挖掘、药品不良反应监测和临床药事大数据分析。

(1)新药研发。在传统的新药研发过程中,对药理作用的发现主要通过逐一测试和验证化合物的生物活性来实现,这种方式需要消耗大量的人力物力,极高的人力物力成本往往阻碍新药研究进程。药学大数据挖掘技术能够帮助人们发现具备相似药理作用的化合物,再通过它们相似的化学结构特征,来确定化合物中真正发挥药理作用的分子集团,这有助于优化已知化合物的作用并研究出具有期望作用的化合物。这种数据挖掘技术在综合大量分子数据的基础上,不仅可以减轻传统方法的工作量,提升新药探索的成功率,甚至可能帮助研究者开发出基本不会出现不良反应的超级化合物。

(2)药物文献发掘。有关药学的新发现、新技术正在呈几何式增长,药学与临床医学、化学、生物科学等学科之间的关联也越来越密切。反映这些新发现、新技术的文献数量越来越多,文献之间的交叉关系也越来越复杂。一方面,药学研究者迫切需要了解这些科技前沿信息,把握学科间的关联关系。另一方面,这些研究者又很难在第一时间通读学科内的全部文献,更没有时间去逐一阅读相关学科的文献内容。文献挖掘技术可以通过统计关键词的词频、关键词间的关系等来发现不同文章之间的隐含关联,将文献分析结果呈现给研究人员,提高科研效率,促进科研产出。

(3)药品不良反应监测。医疗实践中的自发呈报是以往检测药品不良反应的主要方法。医务人员发现某种药物会引起不良反应时,一般通过医药学文献杂志进行报道,或直接呈报给药政机构、制药厂商等。这种自发呈报的缺陷在于并不是所有的药品不良反应都能通过该方法发现,尤其是多年后才发生的迟发反应。药学实验的大数据分析可以通过拉长检测时间、增加检测数量等方式补足这一缺陷。同时,药学大数据分析还能发现那些仅在小规模患者群体中发生的药物安全信号,提高临床用药安全性监测的灵敏度,最大限度减少药品不良反应的发生,为药品的监管、遴选、调整提供技术支持。

(4)临床药事大数据分析。利用大数据技术对临床用药记录进行分析,可以得到诸如患者人群特征、疾病流行特征、区域用药特征、处方医生特征等信息。这些信息在提高医生诊疗的科学性、准确性和有效性方面有很大的帮助作用,对提升医疗卫生服务质量有着非凡的意义。例如,比较同一种疾病在不同药物治疗方案下的治疗效果,可以帮助医生权衡利弊,为患者提供最优的用药方案。又如,比较发病因素、症状、疗程等数据,可以建立起反映治疗有效性的系统分析方法。

(三) 中医大数据应用

中医专家系统。医学专家系统是指应用人工智能技术,根据某个领域内一个或多个人类专家提供的知识和经验进行推理及判断,进而模拟人类专家决策过程来解决复杂问题的程序系统。中医专家系统能够以辨证论治的逻辑思维过程为程序基础,通过数据处理和程序推理,模拟中医专家完成临床诊治。我国早在 1978 年和 1990 年就利用计算机技术分别建立起了"关幼波诊疗肝病计算机程序"和"关幼波治疗胃脘痛专家系统",经过临床验证收到了满意的效果,在国际上引起了很大轰动。中医思想博大精深,哲理深邃,能否高效合理地模拟老中医的思维过程是中医专家系统要解决的关键问题。不过,人类疾病具有复杂性、不确定性、多变性等特点,专家系统技术和计算机技术也必须不断更新和发展,才能满足患者对复杂疾病的诊断需求。

针刺手法虚拟化。针灸学是一门理论与实践并重的学科。在传统的针灸学习过程中,师傅口传心授进针手法、角度、深度等,存在着主观性较强,难以量化、规范化等问题。针刺手法虚拟化系统的应用,为实现针刺手法的量化、标准化、规范化提供了解决办法。例如,可以运用专家数据库参数在教学过程中指导、矫正学生的针刺手法,可以挖掘专家数据库中有意义的规律进而探索规范化的针刺手法,还可以通过大量临床实践对现有参数进行检验、修正,从而得到更优的针刺手法。

经络动力学探究。经络动力学是人体针灸和按摩的基础,是中医学的重要组成部分。近几十年来,我国研究人员先后提出了神经论——认为循经感传是神经元之间兴奋传递的结果,体液论——认为中医经络中的气血指人体中的各种体液,经络是体液运行的通道,体液运动刺激神经产生循经感传,能量论——认为经络是某种物理能量与信息的传输渠道等。然而,在现代医学理论中,关于经络的客观存在性、经络的物质基础等仍然存有较大的争议。大数据、人工智能技术的不断发展,可以帮助研究人员对经络动力学展开数据量更大、逻辑性更强的深层次探究,进而得到更加充分、更加科学的解释。

中医健康服务网站。随着社会经济的发展和生活水平的提高,健康管理越来越受到人们的重视,中医健康服务的关注度也在不断提升。中医健康服务网站可以将中医药养生、保健、医疗、康复、中医药文化等服务内容与互联网深度融合,以更便捷、精准、智能的方式实现中医信息的交流和共享,为不同健康状态的人群提供个性化的中医指南或健康干预方案。

(四) 基因大数据应用

遗传性疾病诊断。遗传病是由于基因突变或畸变引起并可以传递给子代的疾病。基因诊断是通过探测基因的存在,分析基因的类型、缺陷及表达功能是否正常,从而达到诊断疾病的一种方法。传统的基因诊断主要是采用分子生物学技术来检测体内特定基因结构及其表达水平,这种方式耗时长、花费大。近些年兴起的基因芯片技术及高通量测序技术以其低成本、高通量的优势弥补了传统方法的不足。这类高通量技术可同时对上万个基因的结构及表达变化进行检测，可一次性对多达上百种遗传病加以筛查，其覆盖率、准确率、分辨率较高，发展也较快。

全基因组关联分析。全基因组关联分析（GWAS）是应用基因组中数以百万计的单核苷酸多态性（single nucleotide polymorphism，SNP）为分子遗传标记，进行全基因组水平上的对照分析或相关性分析，通过比较发现影响复杂性状的基因变异的一种新策略。该分析方法是一种完全的数据驱动式探索，已为研究人类复杂性状的形成和复杂疾病的产生提供了大量重要线索。目前，全基因组关联分析研究了包括视网膜黄斑、乳腺癌、前列腺癌、白血病、冠心病、糖尿病、风湿性关节炎、肥胖症、精神分裂症等在内的多种疾病，确定了一系列疾病的致病基因、相关基因、易感区域及单核苷酸多态性变异，拓展了研究者在复杂疾病遗传学特征方面的视野。

疾病网络模式发现。仅鉴别致病的遗传突变是远远不够的，人们还需要知道这些突变产生作用的时间和发生作用的位置，这样才能真正了解疾病的发展机制并选择相应的治疗手段。高通量检测技术的发展，为人们获取大量疾病与基因之间关系的数据和知识提供了帮助。人们不仅可以更深入地研究某一特定疾病，还可以从大数据的理念出发来整体研究疾病网络。通过整合大量基因与疾病的关联，画出基因—疾病双色网，由此来预测与疾病相关的基因、疾病的并发症、药物的副作用等。

（五）公共卫生大数据应用

传染病监测与管理。明确传染病的暴发时间、地点对于传染病的防治极为重要。很多传染病具有传染性强、传播速度快、人群普遍易感、病死率高的特点，防治过程中的技术短板可能导致信息延迟、报告时间滞后等。例如，在新型冠状病毒肺炎疫情暴发的早期阶段，我国的传染病监测信息系统与医疗机构信息系统未能建立连接，基于传染病早期症候群的无干预自动监测难以落地实施，极大降低了对疫情的控制率。同时，由于人口的实时迁徙，急性传染病会在短时间内出现跨地域的传播流行，这也加大了疫情防控的难度。后来的实践证明，人口迁徙流动大数据的应用能够快速定位传染源、阻断传播途径、保护易感人群，为防控赢得了宝贵时间。

慢性病监测与管理。慢性病是指不具有传染性，由于长期积累形成疾病形态损害的疾病总称。常见的慢性病包括心脑血管疾病、糖尿病、恶性肿瘤、慢性阻塞性肺部疾病、精神病等。互联网、大数据、云计算的整合运用，有助于慢性病患者的个性化健康管理和社会大众的慢性病预防。健康管理类 app 等既可以为患者提供专业、可靠、充足的疾病信息和医疗资源信息，又可以方便患者进行线上咨询和诊疗，节约就医的时间和金钱成本。智能设备、可穿戴设备等既可以帮助患者及时获取血压、血糖、心率等生命体征，起到检测病情的作用，又能够对普通使用者的睡眠、饮食、体育锻炼等健康数据进行实时分析，起到一定的慢性病预防作用。

（六）健康物联中的应用

健康物联是指以患者为中心，基于智能设备和各类传感器，通过互联网、大数据、人工智能等先进技术,对患者健康数据进行自动识别、定位、采集、跟踪、管理、共享,并与管理平台数据实现互联互通的信息化、智能化健康服务模式。健康物联可以将医疗健康管理服务从医院延伸到社区和家庭,不仅能够实现远程生理指标监控、远程健康评估与干预、远程照护等个人健康管理功能,必要时还可以辅助传染病防控。

(1) 个人健康管理。健康物联技术能够把传统的被动接受疾病治疗模式转变为主动的个人健康管理模式。手机、手环等便携设备能够随时随地随身采集或检测用户的健康数据,并通过分析这些健康数据评估用户的健康水平、预测未来健康走势或发出罹患疾病的危险信号。对于健康水平较高的个人,服务终端会给予肯定并给出帮助其保持良好健康水平的各种建议;对于健康水平一般、身心处于亚健康状况的个人,服务终端会提供改善其身心状况的科学计划;对于健康水平较差、已经患有某些疾病的个人,服务终端将对其健康状况发出警告,在改善不健康生活方式的基础上,给出控制疾病发展的专业方法或联络医疗服务机构介入健康改善计划。健康物联技术支持下的个人健康管理不仅能够优化健康服务途径,降低健康服务成本,还能通过个性化的服务方式提升健康服务水平。

(2) 第三方医疗服务平台。第三方医疗服务平台是指由企业建设的以现代物联网技术为基础运营的健康服务平台。平台重点面向社区和家庭,为居民提供远程健康监护、健康管理等更智能、更贴近生活的公共医疗服务。平台能够融合社区、医院、医保部门、民政部门等众多公共医疗服务资源,重构以慢性病患者等为中心的医疗服务提供体系,以此为社区医生和居民搭建起沟通、监测的桥梁。

五、医疗信息安全

一组数据的安全,既包括数据本身内容的安全,如防止数据信息泄露、防止原数据被恶意篡改等,还包括数据背后可能隐含的人的隐私安全。“人”与“数据”两个维度的安全都是医疗大数据应用中不可或缺的要素。

(一) 人的安全

患者隐私。由于医疗事业的特殊性,在患者接受医疗服务时必然会产生很多涉及患者隐私的数据。患者的个人隐私通常包括:体检和病情诊断等过程中产生的体征数据、患者的人际接触情况、遗传基因、病史病例等。这些数据还可以细分为显性数据和隐性数据:显性数据是指患者个人资料、检查结果、病历等表面的临床数据;隐性数据是指这些表面数据中隐含的信息,如疾病状况所反映出的患者的生活习惯和家族遗传信息数据等。值得注意的是,个人医疗信息不可避免地会涉及患者隐私,但个人医疗信息并不完全等同于患者隐私,二者之间的界限是比较模糊的。例如,保守的患者会将自己患病的所有信息都视为隐私,但有的患者并没有这方面的顾虑。从患者视角来看,个人希望保密的信息或特定群体希望保密的信息更值得被关注和保护。

医生隐私。多数国家或地区目前还未充分重视对医生隐私的保护,一些信息的泄露有时也会给医生的工作和生活造成不必要的困扰。医生隐私包括医生的个人身份、政治倾向、事故记录、奖惩情况等,也包括所处科室、级别、联系方式、毕业院校、家庭住址、办公室号码等。当这些医生隐私信息被泄露时,医生的工作可能会频繁被医疗器械推广人员或药品营销人员打扰,医生的生活节奏也可能会被情绪失控的患者及家属打乱,甚至有部分医生还会掉入期刊发表、专利申请等诈骗陷阱。

(二)数据安全

数据安全通常是指对原始数据的真实性、保密性、完整性的安全保护。医疗数据具有巨大的商业价值,可能被不法之人利用的情况包括但不限于:对机密医疗数据的窃取和交易、对数据库中原始数据的非法篡改或破坏、在数据库中非法添加虚假信息等。网络数据库的安全建设并非易事,需要运用较为先进的保密技术,还要随着时间的推移不断为技术更新换代。医疗数据的安全保护主要应该体现在数据资源共享、数据资产界定和数据真实性判断等环节。

(1)数据资源共享。在医疗领域,医疗机构信息的互联互通和医疗数据的共享,有助于提升医疗卫生服务的质量和医务人员的工作效率,有助于促进医疗卫生资源的合理配置和有效利用,也有助于提升区域卫生管理者的科学决策能力和宏观调控能力。进行医疗数据共享时,应使数据信息始终处于严密的监管之下,一方面对数据的真实性和可靠性负责,另一方面防止共享过程中的信息泄露、信息篡改和信息倒卖。

(2)数据资产界定。数据是具备资产属性的,对数据资产进行正确、合理的界定,有助于提前锁定未来收益,必要时可以盘活数据所有者的资产。医疗数据资产是指由医疗机构拥有或者控制的,能够为未来带来经济利益的,以物理或电子的方式记录的文件资料、电子数据等医疗数据资源。数据资产的界定应从数据资源的分布、开发、赋存、资源利用等多方面进行。医疗数据的所有者应围绕核心业务合理界定并管理这些数据资产,保持数据的关联关系,努力实现数据资产的保值与增值。

(3)数据真实性判断。大数据具备数据集规模大、数据来源多等特征,任何不真实数据都可能误导相关主体的判断,使医患各方遭受损失。医疗数据的采集方、共享方应努力确保数据的真实可靠,应严禁任何人在医疗数据加工和分析过程中隐私泄露和篡改内容,必要时要借助相关技术来判断和验证数据的真伪及可靠性。

(三)常见的医疗信息安全问题

大数据的应用,使医疗信息变得集中且容易获得,但也带来了一系列的安全问题,如信息泄露、信息倒卖、病毒勒索、数据脱离监管等。

(1)信息泄露。患者的健康信息属于个人隐私,这些隐私信息要在患者知情同意的情况下,才能在一定范围内被合法使用。否则,可能会严重影响到患者的工作和生活,甚至使患者特别是那些患有特殊疾病的患者遭遇到不公正的待遇。然而,许多医疗机构缺乏对信息系统的安全保护设计,普通工作人员可以随意检索、获取患者的隐私信息,数据泄露风险极高。在医疗数据的采集、存储和应用过程中,常见的信息泄露问题包括医护人员将患者信息透露给亲属朋友、医疗机构将患者信息透露给合作的商业企业、医院患者信息被盗等。

（2）信息倒卖。医院的数据库中保存了大量的患者信息,包括患者的个人基本信息、病历信息、治疗信息以及检查信息等。一些不法分子千方百计从医疗机构或与医疗机构合作的第三方互联网医疗平台中,通过短信截取、非法入侵等手段盗取患者的姓名、性别、住址、号码等基本信息,并在网络上倒卖,获取利益。一些商贩利用这些信息向患者推销产品,诈骗分子利用这些信息实施犯罪,这些行为都对患者造成了严重的威胁,损害了患者的利益。

（3）病毒勒索。勒索病毒是目前破坏力最大的病毒之一,该类病毒通过入侵加密的医院核心数据库,使医院信息系统由于无法读写数据而瘫痪,从而导致医院各项业务暂停,不得不转为手工模式应急。此类病毒严重威胁着医疗数据的安全和医疗机构的正常运转,不能及时修复漏洞或未作充足备份的医疗机构甚至只能交付不菲的勒索金来恢复业务。例如,2017 年,名为永恒之蓝(WannaCry)的勒索病毒在英国暴发后,很快便蔓延至全球,也导致我国的多家医疗机构内网被攻陷,与外界的联系被中断,内部医疗系统几乎停止运转。

（4）数据脱离监管。数据脱离监管也是医疗信息安全方面的常见问题。当前,越来越多的医疗机构或临床专家与第三方数据公司展开合作,通过共享医院的全量数据,开展专科病症的回顾性、前瞻性研究或机器阅片等人工智能诊断方面的研究。这些数据经过传输并最终存储在第三方系统,脱离了医院的监管,容易出现医院数据与患者隐私泄露的现象,也容易引发医疗信息安全问题。

（四）医疗信息安全措施

要实现对医疗大数据的有效利用,从业人员的良好操守、与时俱进的信息加密技术、职能部门的密切监管和大众的隐私保护意识等都不可或缺。安全保密措施必须全面覆盖于数据采集、存储、分析、分享等各个环节,应对各类数据使用行为进行严格的规范与监管,应对加密技术进行不断的优化和更新。

医疗机构有使用医疗业务信息系统的权利,也有维护系统、保护个人医疗信息的义务,在数据隐私保护制度与管理体系的建设方面承担着主要责任,在从业人员信息素养提升、信息技术水平提升和日常工作监管等方面应做出必要的努力。医疗大数据平台也应当建立起针对个人医疗数据信息的隐私保护技术和管理规范,着力提升从业人员的隐私保护意识,采取个人隐私数据脱敏的技术措施,禁止随意共享、发布患者的隐私医疗数据。跨机构数据使用必须通过严格的审核,确保操作内容可追溯,并建立起成熟的问责机制。此外,提升病人对个人隐私泄漏的防范意识也很重要。医务人员在采集病人数据时,必须告知病人其数据可能被应用于研究或是被共享,明确告诉病人有权利拒绝可能涉及隐私的数据采集,并且严格遵循病人意愿来处理数据。病人应获知维护隐私权的相关知识,如不向医务人员提供与诊疗无关的个人信息,明确要求医务人员对自己的医疗数据进行保密等。当病人发现个人医疗数据隐私遭到侵犯或泄漏时,应当积极主动地通过法律途径维护自身的合法权益。

在医疗大数据环境下,规范、监管及技术加密应当覆盖到医疗信息系统应用的整个生命周期。在医疗数据的收集和生成阶段,医务人员应该按照《个人隐私数据使用规则》等通过信息系统对患者的隐私信息进行脱敏处理,要对患者的姓名、出生日期、电话号码、地址、身份证号码、照片、生物特征等敏感信息进行匿名化保护,也要依据数据使用协议划定医疗信息的使用目的和期限等。在医疗数据的存储阶段,应在不降低信息准确性的前提下,辨别患者的隐私数据和可共享数据,并运用数据脱敏、去标签化等手段对隐私数据进行安全处理。同时,应该加密存储个人医疗信息,对数据存储过程进行安全审计,并加强 HIS(医院信息系统)和 EMR(电子病历)的容灾备份能力。在医疗数据处理和分析阶段,应一方面确保数据的完整性、有效性和正确性,积极解决数据标准不统一的问题,另一方面确保院内系统间和院外行业间数据传输和共享时的安全性,及时发现和阻断入侵行为,避免数据被非法或越权使用。在提供访问或分享患者医疗数据时,医疗机构应该提前确认这些数据是否被允许或限制公开,并实现数据的跨系统共享与利用,努力使被匿名处理之后的数据效用最大化。医疗应用系统应具备完整的用户授权功能,配合授权审批管理流程,让操作过程变得可追溯。

参考文献

[1] 季梅,杨进.计算机技术在中医领域的应用及思考[J].中国中医药信息杂志,2016,23(5):16-19.

[2] 李迎生,张瑞凯,乜琪.公益·公平·多元·整合:"新医改"的社会政策内涵[J].江海学刊,2009(5):108-115.

[3] 麻宝斌,杜平.医疗卫生服务可及性如何影响民众的公共医疗公平感:基于七省市问卷调查数据的分析[J].甘肃行政学院学报,2019(1):56-63.

[4] 马家奇.建设完善公共卫生应急管理信息体系的思考[J].中国卫生信息管理杂志,2020,17(6):739-743.

[5] 宋健.近10年来中国人口学方法发展回顾[J].中国人口科学,2018(6):115-123.

[6] 田继红,蒋岱.从虚拟现实(VR)发展看未来医学教育的变革[J].中国管理信息化,2017,20(6):209-210.

[7] 于良春,刘慧敏.利益相关者、医疗公平与中国医疗体制改革[J].山东社会科学,2020(7):125-131.

[8] 张洁,李振叶,刘峰.医疗健康大数据在慢性病管理中的应用[J].信息记录材料,2019,20(10):178-179.

[9] 赵曙光,王旭霞,秦明,等.大数据对生命科学及医学教育理念的影响[J].医学与社会,2017,30(3):81-83.

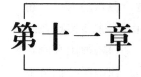

第十一章

医疗费用

医疗服务是把患者和特定的社会群体作为服务对象,以医学技术为基本服务手段,向社会提供能够满足人们医疗保健需要、为人们带来实际利益的医疗产出和非物质形态的服务。医疗服务的生产、供给、改良、进步等都伴随着费用的产生,为了减轻患者的经济负担,各个国家都采用了适合本国的费用筹措机制。然而,几十年来,医疗费用增长现象在全球范围内都十分突出,医疗费用的过快增长已成为很多国家和地区普遍存在的经济和社会问题。本章首先介绍不同国家的医疗费用筹措机制,然后从不同类别的驱动因素来诠释医疗费用增长的逻辑及其带来的社会影响。

第一节 医疗费用的筹措

医疗费用筹措是指为了分散医疗风险、减轻医疗费用给个人带来的经济压力而进行的资金筹集活动。医疗费用筹措的目的不仅是为了筹集足够的资金以维持卫生系统的运转,还为了保证各方利益的平衡,实现医疗服务费用的风险分摊,建立对医疗服务提供者的激励机制,从而促进资金的良性运转,使每个人都能够获得所需要的、可支付的医疗服务,以促进社会公平,实现社会健康保障。医疗费用的主要筹措方式包括社会医疗保险、国家一般税收、商业医疗保险、公积金模式等,各国会根据国情选择相应的医疗费用筹措机制。

一、不同国家的机制选择

(一)采用社会医疗保险方式的国家

1883 年,俾斯麦执政时期的德国颁布了《疾病保险法》,这标志着世界上第一个强制性医疗保险制度的诞生。德国不仅是世界上最早建立医疗保险制度的国家,也是最早建立起社会保障制度的国家。德国的医疗保障制度以社会健康保险为主,以商业医疗保险为辅,还包括退休保险、社会救济、事故保险、警察与军队的免费医疗等其他医疗保险。社会健康保险费由雇主与员工共同承担,原则上劳资双方各负担一半费用,但在后期的改革中缴费比率有所调整,员工的负担比例逐步增加。

德国至今都坚持实施强制性的社会保障制度,这种强制性使德国的社会健康保险制度覆盖了全国91%的人口。在商业保险的补充作用下,德国医疗保险制度所覆盖的人口已超过了全国总人口的99%。德国政府在医疗保险制度的运行中起了很大作用,主要体现在制定医疗保险制度、制定相关法律、控制保险费用和协调各方利益等方面。但是,德国政府并未参与社会医疗保险的具体实施,也没有设立统一的医疗保险经办机构。德国医疗保险采用的是制度统一、分散管理、鼓励竞争的管理体制,强调社会的团结互助以及政府调控与市场作用的结合。

德国的社会保障体系在相对雄厚的经济实力和坚定的福利国家理念支持下,不断得到完善。在德国,公民不论参保哪个医疗保险基金组织,都能够享受法定医疗保险服务。根据德国法律规定,符合条件参与法定医疗保险的被保险人,其家庭及未成年子女将自动成为被保险人,可无须额外缴纳保险费而获得同等的医疗保险服务。德国医疗保险制度所覆盖的范围、涵盖的领域相当广泛,医疗保险项目种类也较为繁多,是一个基本包含所有医疗服务的综合系统。参加法定医疗保险的被保险人及其家属(包括未成年人),不论经济状况如何,均可以享受及时、免费或是几乎免费的医疗服务,且就诊时一般无须支付现金。德国全国拥有2 300多所医院,总计60多万张病床,还有1 000多个预防与康复机构。病人可以在保险制度承认的任何医疗机构及治疗范围内自由就医。

医疗费用上涨过快是德国医疗保险制度面临的严峻挑战。由于医疗保险非常强调公平,其保险范围和提供的健康服务又相当广泛,导致德国的很多医疗保险资金都用在了非必需的健康保健方面。除此之外,高科技设施设备的广泛应用、人口的负增长及人口老龄化等因素,也加剧了德国医疗保险费用的快速增长。因此,德国的医疗保险制度改革基本上都在致力于解决基金的赤字问题,主要措施包括增加保险缴费基数、取消不应由医疗保险支出的项目、提升住院费用、建立以家庭医生为中心的护理模式、有生育的家庭护理费用由国家税务局承担。为了使住院医疗服务成本效益更好,同时更有效地控制费用,德国还在医院实施了总量维持的付费政策。在此基础上,德国自2004年起强制实行按疾病诊断相关分组(DRG)制度,以进一步控制医疗费用的过快增长。

法国也是采取社会医疗保险方式筹措医疗费用的典型国家。第二次世界大战之后,戴高乐政府在法国制定了普遍的医疗保险制度。在之后的沿革中,医疗保险制度的覆盖范围不断扩大,逐渐实现了全民覆盖。法国通过立法对所有在境内居住的居民实行医疗保险制度,强制征收医疗保险费并对其提供相应的医疗服务。医疗保险基金的来源包括雇主缴纳的医疗保险费、员工缴纳的医疗保险费和政府财政补助。目前,法国已经形成了包含基本社会医疗保险、补充医疗保险和商业医疗保险在内的多层次医疗保险体系。法国医疗保险制度推行和改革目标如下:体现其福利国家的优越性;通过经济补助让国民能够得到及时且低价的医疗服务;使国民的个人医疗费用负担尽量降低至各自支付的可承受范围之内,又不过多增加政府的财政负担。

日本的医疗保险制度始于1922年的《健康保险法》,在20世纪30年代逐渐趋于完善。1938年,日本内务省分离出厚生省以专门负责年金保险和医疗保险的运行管理。1961年,日本强制实施全民医疗保险,实现了"国民皆保险"。此后的几十年里日本的医疗保险制度不断得到改革和完善,先后致力于解决国民健康保险基金赤字、老年人医疗保险赤字等问题。目前,日本的医疗保险制度主要由社会医疗保险性质的雇员健康保险制度、国民健康保险制度、特殊行业健康保险制度、老年卫生服务计划以及私人医疗保险制度组成。

(二)采用国家一般税收方式的国家

英国于 1948 年通过并颁布了《国家卫生服务法》,宣布实施国民卫生保健制度(National Health Service,NHS)。该制度的特点是政府主要以税收形式筹集医疗费用,按照各地的人口数量并结合其他实际医疗需求直接给公立医院拨款,公立医院为英国国民提供医疗服务。NHS 覆盖所有居住在英国的人,人们无须取得保险资格即可以在免费或是低收费的情况下,享受相当完善的医疗保健服务。国民卫生保健制度的服务范围很广,从紧急事故救护到婴儿接生、残疾人护理,几乎无所不包。尽管此后英国在国民卫生保健制度的实践中进行过一系列的制度改革,包括降低医疗资源分配的计划性、提升市场在实践中的作用、降低政府对医疗事业的管控程度、转变政府机构职责、拓展资金来源、鼓励私人资本和私营医疗机构进入等,但与世界其他国家相比,NHS 仍然算得上是一个全民享有的服务体系。

在国民卫生保健制度下,英国设有三级医疗服务网络。初级卫生保健(primary care)是 NSH 医疗体系的主体,主要由全科诊所和全科医师提供。政府对全科诊所进行管理,为居民购买初级卫生保健服务。每个居民都要从居住地的全科诊所中指定一位全科医师负责自己的日常卫生保健,有医疗需要时可以通过预约制度到全科诊所就诊。二级医疗服务的提供者是医院。医院一般是根据区域管理要求来设立的,其规模根据当地人口密度而定,由政府进行管理。医院的医师会根据患者的全科医师开具的转诊单来了解病情,患者出院后的注意事项也会交代给患者的全科医师。如果患者的病情较为严重或复杂,医院的医师会将患者转到该领域专家处寻求帮助,也就是三级医疗服务。英国的三级医疗服务一般是指专科医院,主要解决专科内的疑难医疗问题,不负责一般医疗服务。

近些年来,英国一直在努力降低医疗服务的成本,并取得了一些成效,但现行制度下仍然存在很多问题。例如:医师和护士的平均收入远远低于他们的美国同行,因此偶尔会为了增加工资而罢工;患者对诊疗等待时间过长以及医院人力不足等问题越来越不满;在依赖国家一般税收的制度设计下,资金不足和资源浪费也一直是 NHS 面对的困境。

目前,采用此种模式的国家还有加拿大、瑞典等。加拿大的全民医疗制度具有广泛性、普遍性、非营利性、可及性等特点。在该模式下,医疗费用由联邦政府与各省的税收共同承担,国家负责制定医疗保障的基本法律和基本政策,各省在此基础上可自行制定本省的医疗服务政策。加拿大的医疗保障体系发展水平很高,大多数社区中都设立有十分优质的医院或诊所。所有加拿大公民和永久居民在注册国家健康保险计划后都可得到通常是免费的医疗服务,居民均能够享受丰富、高质量的医疗资源。在"医院综合预算制度"的严格规范下,医院的医疗经费支出必须严格限制在先前所商定的预算金额内,超额费用政府不予支付,这使得加拿大的医疗保障制度在控制医疗费用的增长上具有明显优势。除此之外,加拿大医疗保障制度的运作在坚持市场导向的同时,也十分重视政府的参与管理,这样既能够保障医疗资源分配的公平性,又能最大程度提升资源的利用率。在这种模式下,加拿大全民医疗制度的缺点也与英国相似,例如患者等待就医的时间较长,医生的工作积极性不高,住在边远地区的居民有时难以获得医疗保障等。

瑞典的卫生保健制度推行于 1955 年,覆盖对象包括全体国民。根据瑞典法律的要求,即便是没有经济收入而无法缴纳医疗保险税的居民也能够享有同等的医疗服务和保障。在瑞典,卫生事业统一由国家管理,几乎所有的医疗事业均由政府举办,医疗保险基金来源于国家税收和中央补助,患者所要向医院缴纳的费用只占费用总额的 4% 左右。瑞典医疗保障制度的保障范围不仅包括治疗疾病所需的医疗服务费用,还涵盖了人们在病休时的生活保障津贴。医疗保障主要由各地方政府负责提供,病休补贴则已经纳入了国家社会保险系统。瑞典的医院与药房相互独立,患者取药必须先去医院诊断后获取药方,然后才能前往药房凭借药方买药。由于瑞典每年用于医疗保障的资金量巨大,因此其保健制度在数次改革中均以降低卫生保健开支、控制医疗经费增长为目标。例如,瑞典在 1999 年的改革中规定:一名患者于 12 个月内在购买药品上的花销如不超过 900 克朗,则全额由个人承担;超过 900 克朗才能够享受 50%~90% 的药费补贴;若累计花费超过 1 800 克朗,则超过部分全额由国家承担。

(三)采用商业医疗保险方式的国家

美国是采取商业医疗保险方式筹措医疗费用的国家代表,其医疗保障体系中没有面向所有国民实施的基本医疗保险制度。美国社会医疗保险惠及的人数很少,只适用于老年人、伤残者、儿童、贫困者、退伍军人等,受益人群约占人口总数的 30%。商业医疗保险在美国的医疗保障体系当中发挥着重要的作用,大部分美国公民需要通过参加各种保险机构或民间医疗保险公司提供的医疗保险项目来获得保障,约 50% 的医疗经费来源于商业保险基金的给付。在美国,可投保商业医疗保险的保险机构数量高达 1 000 多家,超过 80% 的国家公务员和 74% 的企业员工会通过这些保险机构购买商业保险,以分散疾病治疗带来的经济风险。

美国的医疗保障系统更多强调个人责任和社会的多样性,公平性较差,这与其特殊的民族价值取向和文化背景是密切相关的。在商业医疗保险模式下,医疗保险的种类繁多、待遇多样、参保自由,保费标准可随时根据市场供求情况进行调节,能够满足国民多样的医疗保障需求。

但是,美国医疗保障系统的弊病也是显而易见的。首先,这一模式默许了商业保险公司的逐利行为,使个人在投保环节处于弱势地位。雇主们为了节约经营成本,往往缺乏为员工投保的积极性。保险公司为了追求高额利润,抓住一切机会不断上调保费标准。一些保险公司以投保者的过往病史为由拒保或收取额外的高额费用,一些保险公司对投保人的终身保险赔付金额设置上限,还有一些保险公司以各种理由拒保或单方面终止保险合同。其次,这一模式容易破坏医疗服务的公平性。随着高新医疗技术和医药产品不断投入使用,美国的医疗费用上涨过快,商业医疗保险的费用标准也跟着不断上涨。一些企业和个人不堪重负,只好不断降低所购买的保险产品的保障水平,甚至放弃购买商业医疗保险。

目前,在美国有约 4 600 万人既没有购买任何医疗保险,又未被社会医疗保险覆盖。这些人在需要就医时,往往会因为无力支付全额医疗费用而遭到医院的拒绝。

(四) 采用公积金模式的国家

新加坡是采用公积金模式筹集医疗费用的国家代表,其主要通过政府补贴和强制性储蓄积累满足公民的医疗需求。新加坡医疗保障体系的核心内容为"3M"计划,即保健储蓄计划(Medisave)、健保双全计划(Medishield)和保健基金计划(Medifund)。

1984 年,新加坡制订了保健储蓄计划。该计划适用于全体国民,具有强制性,要求每个有工作的新加坡国民,包括个体业主,都必须按照法律规定参加保健储蓄。保健储蓄缴纳额通常与年龄相关,55 岁以下的职工需向公积金系统缴纳的总金额为工资总额的 40%(1993 年标准),实际缴纳金额由雇主和员工共同承担(雇主缴纳 18.5%,员工缴纳 21.5%)。每个参与公积金储蓄的会员会拥有一个储蓄型个人账户,个人账户上的资金可以用于为自己或家人支付住院费用或门诊检查费用。存入个人账户的资金归本人所有,可以免收个人所得税。但为了防止储蓄余额过多"沉淀",每月能够缴纳的数额有一定上限。当户主年龄超过 55 岁后,只要求其储蓄账户中留有所规定的最低限额,超出部分可以进行提取。当账户所有者去世时,账户中的余额将作为遗产由其家属继承,并可免征遗产税。

1990 年,新加坡政府开始实行健保双全计划。该计划属于一项基本的大病保险计划,在强调个人责任的同时,还带有社会互助共济、风险共担的特征。健保双全由个人自愿投保,保费从个人保健储蓄中扣除,缴费标准随年龄逐渐递增。这项计划主要帮助部分医疗费用过高、保健储蓄无法承担费用支付的人群,多用于昂贵大病或慢性病的费用支付。当参保人需支付的费用超出保健储蓄支付标准时,超出的部分将由健保双全计划支付 80%、参保人承担剩余的 20%。

1993 年,新加坡政府启动了保健基金计划。该计划的作用是帮助没有保健储蓄或储蓄金额不足以支付医疗费的贫困人群,以确保每个国民都能得到基本医疗服务。保健基金是政府设立的捐赠基金,捐赠基金的利息收入被分配给公立医院用于救助穷人。每个公立医院都会有一个医院保健基金委员会,委员会成员由政府任命派遣,穷人在无力支付昂贵的医疗费用时可以向委员会求助,由委员会审核和发放救助基金。

二、医疗保险的制度设计

在各种费用筹措机制中,医疗保险制度的应用较为广泛,原理也较为复杂。本节分别从筹资机制和给付机制两方面来介绍医疗保险的制度设计。

(一) 医疗保险的筹资机制

1. 筹资原则

医疗保险基金的筹集是指将医疗保险费集中起来,建立医疗保险基金,用于支付被保险人医疗费用的一种经济机制。筹资水平的高低会影响医疗保险制度的覆盖范围和卫生服务的利用情况,因此,遵循正确的原则筹集医疗保险基金是非常重要的。医疗保险基金的筹集原则是"以支定收、收支平衡、略有节余"。以支定收是指在确定医疗保险费用收取标准时,以人们的医疗消费——"支"作为依据;收支平衡是指应当在一定时间内(通常为一年),使筹集到的基金和需要支付的医疗服务费用相平衡;略有结余是指医疗保险基金在偿付参保人员的医疗保险费后有所结余。

2. 基金来源

大部分国家的医疗保险基金来源都是多样的,主要由被保险人自己缴纳的保险费、被保险人所在单位或者雇主缴纳的保险费、政府财政拨款或其他方面的收入构成。其中,个人或单位缴纳的保险费是医疗保险基金的主要来源。

(1)被保险人自己缴纳的保险费。被保险人缴纳的医疗保险费通常按照其工资的一定比例提取。被保险人收入越高,缴纳的保险费金额越高。这笔保险费可以看作个体或家庭的健康投资。

(2)被保险人所在单位或者雇主缴纳的保险费。被保险人所在单位(或雇主)按照员工工资总额的一定比例为其缴纳保险费。员工的工资总额越高,单位或雇主缴纳的保险费金额也越高。

(3)政府财政拨款。国家作为社会政策的制定者与社会事务的管理者,在特殊情况下需要对医疗保险基金的缺口进行补贴,并承担最终的经济责任。政府财政拨款的多寡取决于国家的财力状况与社会医疗保险的政策规定。

3. 筹资方式

医疗保险费的缴纳主要有以下几种方式:①固定保险费金额;②与工资挂钩(按照工资的百分比缴纳);③与收入挂钩(按照个人收入的百分比缴纳,不单纯指收入);④按照区域标准缴纳(按照各区域内卫生基本设施条件,确定几种保险费级别)等。其中,与工资挂钩是最常见的方式,也就是工薪税的方式。

(二) 医疗保险的给付机制

1. 给付原则

医疗保险金的给付是指被保险人在患病以后,由医疗社会保险机构按照事先规定的待遇和条件,向被保险人提供医疗服务或者为其报销医疗费用的机制。医疗社会保险在保险金的给付过程中需要遵循以下几个基本原则。

(1)量入为出原则

医疗保险机构对医疗费用偿付的总额,只能低于或等于可偿付总额,而不得超过医疗保险的筹资总额。医疗保险基金中除了用于补偿医疗费用的部分外,还需留出部分基金用作风险储备金和管理费用。

(2)权利与义务对等原则

国家通过法律强制实施医疗社会保险,任何单位与员工都必须参加,参保人员在患病后有从医疗保险机构获得经济赔偿的权利,但是单位与个人也应按照法律规定履行缴纳医疗保险费的义务,无故停止缴费义务也将丧失权利。同样,定点医疗机构有获得医疗保机构对其医疗服务进行经济补偿的权利,同时也有为参保人员提供安全、便捷、周到的医疗服务的义务。

(3) 按时、足额、合理偿付原则

为了切实保障被保险人(患者)的利益、减轻其因就医产生的经济负担,医疗保险机构应该按照合同的相关规定,按时、足额、合理地进行偿付,以帮助被保险人顺利渡过难关。

2. 给付项目

医疗社会保险的给付是围绕医疗服务进行的。一般来说,医疗服务主要分为:①一般医疗服务,包括住院服务、通科医生服务、专科医生服务、辅助性服务(如 X 光、化验等)、护理服务等;②牙科保健,包括牙科检查、牙齿修复;③精神卫生,包括心理咨询、治疗和监护;④预防保健,包括健康体检等;⑤药品,包括药品供应和医生开具的处方药等。

并不是所有的这些医疗服务都会成为医疗社会保险的给付项目。医疗保险机构确定给付项目时,需要考虑以下几种因素:①经济资源的可得性;②目前的医疗服务基础设施和服务质量;③优先评估卫生保健;④保险人群的疾病类型及各类服务的利用率;⑤分担费用的水平及种类;⑥卫生服务的成本等。一般来说,各国医疗社会保险的给付项目会优先考虑各种治疗性服务、辅助性服务(检查)和基本药物费用等,而为达到个人安逸的医疗服务、美容性质的医疗服务、特殊需求的医疗服务、滋补药品等都不在医疗社会保险给付项目之内。

3. 第三方支付方式

第三方支付方式是指医疗保险机构作为医、患以外的第三方,在医疗服务发生前或发生后,向医疗机构支付医疗费用的方式。第三方支付可以分为后付制和预付制(或前瞻性付费),后付制一般是指按服务项目付费,预付制一般包括总额预算制、按人头付费、按病种付费等。

按服务项目付费是指医疗保险机构在服务结束后按照实际服务项目向服务提供者支付医疗费用,费用的支付一般以医疗机构或医生上报的医疗服务记录为依据。按服务项目付费是医疗保险制度最传统的费用支付方式,其优点在于操作方便、适用范围较广。但是,该支付方式的缺点也较为突出。由于医院的收入与医疗服务项目挂钩,医院有提供过度服务的动机,因而医疗费用往往难以控制、增长较快。保险机构为了限制医院的过度服务,需要采取相应措施来规范医院的医疗行为,这无形中会增加该类支付方式的行政管理成本。

总额预算制是指由医疗保险机构根据与医院协商确定的年度预算总额进行医疗费用支付的方式。在按预算总额收取医疗费用后,医院必须为前来就医的所有被保险人提供合同规定的相关服务,但是医院的收入不能随着服务量的增加而增加。即便实际服务总费用超出年度总预算,保险机构也不会再追加支付。对于医疗保险机构来说,这种支付方式能够较好地控制医疗保险支出;但对于医院来说,这种支付方式会使医院的预算总额受到限制,不利于维护参保患者的利益。因此,合理制定年度预算这一前提非常重要。

按人头付费是指医疗保险机构根据医疗机构在一定时期内(通常为一年)提供医疗服务的人头数和人均付费标准,向医疗机构预先支付医疗费用的方式。在此期间,医方需要负责合同规定的一切医疗服务,不再另行收费,从而使医院产生内在的成本制约,自觉地控制费用,如积极开展预防、健康教育、体检等活动。这种支付方式的优点在于能够鼓励医疗机构与医生以较低的医疗费用为更多人服务,能够鼓励医疗资源流向预防服务。其缺点是可能出现服务提供者为节约费用而减少服务或降低服务质量的现象。

按病种付费是指医疗保险机构根据医疗机构收治的住院病人的病种进行定额预付的方式。医疗保险机构支付的费用只与患者的病种有关,而与其花费的实际成本无关。这种支付方式的优点在于可以激励医院为获取利润而主动降低成本,缩短住院日,有利于控制费用。缺点包括:当诊断不明时,容易诱导医生将诊断升级,以获取较多的第三方费用支付;容易诱导分解住院;制定标准的过程较为复杂,管理成本较高。

定额付费制是指医疗保险机构按照预先确定的住院日费用标准向医院支付住院病人的医疗费用,按预定的每次门诊费用标准向医院支付门诊病人医疗费用的制度。当医疗保险机构按照定额付费制进行支付时,同一家医院所有病人的每日住院或每次门诊费用标准都是相同的,与每个病人住院或门诊的实际花费无关。这种支付方式有利于鼓励医院和医生降低每日住院和每次门诊的成本,但并不能激励他们缩短患者住院天数或减少患者门诊就诊次数。

工资制即按工资标准偿付,也被称为薪金制,是指社会保险机构向医生或其他卫生人员支付固定酬劳的制度。这是一种常见的向医生支付费用的方式。在工资制下,社会保险机构向医生支付的费用和医生的看病次数及服务人次无关,因此很难调动医生服务患者的积极性。

4. 需方支付方式

需方是指医疗服务的需求方(患者),亦是指医疗社会保险制度的被保险人(参保人)。需方支付也称医疗社会保险费用分担,是社会保险机构为了防止被保险人在免费医疗的情况下出现道德风险,避免因其过度的医疗需求导致医疗费用上涨,让被保险人在接受医疗服务的过程中支付部分医疗费用的做法。主要包括以下几种支付方式。

(1)定额自付。被保险人每进行一次门诊或住院服务,都自付一定数额的医疗费用。

(2)扣除保险。被保险人在就医时先支付一定数额的医疗费用(起付线),其余的部分或全部医疗费用由保险机构支付。这一方式不仅有利于减少被保险人的浪费行为发生,其简单的操作方式还可以节约基金管理成本。

(3)共付保险。在第三方支付医疗费用的同时,被保险人自己也按照一定的比例支付医疗费用。共付保险方式的优点是能够在抑制过度需求的同时,鼓励患者寻求价格便宜的医疗服务。

(4)限额保险。即由保险机构设定最高支付限额(封顶线),超出这一限额的费用由被保险人自己负担。

上述四种需方支付方式并不是完全独立的,必要的时候可以组合运用。

第二节 上升的医疗费用

一、合理驱动因素

虽然不断增长的医疗费用给社会成员带来了一定的经济压力,但是由于某些因素引起的医疗成本上升或医疗费用增加是相对合理的,是人们追求社会发展和社会进步的必然结果。如果强行限制这类因素发挥作用,短期内也许能够有效抑制医疗费用的增长,但从长远来说,不利于医疗技术进步和社会生活水平提高。

(一)医疗技术的进步

医疗技术的不断进步延长了医生的修业时间,增加了成为一名合格医生的实践成本。培养一名掌握现代医学技术的医生,需要在正规、专业的教学环境下花费大量的时间和金钱。医疗技术的不断进步还要求已经在岗的医生持续更新知识和技能,这也会花费大量的时间和金钱。不仅如此,医疗技术的进步还可能引发医疗机构之间的竞争,它们不断更新自己的仪器设备,不断招聘和培养更高年资、更高技能的专家,这同样会花费大量的金钱。这些因技术更新而投入在人力、物力上的成本,最终将转嫁给患者,导致医疗费用的上涨。

医疗水平不断提升,大量的先进仪器和设备被投入使用,也造成了医疗成本的增加。一方面,这些仪器和设备的研发、使用与维护成本较高。另一方面,高新技术类仪器和设备对操作者的要求也较高,需要投入与其匹配的人力资本。因此,随着医疗设备的不断更新,医疗费用也会随之上升。

医疗技术的不断进步,使原本不可治愈的疾病变得可以治愈,这也同时增加了社会的医疗成本。先进的技术和设备被广泛应用于医疗服务之中,患者在延长生命、减少创伤、降低痛苦等方面受惠颇多。例如,原本会造成巨大创伤的手术可以采用微创的方式完成治疗,曾被认为是绝症的尿毒症已可以通过透析维持生命,坏损的器官可以通过移植的方式得以替代。但是,由于这些治疗的技术含量高、治疗难度大,医疗成本也会非常高,患者在享受医疗技术成果的同时,也会在经济上付出更多的代价。

医学技术的不断进步使人口寿命有所延长,也会间接造成医疗成本的上升。医学技术能在一定程度上延长人口寿命,但这并不意味着所有的疾病都可以被完全治愈。那些只能延长寿命却不能完全恢复健康的患者将需要持续的医疗服务,在人口寿命整体延长的基础上,全社会的医疗成本也随之增加。

(二)疾病谱及医疗需求的变化

19世纪末至20世纪中叶,传染性疾病一直是对人类健康和生命威胁最大的疾病。在人口密集的地区,鼠疫、伤寒、肺结核、肺炎、白喉等传染性疾病不断暴发并流行,大量人口因此丧生。随着第一次预防医学革命的成功以及人们生活质量的提高,急性传染病的发生与流行得到了很好的控制,感染性疾病的病死率呈现明显下降的趋势。自20世纪中叶起,发达国家病死原因中的疾病排名发生了明显的改变,心脑血管疾病、恶性肿瘤、意外死亡位列现代社会死亡原因的前三名。在中国,流行病学调查资料亦显示出相似的结论。中华人民共和国成立初期,人口病亡的主要原因是传染病和呼吸消化系统疾病。到了20世纪70年代,心脑血管疾病、癌症和传染病成为主要病死原因。在2009年的中国城市人口病亡原因中,恶性肿瘤、脑血管疾病、心脏病位列前三名。

随着疾病谱的变化,慢性非传染性疾病已经渐渐成为人类健康的最大威胁。这些慢性非传染性疾病的病程一般都较长且难以被治愈,患者通常需要持续治疗或用药。当慢性病患者由于长期服药对某些药物产生抗药性时,还需不断更换新药以控制病情。由此,全社会的医疗费用也随着疾病谱的变化而逐渐增加。

随着人们生活水平的不断提高,人们的价值观念、生活方式也不断发生变化,这在很大程度上影响了人们的医疗需求。一方面,人们用于吃穿等生活必需品上的消费比重在逐渐降低,用于医疗、教育、娱乐等方面的消费比重在逐渐提高,医疗服务需求和医疗产品需求都在增加,这一消费变化自然会引起医疗费用的上涨。另一方面,人们对医疗服务的需求不再止步于保证生存的基本需要,而是由治疗急重症、慢性病逐渐扩大到了预防、康复、保健、美容等方面。他们越来越关注身心健康,愿意并且有能力去消费更多样的医疗保健服务,这一消费变化也会引起医疗费用的整体上涨。

(三) 收入增加与物价上涨

收入增加是医疗费用上涨的重要原因。一般情况下,收入水平与医疗需求呈正相关关系,收入水平提高时,人们对医疗健康服务的需求也会随之增加,购买医疗服务的消费支出会出现增长,最终表现为社会医疗总费用的整体上涨。一方面,如上文所述,随着收入水平的提高,人们对生活质量的要求也越来越高,对个人健康会越来越重视。除了最基本的治疗需求以外,人们对疾病预防、健康保健、康复、美容等医疗服务也将投入更多,最终造成社会整体的医疗费用增加。另一方面,收入的增加使医疗服务的有效需求增加,进而使社会整体的医疗费用出现增长。有效需求是指能产生购买行为的需求,既要求患者对医疗服务有需求,又要求患者产生购买或付费行为。在医疗服务供给充足时,医疗服务的有效需求增加,医疗服务的消费总量会增加,社会医疗费用的总额也会增加;在医疗服务供给不充足时,医疗服务的有效需求增加,医疗服务的价格会上涨,社会医疗费用的总额依然会增加。

物价上涨也是造成医疗成本不断增加的原因之一。如果经济发展过程中出现了通货膨胀现象,那么商品零售价格指数与消费者价格指数都会处于较高水平,社会中的几乎所有物价都会上涨。此时,提供医疗服务所必需的房屋、设备、材料、药品、劳务及能源等各项生产要素的价格会高于以往,医疗成本明显上升,医疗费用大幅增加。增加的医疗成本会转嫁给患者或医疗保险机构,医疗保险机构的支出压力最终也会通过缴费标准的提高而转嫁给社会成员。

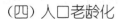

（四）人口老龄化

老年人口比例的增加会导致医疗服务需求的增加，从而推动医疗费用的快速增长。由于大部分疾病都发生在人的老年时期，因此老龄期往往是医疗花费最多的阶段。老年人通常体质较弱、免疫力较差、患病概率较高，常年服用慢性病药物的可能性也较大，其对医疗服务的需求远远高于其他年龄阶段的人群。老年人患病后的恢复能力较差，康复期或住院时间较长，转危重病的概率也较高，其住院费用、治疗费用往往也高于其他年龄阶段的人群。当人口呈现老龄化特征后，全社会处于老年阶段的人口总量或比例增加，这些老年人所产生的医疗需求和发生的医疗费用也会随之增加。

在老龄化程度不断加深时，一些国家和地区的孝文化也对医疗费用的增长起到了推动作用。当家人或子女恪守"孝道文化"时，难免试图通过各种医疗手段和医疗技术延长老年人的寿命。老年人一旦患病，不论家庭情况如何、有无继续治疗的必要，大多数子女都会把老人送进医院以尽孝道。他们还有可能选择更高级的医院、更先进的技术，花费更多的钱来表达孝心。从结果来说，这种在道德上值得褒奖、在合理性上仍需讨论的"孝道文化"，也间接导致了医疗费用的增长。

二、医生报酬机制导致的医疗费用增长

（一）以药养医问题

以药养医是指以医生的劳动来实现药品的高附加值，以药品的高利润拉动医院的经济效益，从而维持医院的正常运转。在一些国家或地区，医院的福利色彩较强，医疗服务的收费标准较低。当政府没有足够的财政资金支撑医院运行时，可能会允许医院将药品收支结余用来弥补医疗收支的亏损。久而久之，一些医院开始通过"药品加成"的方式来增加医院的盈利、提高医生的福利待遇、更新医院的设施设备等。

在以药养医的医院运行机制下，药品的利润越高，医院和医生的收入就越高，医院用来招募人才和更新技术的资金就越充足。但是，以药养医的运行机制会使医疗费用快速增长，大大增加患者就医时的经济负担。

一方面，医院推荐高价药品的做法会导致医疗费用不断增长。医院对药品的定价和销售很多时候是按照"顺价加成"的方式进行的。所谓顺价加成，是指在药品进价的基础上，加成一定比例的利润后确定出售价格的定价方法。在这种定价方法下，药品的进价越高，加价部分则会越高，医院能够得到的利润也就越多。因此，为了取得高额利润，医院通常会优先采购价格更高的药品。毫无疑问，这一做法会使医疗费用快速增长，增加患者的医药支出，加重患者（和医保基金）的经济负担。

另一方面，医生开大处方、收取药商回扣等做法也会加剧药品的滥用，导致医疗费用不断增长。"以药养医"机制在一定程度上影响了医生的行为选择，部分医生开始利用自己手中的处方权寻求不正当利益。出于对销量和利润的考虑，药商企业往往乐于增加药品销售

的宣传、广告和公关费用,法律监管不严的时候甚至不惜向医生和医院行贿。在这种环境下,一部分医生会收取药商回扣,通过多用药、用贵药等开大处方的方式来增加药品的使用量。例如,医疗领域曾出现过滥用应用抗生素的现象,主要表现在无指征滥用抗生素、抗生素应用不对症、"超适应证"滥用抗生素、抗生素预防性用药控制不力等。又如,许多医院或医生曾无视世界卫生组织"可口服的不注射,可肌肉注射的不静脉注射"的用药原则,为患者推荐错误的用药方式或不当的用药剂量。如上,一边是药商企业不断增加的推广和公关费用,一边是医生的夸大用药,另一边是医院对大处方、药品滥用等现象的无视和默许,药品费用无序增长,患者诊疗费用居高不下。

可见,在"以药养医"机制下,医院不可避免地把生存和发展的经济压力转嫁给了患者,这不但会加重患者看病就医的经济负担,浪费医药资源,还会威胁患者的身体健康,破坏医患关系。

(二)重复检查与过度诊疗

重复检查造成的患者医疗费用增长是显而易见的。一方面,重复检查可能是患者就医的时间跨度造成的。医生需要根据患者不同阶段的病情采取相应的治疗手段,因而需要进行多次的充分检查。这种合理的重复检查虽然会造成医疗费用的增加,但是对于患者的疾病诊断、诊疗效果具有一定的积极意义。另一方面,重复检查可能是由不合理的医疗现状或不恰当的行为动机导致的。例如,医疗资源的不均衡配置会导致患者重复检查。在一些国家或地区,医疗机构之间的仪器设备先进程度、检查检验水平等存在着巨大的差距。当一些患者从偏远地区医院、初级医疗机构等转诊至先进地区的大型医院时,医生通常会认为之前的检查或检验结果可信度较低而要求患者重复检查,一些医院也对之前外院的检查结果不完全认可而要求医生为患者重新检查。再如,医生的自我保护意识过强也会导致患者重复检查。部分医生在接诊新患者时,可能为了保护自身利益、降低行医风险,而引导患者进行更高成本的技术检查。个别医生的处方情况与个人收入挂钩,也有可能在诊治过程中要求患者进行超出疾病实际需要的重复检查。

过度诊疗也是造成医疗费用不合理增长的重要原因之一。过度诊疗是指医疗机构或医务人员在医疗活动中,违反医疗卫生管理法律、行政法规、部门规章和诊疗护理规范,以获取非法经济利益为目的,故意采用超越个体疾病诊疗需要的手段,给就医人员造成人身伤害或财产损失的行为。过度诊疗分别体现在诊断和治疗两个环节。在诊断环节,可能会出现患者本来不需要检查却被要求检查的情况,也可能出现本来可以采用简单技术诊疗但实际上却对患者采用了高成本技术诊疗的情况。例如,某一患者的病症本来可以通过简单的X光进行检查,但医生却给患者做了CT检查,甚至核磁共振检查。在治疗环节,过度诊疗问题一方面体现为上文提到的多用药、用贵药等,另一方面还体现为手术中的过度耗材和住院时间的不必要延长等。

重复检查和过度诊疗的存在,不但极大地浪费了医药资源,增加了患者的就医费用,也增加了患者就医时的时间成本,严重时还会贻误治疗时机、威胁患者的健康甚至生命。

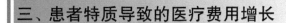

三、患者特质导致的医疗费用增长

患者是医疗费用过快增长的压力承受者，也是希望有效控制医疗费用增长的主要诉求者。然而，患者的某些特质或行为也会成为医疗费用增长的重要原因。

（一）患方的非理性特征导致医疗费用增长

患方既包括患者本人，也包括患者的亲属、照护者及其利害关系人等。患方非理性的预期、错误的就医心理及不科学的就医行为往往也会助推过度医疗现象的发生，造成医疗费用的不合理增长。

首先，不科学的就医心理会造成医疗费用的增长。随着生活水平的提高，人们的支付能力有了较大程度的提升，于是愈加关注自身的健康状况。在经济发展水平较高、医疗服务可及性较强的地区，人们对健康损失非常的敏感，他们愿意用经济资源换取健康。同时，由于医学、健康知识的储备较少，他们在患病时容易产生"复杂技术和先进设备会带来更佳疗效"的错误观念，从而迷信大医院、大专家、新药物、新技术及高端诊疗设备。这样就会发生小病往大医院跑的情况，挤占医疗卫生资源，造成不必要的医疗卫生费用支出。

其次，患方对疾病的不合理预期会造成医疗费用的增长。一些患方对生命的终末期表现缺乏科学认知，一些患方心理上无法接受亲人的逝去，一些患方还未能对生命的意义进行充分思考，他们通常会无视医生的意见和建议，主动要求对患者实施已经没有价值的治疗或抢救，甚至主动争取使用价格高昂的技术设备以维持患者的生命体征。这些患方行为从结果上造成了医疗资源的浪费和医疗费用的增长。

最后，患方对经济损失的敏感度降低，也会导致医疗费用的增长。在医疗保障制度相对完善的国家和地区，患方仅需要支付较少的自费部分医疗费，便可以得到优质的医疗服务。因此，许多患者在看病时愿意选择更好的医院和更贵的药物，或者要求使用不必要的医疗服务，最终导致医疗费用的增长。

（二）患者之间的差异性导致医疗费用增长

患者之间的差异性使其很难对医疗活动的数量、质量、价格等进行统一衡量或评价，只能被动支付医疗费用，任由医疗费用增长。

首先，患者作为生物体的差异性决定了医疗活动的不确定性。医学知识、技术和医生行为准则等通常是根据模型化的人而总结归纳的。但是，从生物学的角度来看，每个人都是独一无二的存在，患者之间必然存在生理性差异。因而，同样的医疗行为作用于不同的患者，结果往往是不同的，即医疗活动存在不确定性。

其次，患者在文化背景方面的差异性决定了医疗活动的不确定性。患者如实讲述自己的病情病症并遵守医嘱，是达到理想医疗效果必不可少的条件。但每个患者对病情严重情况的判断标准不同，对疾病状态的认知也不同，讲述自己病情病症时的表达也会不同。在某些风俗或信仰的影响下，一些患者会出现隐瞒病情、拒绝治疗方案的情况，也有一些患者惧于社会舆论的压力不敢真实叙述自己的病情。出现以上患者差异时,医疗活动也就充满了不确定性。

再次,患者在性格、情绪、行为反应等方面的差异性决定了医疗活动的不确定性。医疗行为的实施是以医患双方的互相信任和互相配合为前提的。患者到医院就医,会经历从医生接诊到推断疾病可能性,然后得到初步结果再拟定治疗方案,进而根据疗效调整治疗方案的过程。部分患者无法在这一过程中给予医生充分的信任,会出现中断求医行为、更换医生或医疗机构、拒绝遵守医嘱甚至有意考验医师水平等行为。这些行为会干扰正常的医疗流程和秩序,减弱医疗活动的效果,降低医疗服务的效率,造成医疗资源浪费,最终导致医疗费用的增长。

最后,患者享有医疗资源的差异性决定了医疗活动的不确定性。每位患者所能利用的医疗机构及所能选择的医生并不相同,治疗方案的选择和诊断、治疗的过程也就不尽相同。医疗机构的等级和规模各不相同,医生之间的技术水平和专业修养千差万别,患者的病情也瞬息万变。不同的医生在面对同样的患者时所选择的治疗方案会有所区别,同一位医生在不同病情阶段所选择的治疗方案也会有一定差异。一些医生能够凭借经验做出大致判断,另一些医生则习惯借助仪器设备等做出精准判断,因此,同一患者在检查和检验方面的医疗费用便会不同。诊疗方案的差异性决定了医疗行为的不确定性,也使患者失去了统一评判医疗费用的标准。

正是因为医疗行为的不确定性,医疗行为与最终疗效之间才不会存在严格的对照关系。无论最终疗效如何,患者都要为自己的诊疗行为支付等价的医疗费用,很难对医疗活动的数量、质量、价格等进行统一衡量或评价,也就无法形成对医疗费用的约束。

(三)信息资源的不对称导致医疗费用增长

医疗信息资源的不对称主要体现在医生与医生、医生与患者之间的信息资源不对称。

(1)医生与医生之间的信息资源不对称会助推医疗费用增长。不同级别或不同研究方向的医生在知识和技术水平方面是存在个体差异的,这会导致患者检查检验以及用药选择上呈现差异。一般来说,高级别医生选择检查方式的合理性要强于低年资医生,用药选择的合理性也要强于低年资医生。低年资医生的非合理性治疗方案可能影响医疗服务的效率,造成医疗资源浪费和医疗费用的增加。

(2)医生与患者之间的信息资源不对称会助推医疗费用增长。医生与患者之间的信息资源不对称有两方面含义。第一是指医生与患者所掌握的对方信息的不对称,即某一方并不了解对方,包括对方的重点专长、擅长领域、职业道德或者疾病严重程度等。这些信息资源的不对称会导致医患双方的错配、医疗资源的浪费、治疗时机的贻误、治疗效果的减弱。第二是指医生和患者对疾病的了解程度不对等,包括治疗方法、治疗成本、治疗风险等。在患者对疾病及治疗缺乏足够了解时,医生有可能出于经济利益或自身安全的考虑,选择成本较高的治疗方案,诱导患者消费。

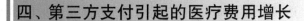

四、第三方支付引起的医疗费用增长

许多国家选择采用医疗保险方式筹措医疗费用,即个人向医疗保险机构缴纳保险费以获得被保险人身份。当个人作为患者就医时,作为医、患以外的第三方,即医疗保险机构需要在医疗服务发生前或发生后,向医疗机构支付相应的医疗费用。第三方支付的出现,某种程度上也会引起医疗费用的增长。

(一)降低患者对服务价格的敏感性

在实施医疗保险制度的早期阶段,许多国家和地区的医疗保险机构选择了后付的方式,且要求被保险人在完成就医后持单据、凭证等向保险机构申请报销。被保险人作为患者就医时则需要先支付全额的医疗费用。这种事后报销的方式虽然不利于从院方利益出发控制医疗费用增长,但会让被保险人承受全额支付医疗费用的经济压力,使患者对医疗服务和药品价格等较为敏感。

随着第三方支付方式的调整和医疗保险机构工作流程的优化,越来越多的国家和地区为了减轻患者就医时的全额支付负担,将原本的支付方式改为在医院的医保窗口根据制度标准对患者进行直接减免,减免部分由医疗保险机构向医疗机构另行支付。患者在就医时仅需支付扣除保险给付后的个人负担部分,事后也无须作为被保险人向医疗保险机构提交各种单据和凭证。这种当场减免的方式大大减轻了患者就医的经济负担,也降低了患者对医疗服务价格和药品价格的敏感性。他们不再过多考虑经济上的负担,而是倾向于根据医院规模、医生水平、就医环境、设备配置等来选择就医,甚至会出于对医生的不信任而在多家医院重复诊疗,助推医疗费用的上涨。

(二)诱导医疗机构进行过度诊疗

不同的国家在不同时期选择了不同的第三方支付方式,有些国家在同一时期也会同时采用几种不同的第三方支付方式。一些支付方式的选择会诱导医疗机构进行过度诊疗,进而引起医疗费用增长。

一些国家的医疗保险机构选择在医疗服务结束后按照实际服务项目向医院支付医疗费用。这种支付方式并不能在事前或事中对医院或医生进行约束,只能以事后上报的医疗服务记录为依据被动付费。很少受到医疗保险机构约束的医院为了追求高收入和高利润,往往会尽量增加医疗服务项目,提高医疗费用。

一些国家的医疗保险机构在住院费用的支付环节按照病种标准向医院付费。在这种方式下,医疗保险机构支付的费用只与患者的病种有关,而与其花费的实际成本无关。当有些疾病难以明确诊断时,医生会倾向于将诊断升级,以获取较多的第三方费用支付。当有些患者病情相对复杂时,医生有可能将其拆解为多个病种分多次住院。这样也会导致医疗费用的增长。

一些国家的医疗保险机构采用了定额付费制,按照预先确定的住院日费用标准或每次门诊费用标准向医院支付医疗费用。这种支付方式虽然有利于鼓励医院和医生降低每日住院和每次门诊的成本,但同时也会诱导他们增加患者的住院天数或增加患者的门诊就诊次数,进而导致医疗费用的上涨。

五、抑制医疗费用上升的举措

(一)合理配置医疗资源

控制医疗费用,关键是要减少资源浪费、控制不合理增长和减少低效利用。

一方面,应使医疗资源在城乡间、地区间均衡配置,减少患者异地就医的时间成本和经济成本。同时,加强基层医疗机构的设施设备建设和人员技术提升,鼓励医疗机构之间的检查检验结果互认,避免重复检查、过度诊疗问题的出现。

另一方面,应加强机构间合作,实现医疗资源共享,避免浪费。政府应该加强监管、严格审批,防止医疗机构单纯为了追求经济利益而引进不必要的昂贵医疗设备,而最终将增加的成本转嫁给患者。医院应按照"总量控制、结构调整、提高效率、减少浪费、降低成本"的原则,纠正当下存在的运行效率低下、资源闲置浪费等问题。消费者也要提升费用意识,即便是在可享受医疗保险的情况下,也应选择合适的、适量的医疗服务,避免过度消费。另外,多国的实践证明,医院集团合作产生的成本明显低于单个环节分别由各家医院生产的成本之和。因此,可以积极促成医疗机构的集团化合作,实现医疗集团内的资源共享,最大程度避免无序竞争导致的成本增加和资源浪费。

(二)重建医务人员的合理劳动报酬机制

部分医务人员认为常规医疗服务收入无法匹配其"高强度、高风险、高技术"的职业特点,因此通过索要患者红包、收取药商回扣、过度诊疗等不当行为来增加收入。针对这一问题,应从医务人员劳动报酬机制出发进行改革。

一方面,医院应积极转变用人观念,深入开展人事与分配制度改革,营造适合医务人员发挥才智的环境和医院文化。人才的开发、培养、引进、任用是医院管理的重要课题。应分配合理的经费用于医疗人才队伍建设,承认医务人员的知识价值,按照"高知识高就业、高智商高收益"的原则,提高重点技术人员和主要管理人员的工资水平。应建立完善的激励机制,实现利益驱动,帮助真正有工作热情和创造力的人才脱颖而出,并给予其相匹配的尊重和报酬。

另一方面,医院要加强对医务人员的监督与评估。首先,医院可以借助医疗监管平台,利用信息化手段,对医疗服务全过程进行监督和管理,以提高医护人员的自觉意识。其次,卫生部门应将控制医疗费用纳入医生定期考核指标内,并与医护人员的评优评先、晋升、绩效工资等挂钩,对有收取回扣、过度诊疗等行为的医生进行惩戒。最后,要建立起完善的同行评估机制,让专业组织对医生提供的医疗服务进行评估,衡量这些医疗服务的必要性与质量情况,从而减少过度医疗现象的发生。

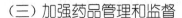

（三）加强药品管理和监督

药品费用在人均医疗费用中占有较大比例,药品价格的不断上涨也是医疗费用增长的重要原因之一。控制药品费用应从以下两个方面着手。

(1) 取消药品加成,探索医药分业。要适当提高医生的技术性劳动收入,减少药品加成等不合理收入,破除"以药补医""以药养医"机制,做好与财政投入政策的衔接,建立符合医疗行业特点的新型补偿机制。可以积极效仿先进国家,探索"医药分业"机制,重新划分医师和药师的专业范围和业务分工,使医师专注于疾病诊断和治疗,使药师专注于药品调配、用药指导和处方审核,给予患者根据医师处方自主购买药物的权利。

(2) 优化药品流通和销售路径,加强药品监管,严禁药品滥用。首先,应根据疾病谱的变化,加大对国产药物研发的投入,以控制药品价格,保证医疗机构的基本药品供应。其次,需要加强对药品流通环节的全方位监管,实现各个环节的信息透明化,尽量减少药品从生产到消费之间的流通环节,控制加价次数。再次,要严格控制医生的开药数量,做到合理用药,努力降低药品费用占医疗费用的比重。最后,对于列入医疗保险基本药品目录内的药品,政府要掌握其定价权,并要求医院优先使用目录内的药品,以减少患者经济负担,抑制医疗费用增长。

（四）改革和完善费用支付方式

改革和完善费用支付方式是控制医疗费用最直接、最有效的办法之一。把控好需方和第三方的费用支付,即控制了医疗费用增长的阀门。不同的费用支付方式下,对费用标准测算、费用支付流程、费用水平调整的要求也有所不同,应至少遵循以下四个原则展开今后工作。

第一,费用支付方式应服务于宏观的卫生政策目标,改革和完善费用支付方式的同时,也要注意其对医疗机构以外的卫生系统的影响。

第二,要结合各个地区的具体经济情况、卫生状况、医疗条件、社会背景等选择费用支付方式,建立起科学的费用支付机制。

第三,医疗保险机构要根据所选择的费用支付方式确定监管内容和方法,更新服务理念,提升服务水平,控制费用增长。

第四,应注意对政策效果的评估,对费用支付方式进行必要的调整和完善。

参考文献

[1] 董蓬玉,项锶,肖嵩,等. 我国医疗费用现状分析[J]. 医学与社会,2018,31(12):8-11.

[2] 付东,冯兴丽,宋沈超. 2017年贵州省公立医院医疗费用过快上涨原因分析[J]. 中国卫生经济,2018,37(11):64-66.

[3] 解洪涛,陈利伟,庄佳强. 鲍莫尔"成本病"与"以药养医":中国社会医疗成本快速增长[J]. 公共管理学报,2015,12(1):84-93.

［4］李显文,徐芸,叶向明,等.对医疗费用增长与控制的理性思考[J].卫生经济研究,2017(8)：19-21.

［5］王文娟,杜晶晶."医药分开"政策对医疗费用的影响机制探索：医生收入,医院收入的中介效应[J].中国软科学,2015(12)：25-35.

［6］肖云芳,杨小丽.论医养结合模式下的过度医疗[J].医学与哲学,2017,38(11)：49-52.

［7］余成普.中国农村疾病谱的变迁及其解释框架[J].中国社会科学,2019(9)：92-114.

［8］赵存现,陈俊国,陈燕凌,等.医疗费用增长的研究与对策[J].重庆医学,2009,38(1)：10-11.

［9］朱继武.信息不对称对我国医疗费用增长影响的分析[J].价格理论与实践,2015(12)：77-79.